小儿外科手册系列丛书

小儿外科临床手册

（第2版）

主　编　吴晔明　顾　松

北京大学医学出版社

XIAO'ER WAIKE LINCHUANG SHOUCE（DI 2 BAN）

图书在版编目（CIP）数据

小儿外科临床手册 / 吴晔明，顾松主编． —2 版
．—北京：北京大学医学出版社，2024.3
　　ISBN 978-7-5659-2818-5

　　Ⅰ．①小…　Ⅱ．①吴…②顾…　Ⅲ．①小儿疾病－外
科－诊疗－手册　Ⅳ．① R726-62

　　中国国家版本馆 CIP 数据核字（2023）第 013370 号

小儿外科临床手册（第 2 版）

主　　编：吴晔明　顾　松
出版发行：北京大学医学出版社
地　　址：（100191）北京市海淀区学院路 38 号　北京大学医学部院内
电　　话：发行部 010-82802230；图书邮购 010-82802495
网　　址：http://www.pumpress.com.cn
E - m a i l：booksale@bjmu.edu.cn
印　　刷：北京溢漾印刷有限公司
经　　销：新华书店
策划编辑：张凌凌
责任编辑：阳耀林　　责任校对：靳新强　　责任印制：李　啸
开　　本：787 mm×1092 mm　1/32　印张：11.375　字数：310 千字
版　　次：2024 年 3 月第 2 版　2024 年 3 月第 1 次印刷
书　　号：ISBN 978-7-5659-2818-5
定　　价：55.00 元
版权所有，违者必究
（凡属质量问题请与本社发行部联系退换）

编者名单

主　编　吴晔明（杭州市儿童医院）

　　　　顾　松（上海交通大学医学院附属上海儿童医学中心）

副主编　陈其民（上海交通大学医学院附属上海儿童医学中心）

　　　　褚　珺（上海交通大学医学院附属上海儿童医学中心）

　　　　洪　莉（上海交通大学医学院附属上海儿童医学中心）

编　者（按姓氏汉语拼音排序）

　　　　白　凯（上海交通大学医学院附属新华医院）

　　　　蔡元霞（上海交通大学医学院附属上海儿童医学中心）

　　　　程　橙（上海交通大学医学院附属新华医院）

　　　　李　海（上海交通大学医学院附属新华医院）

　　　　潘力伽（上海交通大学医学院附属新华医院）

　　　　张晨冉（上海交通大学医学院附属新华医院）

再版序

《小儿外科临床手册》自 2007 年 2 月出版至今已有 17 年。在过去 10 多年中，我国儿科学事业有了飞速发展，小儿外科也是如此。儿科专业书籍数量众多，但小儿外科手册类的书籍仍为数不多。鉴于该手册已出版 17 年之久，一些临床理念和知识已有更新，同期出版的教科书也已再版多次。经与当年的共同作者顾松、褚珺等几位大夫商量并联系北京大学医学出版社后，我们决定在第 1 版基础上进行修订后再版，使书的内容跟上该学科的进步，此外，本版增加了骨科、神经外科和心脏外科的部分内容，以方便读者使用。

感谢陆晓彤主任药师对附录二（小儿外科常用的抗感染药物）的修改，感谢沈立松主任医师对附录三（新生儿、儿童常用检验正常参考值）的修改。

吴晔明

2024 年 1 月

于杭州市儿童医院

目　录

第一章　新生儿和儿童外科概论 ………………………………… 1

第一节　小儿外科疾病相关问题 ………………………… 1

第二节　新生儿的生理、病理特点 ……………………… 2

第三节　产前诊断和胎儿外科 …………………………… 6

第二章　围术期处理 …………………………………………… 8

第一节　能量代谢 ………………………………………… 8

第二节　呼吸方面 ………………………………………… 8

第三节　心血管方面 ……………………………………… 10

第四节　营养支持 ………………………………………… 12

第五节　感染相关 ………………………………………… 14

第六节　血液方面 ………………………………………… 17

第三章　小儿麻醉 ……………………………………………… 20

第四章　液体和电解质管理 …………………………………… 22

第五章　外伤、烧伤 …………………………………………… 27

第一节　儿童外伤 ………………………………………… 27

第二节　胸部创伤 ………………………………………… 29

第三节　腹部创伤 ………………………………………… 31

第四节　骨骼创伤 ………………………………………… 34

第五节　血管创伤 ………………………………………… 38

第六节　颅脑外伤 ………………………………………… 39

第七节　烧伤 ……………………………………………… 41

第六章 肿瘤 …………………………………………………… 42
　第一节 神经母细胞瘤 ………………………………………… 42
　第二节 肝肿瘤 ………………………………………………… 50
　第三节 肾肿瘤 ………………………………………………… 60
　第四节 横纹肌肉瘤 …………………………………………… 63
　第五节 淋巴瘤 ………………………………………………… 66
　第六节 畸胎瘤 ………………………………………………… 71
　第七节 胰腺肿瘤 ……………………………………………… 74
　第八节 甲状腺肿瘤和甲状旁腺肿瘤 ………………………… 76
　第九节 其他内分泌肿瘤 ……………………………………… 79
　第十节 纵隔肿瘤 ……………………………………………… 82
　第十一节 生殖细胞肿瘤 ……………………………………… 83
　第十二节 骨肿瘤 ……………………………………………… 85
　第十三节 神经纤维瘤 ………………………………………… 88
　第十四节 脑肿瘤 ……………………………………………… 89
　第十五节 血管瘤 ……………………………………………… 90
　第十六节 淋巴管畸形 ………………………………………… 94
　第十七节 动静脉畸形 ………………………………………… 97

第七章 头颅、神经外科疾病 ………………………………… 99

第八章 颈部疾病 ……………………………………………… 106

第九章 胸部疾病 ……………………………………………… 109
　第一节 上呼吸道疾病 ………………………………………… 109
　第二节 先天性肺发育异常 …………………………………… 112
　第三节 呼吸道及肺部疾病 …………………………………… 113
　第四节 胸壁畸形 ……………………………………………… 115
　第五节 乳糜胸 ………………………………………………… 116
　第六节 食管先天性畸形 ……………………………………… 117
　第七节 食管狭窄 ……………………………………………… 121

第八节　食管破裂和穿孔……………………………… 123

第九节　胃食管反流…………………………………… 123

第十节　贲门失弛症…………………………………… 125

第十一节　先天性膈疝………………………………… 126

第十二节　膈膨升……………………………………… 128

第十三节　食管裂孔疝………………………………… 129

第十四节　心血管系统疾病…………………………… 131

第十章　腹部疾病…………………………………………… 140

第一节　腹壁缺损……………………………………… 140

第二节　脐部疾病……………………………………… 143

第三节　腹股沟管疾病………………………………… 144

第四节　腹膜和腹膜腔疾病…………………………… 150

第五节　肥厚性幽门狭窄……………………………… 154

第六节　十二指肠梗阻………………………………… 156

第七节　肠旋转不良和肠扭转………………………… 159

第八节　其他上消化道疾病…………………………… 161

第九节　肠闭锁和肠狭窄……………………………… 168

第十节　梅克尔憩室…………………………………… 173

第十一节　胃肠道重复畸形…………………………… 177

第十二节　坏死性小肠结肠炎………………………… 180

第十三节　短肠综合征………………………………… 186

第十四节　肠套叠……………………………………… 188

第十五节　克罗恩病…………………………………… 191

第十六节　消化道出血………………………………… 193

第十七节　胃肠道息肉病……………………………… 196

第十八节　溃疡性结肠炎……………………………… 197

第十九节　急性阑尾炎………………………………… 199

第二十节　先天性巨结肠……………………………… 202

第二十一节　肛门直肠疾病…………………………… 207

第二十二节　肠梗阻…………………………………… 213

第二十三节　胆道闭锁和肝移植……………………… 215
第二十四节　胆总管囊肿……………………………… 219
第二十五节　门静脉高压……………………………… 221
第二十六节　胆囊疾病………………………………… 224
第二十七节　胰腺疾病………………………………… 225
第二十八节　脾疾病…………………………………… 227

第十一章　泌尿生殖系统疾病………………………… 229
第一节　肾积水………………………………………… 229
第二节　上尿路疾病…………………………………… 231
第三节　膀胱输尿管反流……………………………… 233
第四节　下尿路疾病…………………………………… 234
第五节　膀胱外翻……………………………………… 235
第六节　梅干腹综合征………………………………… 236
第七节　外生殖器异常………………………………… 237
第八节　性别发育异常………………………………… 239

第十二章　运动系统疾病……………………………… 241

附录一　儿童生长发育正常参考范围………………… 245

附录二　小儿外科常用的抗感染药物………………… 255

附录三　新生儿、儿童常用检验正常参考值………… 289

附录四　小儿外科相关综合征………………………… 325

第一章 新生儿和儿童外科概论

第一节 小儿外科疾病相关问题

1. 小儿外科疾病的主要分类有哪些?

   先天性畸形、肿瘤、炎症、创伤。

2. 新生儿先天性畸形的病因有哪些?

   基因和染色体遗传因素约占 20%，环境因素约占 10%，另外 70% 原因未阐明。

3. 常见的先天性致畸物有哪些?

   ①物理致畸物：辐射、热、机械因素等。

   ②感染致畸物：病毒、螺旋体、寄生虫等。

   ③化学、药物：沙利度胺、除草醚、激素等。

   ④环境致畸：维生素缺乏。

   ⑤母体、遗传因素：染色体疾病，多基因遗传等。

4. 儿童急诊手术的适应证有哪些?

   直接威胁患儿生命的疾病，延缓手术将导致机体或器官功能丧失，甚至会危及生命。

5. 儿童限期手术的适应证有哪些?

   有些疾病虽不立即危及生命，但延误手术过久可能会对机体造成难以逆转的危害。

6. 儿童择期手术的概念是什么?

   指允许有充足的时间进行术前准备，选择适合时机进行的手术。

7. 在择期手术病例中，对手术时机的选择应考虑哪些情况?

   ①疾病有无自愈可能;

   ②非手术治疗的效果;

   ③是否影响发育;

④病变发展的速度；

⑤有无恶变的可能；

⑥疾病对患儿心理有无影响；

⑦手术侵袭大小和患儿对手术的耐受能力。

第二节 新生儿的生理、病理特点

1. **早产儿的定义是什么？**

   早产儿是指妊娠 < 37 周出生的新生儿。

2. **低体重儿、极低体重儿和超低体重儿的概念分别是什么？分别占多少比例？**

   出生体重 ≤ 2500 g 为低体重儿，约占早产儿 82%；

   出生体重 ≤ 1500 g 为极低体重儿，约占早产儿 12%；

   出生体重 ≤ 1000 g 为超低体重儿，约占早产儿 6%。

3. **足月新生儿的定义是什么？**

   孕周 > 37 周，出生体重 > 2500 g。

4. **为什么新生儿遇冷易发生硬肿症？**

   ①新生儿体温调节中枢发育未成熟；

   ②新生儿体表面积相对较大，皮下脂肪较少，热量易散发；

   ③新生儿基础代谢较低，体温偏低；

   ④新生儿皮下脂肪含软脂酸较多，遇冷易凝固变硬。

5. **小儿为何易发生高热惊厥？**

   体温调节中枢不稳定，汗腺发育不成熟。

6. **新生儿室、手术室、暖箱应维持的温度分别是多少？**

   新生儿室、手术室室温应维持在 25℃左右；

   暖箱温度应在 30 ~ 33℃。

7. **新生儿和大龄儿童的呼吸模式有何不同？**

   新生儿是腹式呼吸为主；

   大龄儿童是胸式呼吸为主。

8. 足月新生儿、3 岁幼儿、成人的全身血容量约占体重的比例是多少?

足月新生儿全身血容量约占体重的 10%；

3 岁幼儿全身血容量约占体重的 8%；

成人全身血容量约占体重的 6%。

9. 新生儿的血压范围是什么?

60 ~ 75/40 ~ 50 mmHg。

10. 安静状态下和哭吵时新生儿的心率范围是什么?

安静时：110 ~ 140 次 / 分。

哭吵时：180 ~ 190 次 / 分。

11. 新生儿胎粪正常情况下应在出生后多少时间内排出?

出生后 24 小时内。

12. 正常新生儿从齿槽到胃贲门的距离是多少?

约 15 cm。

13. 正常新生儿、婴儿口服钡剂到排出的时间是多少?

约 8 小时。

14. 不同年龄儿童正常每小时尿量范围是什么?

< 1 岁：8 ~ 20 ml。

1 ~ 4 岁：20 ~ 24 ml。

4 ~ 7 岁：24 ~ 28 ml。

7 ~ 12 岁：28 ~ 33 ml。

成人：约 50 ml。

15. 小儿骨骼除作为身体支柱外，还具备的生理功能是什么?

造血功能、代谢功能、免疫功能。

16. 不同日龄的足月成熟儿液体生理需要量范围是什么?

第 1 天：60 ~ 80 ml/ (kg·d)。

第 2 天：80 ~ 100 ml/ (kg·d)。

第 3 ~ 7 天：100 ~ 120 ml/ (kg·d)。

第 2 ~ 4 周：110 ~ 120 ml/ (kg·d)。

17. 足月新生儿排在前三位的主要死亡原因有哪些?

先天性畸形、感染、顽固性肺动脉高压。

18. 早产儿排在前三位的主要死亡原因有哪些?

坏死性小肠结肠炎、先天性畸形、严重发育未成熟。

19. 早产儿、低体重儿脆弱性的具体表现有哪些?

①肺表面活性物质缺乏——气体交换障碍;

②脑血管发育未成熟——易发生脑出血;

③皮肤发育不成熟——热量和水分丢失并增加感染机会;

④肠道发育不成熟——出血性坏死性小肠结肠炎。

20. 肺的 5 个发育阶段有哪些?

①胚胎期:孕 3 ~ 6 周。

②假腺体阶段:孕 7 ~ 16 周。

③小管阶段:孕 16 ~ 24 周。

④囊泡阶段:孕 25 周~足月。

⑤肺泡期:生后 ~ 8 岁。

21. 早产儿通气支持时,动脉血氧分压和脉搏血氧饱和度应维持在什么范围?

动脉血氧分压应保持在 50 ~ 80 mmHg,脉搏血氧饱和度应保持在 93% ~ 95%。

22. 关于早产儿视网膜病变相关要点有哪些?

①早产儿发生视网膜病变的风险较高;

②新生儿失明的主要原因;

③早期诊断可有效治疗;

④保持 PaO_2 在 50 ~ 80 mmHg,在高危患儿中可降低其发生风险;

⑤所有高危患儿应在出生后 4 ~ 8 周做眼科检查。

23. 新生儿呼吸窘迫综合征(respiratory distress syndrome,RDS)的发生率是多少?

①孕 < 28 周早产儿的发生率为 60% ~ 80%;

②孕 32 ~ 36 周新生儿的发生率为 15% ~ 20%;

③足月新生儿的发生率约 5%。

24. 新生儿呼吸窘迫综合征的典型临床表现及其出现时间是什么?

呼吸性呻吟、胸廓凹陷、呼吸急促、青紫、苍白、需氧量增加。

这些症状常在出生后 6 小时内出现，一些症状可在出生后几分钟内出现。

25．新生儿最常见的急性脑损伤及其发生率是多少？

脑室内至脑室周围出血是新生儿最常见的急性脑损伤；胎龄小于 26 周的新生儿脑室内出血发生率为 50% ～ 75%，足月新生儿降至 5%。

26．围产期脑室内出血的风险因素有哪些？

低体温、血压过低、气胸、静脉内注射高渗液体、大剂量使用白蛋白、正压通气、肺透明膜病、动脉导管未闭等。

27．新生儿脑室内出血最大的风险因素是什么？

早产。胎龄和出生体重越低，发病率越高。

28．新生儿脑室内出血的 3 种常见临床表现类型是什么？

①突发型：最少见，突然昏迷、囟门饱满、休克，常导致死亡。

②跃进型：最常见，症状发展超过数天，包括体温不稳定、寒战、肌张力增高、头围增大。

③隐匿型：无症状（25% ～ 50%）。

29．新生儿脑室内出血常用的检查项目有哪些？

①实验室检查：红细胞压积降低、低血糖或高血糖、低血钙、高胆红素血症、血小板减少、凝血时间延长。

②影像学检查：头颅超声（首选）、磁共振（MRI）、增强 CT。

30．新生儿脑室内出血的死亡率是多少？

约 30%。

31．婴幼儿下呼吸道感染最重要的病原体是什么？

呼吸道合胞体病毒是 < 1 岁婴儿肺炎和毛细支气管炎的主要病原体。

32．呼吸道合胞体病毒的主要传播途径和防护方法是什么？

主要传播途径：经手和污染的衣物传播。

防护方法：避免接触有患者分泌物的衣物，仔细洗手。

33. 导致婴幼儿肠炎最常见的两种病毒是什么？
    轮状病毒、腺病毒。

34. 脑室内出血的 Papillae 分级系统具体内容有哪些？
    Ⅰ级：出血局限于生发基质。
    Ⅱ级：出血延蔓进入脑室，无脑室扩大。
    Ⅲ级：出血延蔓进入脑室，并伴有脑室扩大。
    Ⅳ级：出血延蔓进入脑实质。

第三节　产前诊断和胎儿外科

1. 活产婴儿出生时伴有主要缺陷的发生率是多少？不同系统的缺陷发生率是多少？
    约 3%。其中，中枢神经系统缺陷占比 > 50%；泌尿生殖系统约占 20%；消化系统约占 15%；心血管系统约占 8%。

2. 可用于产前诊断的检查标志物或者项目有哪些？
    母体血清和羊水甲胎蛋白（α-fetoprotein，AFP）、母体血清 β- 人绒毛膜促性腺激素（β-human chorionic gonadotropin，β-HCG）、母体血清非结合雌三醇和抑制素 A，以及羊膜穿刺、绒毛膜绒毛标本、母体血液采样、经皮脐血样本、产前超声、宫内磁共振。

3. 产前超声检查的适应证有哪些？
    ①早期、中期、晚期的妊娠诊断；
    ②孕龄和胎儿体重推测；
    ③判断胎儿是否存活；
    ④确定胎儿数目；
    ⑤判断胎儿发育情况；
    ⑥确定胎儿有无异常；
    ⑦判断羊水多少；
    ⑧确定胎盘情况（定位、分级、前置、早剥等）；

⑨确定脐带是否有异常等。

4．产前胎儿 MRI 检查的意义有哪些？
　①可以评价胎儿的解剖结构；
　②对胎儿脑、脊髓、颈、胸、腹和泌尿系统的发育提供解剖信息；
　③帮助制订孕期干预计划、分娩计划和外科治疗计划。

5．产前超声异常者应进行孕早期绒毛细胞和孕中期羊水细胞染色体核型检查的指征有哪些？
　羊水量异常、胎儿宫内发育迟缓、胎儿水肿、胎儿头面部畸形、胎儿神经管畸形、胎儿泌尿系统畸形、胎儿消化道畸形。

6．通过产前超声和 MRI 可发现的胎儿中枢神经系统畸形有哪些？
　无脑儿、多小脑回畸形、脑裂畸形、脑积水、脊髓分叉、腰骶部脊髓神经板异常。

7．可能会压迫胎儿气道的先天性畸形或者肿瘤有哪些？
　头颈部淋巴管畸形、头颈部畸胎瘤、甲状腺肿瘤。

8．除心血管畸形外，产前检查还可以发现哪些胎儿胸部畸形？
　先天性膈疝、先天性肺囊腺瘤样病变、肺隔离症、先天性食管闭锁、先天性气管和喉部闭锁、气管狭窄、胎儿胸腔积液。

9．产前超声可以发现的液消化道畸形有哪些？
　食管闭锁、幽门闭锁、十二指肠和小肠闭锁、胎粪性腹膜炎、肛门闭锁、胆总管囊肿等。

10．对于致死性胎儿疾病建议终止妊娠时，需要哪些手续？
　须通过 3 位以上专家（产科专家、儿科专家、病理专家等）确认并签字；遵循知情同意原则。

11．子宫外产时（断脐带前）处理主要的适应证有哪些？
　①压迫气道的颈部巨大肿瘤；
　②先天性高位气道阻塞综合征；
　③其他导致通气障碍的胸腔内异常。

12．胎儿外科的首要原则是什么？
　首要原则是保证母体安全。

第二章 围术期处理

第一节 能量代谢

1. 术后患者的代谢率或能量需求的评估方法有哪两种？

   ①列线图：根据身高、年龄和体重，提供已评估好的基础能量消耗。

   ②间接量热法：根据氧耗量测算代谢过程中的能量消耗。

2. 测量术后患者代谢率或能量需求的最常用方法及其原理是什么？

   最常用方法：间接量热法。

   原理：经肺换气以后被吸收的氧气量假设完全等于在代谢过程中消耗的氧气量。

第二节 呼吸方面

1. 肺总量、肺活量和残气量分别是指什么？

   肺总量是肺所能容纳的最大气体量。

   肺活量是尽力深呼气（不限制呼气速度，所能呼出的最大气体容积）。

   残气量是用力呼气末肺内残存的气体容积。

2. 每分钟通气量的决定因素有哪些？

   潮气量、呼吸频率。

3. 最常用的评价氧合状态的指标有哪些？

   动脉血氧饱和度（SaO_2）、动脉血氧分压（PaO_2）。

4. 确定氧合情况的指标有哪些？

   心输出量（Q）、血红蛋白浓度（Hb）、动脉血氧饱和度（SaO_2）。

5. 血红蛋白氧合数量及氧亲和力的相关因素有哪些？

血液 pH 值、二氧化碳分压（PCO_2）、温度、二磷酸甘油酸（2,3-DPG）、胎儿血红蛋白浓度。

6. 目前适用所有患儿的最常用的机械通气模式是什么？

定压通气模式。

7. 哪一种机械通气模式对未成熟新生儿更加合适？

定容通气模式。

8. 定压通气模式的最大优点是什么？

避免肺过度膨胀和气压伤。

9. 机械通气模式的种类有哪些？

①控制性机械通气（controlled mechanical ventilation，CMV）；

②辅助控制通气（assisted controlled mechanical ventilation，ACMV）；

③间隙指令通气（intermittent mandatory ventilation，IMV）；

④同步间隙指令通气（synchronized intermittent mandatory ventilation，SIMV）；

⑤压力支持通气（pressure support ventilation，PSV）；

⑥持续气道正压通气（continuous positive airway pressure，CPAP）；

⑦双水平控制气道正压通气（bilevel positive airway pressure，BiPAP）。

10. 脱离呼吸机支持的指征有哪些？

①有自主呼吸；

②拔管前吸氧浓度（fraction of inspiration，FiO_2）≤ 0.40；

③呼气末正压（positive end expiratory pressure，PEEP）降至 5 cmH_2O；

④吸气峰压（peak inspiratory pressure，PIP）< 30 cmH_2O；

⑤呼吸机辅助呼吸 < 15 次 / 分。

11. 拔管前自发呼吸试验时应观察的参数有哪些？

①保持预试呼吸频率和心率；

②吸气压力 > 20 cmH_2O；

③每分通气量 < 1 ml/（kg·min）；

④ $SaO_2 > 95\%$。

12. **呼吸衰竭患者通气支持的方法有哪些？**
机械通气、表面活化剂应用、一氧化氮治疗、高频震荡通气、体外生命支持。

13. **体外生命支持（extra corporeal life support，ECLS）应用指征指标有哪些？**
①氧合指数（oxygenation index，OI） > 25 时考虑使用体外生命支持；
②氧合指数（OI） > 40 时强制性使用体外生命支持；
③呼吸衰竭患儿常规治疗措施无效时才使用体外生命支持；
④心力衰竭（外周灌注降低、少尿、代谢性酸中毒、正性肌力药和容量复苏无法改善的低血压）。

14. **体外生命支持目的是什么？**
目的是给患者提供温暖的动脉化的血流灌注。

第三节　心血管方面

1. **胚胎心脏和大血管发育完成的时间是在妊娠第几周？**
妊娠第 8 周。

2. **新生儿脱离胎盘后体循环和肺循环动脉阻力的变化有哪些？**
体循环阻力突然升高、肺动脉阻力显著下降。

3. **动脉导管在出生前后的左右分流状态有什么变化？**
出生前右向左分流，出生后左向右分流。

4. **正常新生儿出生后，动脉导管关闭通常发生在什么时间？**
①功能性关闭：约 50% 于生后 24 小时关闭，约 90% 于生后 48 小时关闭，出生后 72 小时几乎所有足月儿都能闭合。
②结构性关闭：出生后数月。

5. **新生儿时期哪些因素会引起持续性肺动脉高压？**
①围生期窒息或肺实质性疾病；

②严重的新生儿湿肺；

③先天性膈疝并发肺动脉高压；

④肺毛细血管发育不良；

⑤心功能不全伴肺动脉高压；

⑥肺炎或败血症；

⑦围生期药物应用。

6．出生后 1 周左右的足月新生儿清醒活动时和睡眠时的心率是多少？

清醒活动时约 160 次 / 分；

睡眠时约 120 次 / 分。

7．足月儿出生后 3 个月和 6 个月时平均心率分别是多少？

3 个月约 145 次 / 分；

6 个月约 130 次 / 分。

8．足月儿出生时的平均血压是多少？体重低于 1250 g 新生儿的平均血压范围是多少？

足月儿出生时平均血压约为 66 mmHg；体重低于 1250 g 新生儿平均血压为 35 ～ 40 mmHg。

9．婴儿出生后，血压上升的一般规律是什么？

出生后开始 2 周，收缩压每天增加约 1 mmHg；

出生后 3 ～ 4 周，收缩压每天增加约 2 mmHg；

6 个月时平均血压达到 93 mmHg。

10．正常中心静脉压的范围是什么？

5 ～ 12 mmHg。

11．儿童的血容量或心输出量低于多少时才会有明显症状？

低于正常值的 60% ～ 70%。

12．反映灌注不足或血容量不足的主要症状有哪些？

①皮肤饱满度差；

②肢体苍白、发凉；

③前囟变平、凹陷；

④黏膜干燥；

⑤毛细血管充盈时间 > 2 秒。

13. 严重灌注不足的症状有哪些?

脉搏细速、呼吸浅促、肢体冰凉、尿量减少、神志变化。

14. 容量复苏时,在最初的 15 ~ 20 分钟内如何补充血容量?

重复给予 10 ml/kg 的晶体溶液。

15. 判断血容量是否足够的最准确指标是什么?

中心静脉压达到 10 ~ 15 mmHg。

16. 低血压和体循环血管阻力下降的患儿首选药物是什么?

多巴胺。

17. 代谢性酸中毒时,患儿碳酸氢钠补充量应如何计算?

当 pH < 7.3 时可静脉补碳酸氢钠溶液,补碱量需按公式计算。有血气值结果可按下列公式计算:

补充碱剂需要量（mmol/L）=（22 - 测得 HCO_3^- 值）× 体重（kg）× 0.6。

1 ~ 2 小时内给予总量的 1/2;24 ~ 48 小时内给予余下的一半量。

18. 心脏意外停搏的处理措施有哪些?

立即进行心肺复苏,强调胸外按压。目的是恢复患者自主呼吸和自主循环。单人心肺复苏时按压 - 通气比率为 30 : 2。双人心肺复苏时可采用 15 : 2 的比率。

19. 对室颤患儿使用体外除颤的初始剂量是多少? 如不成功,再次体外除颤的剂量是多少?

初始剂量是 2 J/kg;再次除颤剂量为 4 J/kg,最大可达 10 J/kg。

20. 骨内输液适应证和首选位置是什么?

适应证:静脉内置管特别困难的婴儿和 < 2 岁的幼儿。

首选位置:胫骨近端（胫骨前内侧面,粗隆下 1 ~ 3 cm 处）。

第四节　营养支持

1. 儿童营养需求的种类有哪些?

水、蛋白质、碳水化合物、脂肪、矿物质、维生素、其他物质。

2．首选肠内营养作为营养途径的理由是什么？

生物学效能、经济学效益都优于其他途径。

3．常用的管饲方式有哪些？

胃管饲（鼻胃管饲、胃造瘘管饲）、小肠管饲（空肠造口置管）。

4．完全肠外营养的适应证有哪些？

①胃肠道严重损伤或吸收不良必须旷置胃肠道时。

②严重先天性畸形的患儿，如肠闭锁、腹裂、胎粪性肠梗阻等。

③一些特殊的胃肠道疾病，如短肠综合征、坏死性小肠结肠炎、肠道动力紊乱、肠瘘、肠梗阻、持续性呕吐、顽固性腹泻、吸收不良等。

④其他需要暂停肠道进食的情形：如并发呼吸窘迫综合征的早产儿，吸入性肺炎的重症患儿，化疗后严重消化道黏膜炎的患儿。

5．中心静脉营养液的主要组成有哪些？

液体、电解质、常量营养素（氨基酸、葡萄糖、脂肪乳）、微量营养素（多种维生素、微量元素）。

6．中心静脉营养液中钠和钾的最大浓度不应该超过多少？

钠的最大浓度不应超过 154 mmol/L；

钾的最大浓度不应超过 120 mmol/L。

7．氨基酸的热值是多少？儿童每天的氨基酸供应量是多少？

氨基酸热值为 4 kcal/g；

在新生儿和婴幼儿中，应从 $0.5 \sim 1$ g/(kg·d) 开始，以 $0.5 \sim 1$ g/(kg·d) 的速度逐步增加至最大耐受量 $2.5 \sim 3.0$ g/(kg·d)

［低出生体重儿 3.85 g/（kg·d）］；

年长儿通常用量 $1.5 \sim 2.0$ g/(kg·d)，青少年 $1.0 \sim 1.5$ g/(kg·d)。

8．葡萄糖的热值是多少？在中心静脉营养液中碳水化合物应占总热量的比例是多少？

葡萄糖的热值是 3.4 kcal/g；

中心静脉营养液的总热量中，碳水化合物应占总热量的 45%。

9. 不同年龄儿童肠外营养中，葡萄糖的输注速度是多少？

　　婴幼儿开始时输注速度 4 ~ 8 mg/（kg·min）；

　　最大输注速度不应超过 10 ~ 14 mg/（kg·min）[约相当于 100 ml/（kg·d）的 10% 葡萄糖]；

　　每日葡糖糖输注量不大于 15 g/kg。

10. 在中心静脉营养液中脂肪乳剂应占非氮热量的比例是多少？最大静脉脂肪供应量是多少？

　　脂肪乳剂应占非氮热量的 30% ~ 50%；

　　静脉脂肪供应量是 0.5 ~ 1 g/（kg·d）起始，以 0.5 ~ 1g/（kg·d）的速度增加，最大静脉输注量应为 3 g/（kg·d）。

11. 中心静脉营养常见并发症有哪些？

　　①感染（败血症）；

　　②代谢并发症（高血糖、低血糖、微量元素缺乏、高脂血症、代谢性酸中毒、电解质紊乱、代谢性骨病等）；

　　③肝功能异常、液体过量和过度喂养、置管相关并发症（心律失常、气胸、血管损伤、导管移位、断裂、导管内血栓形成）。

12. 新生儿中心静脉营养每天需要的液体量是多少？

　　约 100 ml/kg。

第五节　感染相关

1. 新生儿存在哪两套免疫系统？

　　①非特异性免疫系统（先天性）：包括皮肤、黏膜屏障及自然杀伤细胞、吞噬细胞、补体系统；

　　②特异性免疫系统（获得性）：包括细胞免疫系统、体液免疫系统。

2. 儿童免疫系统建立和发育成熟的年龄分别是多少？

出生后 3 个月内可建立免疫系统；到 8 岁时，免疫系统才能发育成熟。

3. 几种主要抗体在不同年龄段的发育水平怎么样？

　　① IgG：足月儿出生时可达正常水平，主要来源于母体，3 ~ 4 个月时达最低点；3 ~ 6 月龄的低 IgG 被称作婴儿生理性低丙种球蛋白血症，通常不会引起疾病。

　　② IgA：6 ~ 8 岁时达成人水平。

　　③ IgM：出生后 1 个月 IgM 浓度开始迅速升高，2 ~ 4 岁时可达成人水平。

　　婴儿体内 IgA 和 IgM 占优势。

4. 母乳喂养的主要优点有哪些？

　　可提供 IgM 和分泌型 IgA，降低新生儿发生感染的风险；

　　可提供一系列激素、细胞抗感染因子、重要的营养素。

5. 早产新生儿和足月新生儿败血症的发生率分别是多少？

　　早产新生儿败血症的发生率约 1/250；

　　足月新生儿败血症的发生率约 1/15000。

6. 新生儿早发型和晚发型败血症的死亡率分别是多少？

　　1 周内为 15% ~ 50%；1 周后为 10% ~ 20%。

7. 新生儿早发型和晚发型败血症中，感染来源途径是什么？主要病原体有哪些？

　　早期感染一般为垂直传播，发生于胎儿期或围产期，多为机会性感染，主要病原体是 B 型链球菌和大肠埃希菌。

　　晚期感染常为原发性医源性感染，表皮葡萄球菌是优势病原体。

8. 新生儿败血症的早期症状有哪些？

　　体重增加，少尿（毛细血管渗出、全身水肿、低钠血症）。

9. 诊断细菌性败血症最具特异性的办法是什么？

　　从血液、脑脊液或尿液中分离出细菌。

10. 在败血症、严重败血症和败血症休克的新生儿中，血培养的阳性率分别是多少？

　　血培养阳性率分别约为 17%、25% 和 69%。

11. 在血培养结果出来之前，可提供快速特异性诊断的办法有哪些？

免疫法检测体液中的细菌抗原。

可采用：免疫电泳、乳胶凝集试验、酶联免疫吸附试验（enzyme linked immunosorbent assay，ELISA），其中 ELISA 最为敏感。

12. 败血症伴有低血糖时，最常见的病原体是什么？

革兰氏阴性杆菌。

13. 新生儿感染时，血常规中白细胞的变化规律是什么？

白细胞核左移；

晚幼粒细胞增多；

白细胞计数降低比升高更为常见。

14. 有助于诊断新生儿败血症的非成熟中性粒细胞与总体粒细胞的比例是什么？

比值 > 0.2 提示有败血症可能；

比值 > 0.4 应高度怀疑。

15. 引起感染性休克的因素主要有哪些？

内毒素、蛋白酶、来源于革兰氏阴性菌的脂多糖和外毒素、来源于革兰氏阳性菌的溶血素。

16. 新生儿 HIV 感染最常见的传播方式和最常见的传播途径是什么？

最常见的传播方式是母婴垂直传播。

最常见的传播途径是分娩期经产道传播（占 60% ~ 70%）。

17. 可减少母婴垂直传播的措施有哪些？

尽早开始多药联用抗反转录病毒治疗；

产前、产中及新生儿（出生后 4 ~ 6 周）应用齐多夫定治疗；

分娩发动前选择剖宫产。

18. 典型 HIV 感染的婴儿初期、中期和重症期的表现有哪些？

①初期的典型表现为：感染病毒血症、淋巴结肿大、腮腺炎、肝脾肿大。

②中期的典型表现为：慢性腹泻、发热、反复感染、肝炎、

单纯性疱疹病毒口腔炎、肺炎、念珠菌食管炎和一些内脏
感染。

③重症期的典型表现为：严重的细菌性感染和营养不良、慢
性腹泻、脑病。

19. 在围产期感染 HIV 的婴儿中，累及中枢神经系统的比例是
多少？发生的中位年龄是多少？中位生存期有多久？

40%～90%。

发生的中位年龄是 19 个月，诊断 HIV 脑病后的中位生存期
为 22 个月。

20. 如何诊断 HIV 感染？

发现 HIV 抗体或发现 HIV 病毒即可诊断 HIV。

通过 2 次相对独立测试发现针对 HIV 的 IgG 抗体，以证实
HIV 诊断（以排除母体来源抗体的可能性）。

21. HIV 患者的基本治疗药物有哪些？

目前已经上市的抗 HIV 病毒药物有 6 类 30 种，包括：核苷
类反转录酶抑制剂（nucleoside reverse transcriptase inhibitors，
NRTI）、非核苷类反转录酶抑制剂（non-nucleoside reverse
transcriptase inhibitors，NNRTI）、蛋白酶抑制剂（protease
inhibitor，PI）、整合酶抑制剂（integrase inhibitors，INSTI）、
融合抑制剂（fusion inhibitor，FI）、CCR5 抑制剂。

第六节　血液方面

1. 出生时新生儿红细胞增多的指标是什么？3～5 个月后的生
理性贫血的指标是什么？

出生时新生儿血红蛋白＞14 g/dl、红细胞压积（hematocrit，
HCT）＞60%。

3～5 个月后生理性贫血：血红蛋白 9.0～10 g/dl、红细胞压
积 30%～33%。

2. 幼儿吸收铁的肠道部位有哪些？

十二指肠（90%）、近端空肠（10%）。

3. 再生障碍性贫血的患儿表现有哪些？

继发于血小板减少的出血表现；

进行性贫血引起的疲乏和苍白；

中性粒细胞减少引起的发热、黏膜溃疡和细菌感染。

4. 遗传性球形红细胞增多症外科治疗的最佳年龄是什么？

最好延迟到 5 岁以后再手术。对于溶血程度相对严重的患者，脾切除可有效改善贫血。

5. 凝血系统主要包括哪些物质？

促凝血物质（凝血因子、凝血过程中的消耗性因子、其他因子）；

抗血栓（抑制物）系统；

纤维蛋白系统。

6. 凝血过程激活有哪 2 个途径？

内源性途径：凝血因子Ⅻ和内皮下胶原组织相互作用后激活。

外源性途径：受伤的外源组织释放组织促凝血酶原激酶因子（凝血因子Ⅲ）后激活。

7. 新生儿维生素 K 依赖性凝血因子的水平分别是多少？

维生素 K 依赖性凝血因子Ⅱ、Ⅶ和Ⅹ的水平只有成人的 50% 左右，而凝血因子Ⅸ的水平只有成人的 30% 左右；

3～6 个月后所有凝血因子达到正常水平。

8. 新生儿出血最常见的原因有哪些？

遗传性凝血异常；维生素 K 缺乏；偶尔有血小板疾病和弥散性血管内凝血。

9. 评估出血的首选实验室指标有哪些？

血小板计数、外周血涂片、凝血酶原时间（prothrombin time，PT）、活化部分凝血活酶时间（activated partial thromboplastin time，APTT）。

10. 可导致血栓综合征的疾病有哪些？

脾梗死、下肢深静脉血栓、肠系膜静脉血栓、肺栓塞等。

11. 导致血栓综合征的原因是什么？

　　抗凝血蛋白酶的缺乏。

12. 新生儿出血性疾病的预防方法是什么？

　　常规预防性应用维生素 K。

13. 血友病 A 和 B 分别缺乏哪些凝血因子？

　　血友病 A：因子Ⅷ缺乏。

　　血友病 B：因子Ⅸ缺乏。

14. 血友病的诊断依据有哪些？

　　男性。

　　有青肿或出血，伴 APTT 异常，但 PT 正常，血小板计数正常。

　　血友病 A：确认因子Ⅷ活性＜正常值的40%（＜0.40 U/ml），

　　　　vWF 抗原（vWF：Ag）正常。

　　血友病 B：确认因子Ⅸ活性＜正常值的40%。

15. 治疗血友病的方法有哪些？围术期因子Ⅷ、因子Ⅸ需达到什么水平？

　　治疗血友病可采用去氨加压素、输注重组人凝血因子Ⅷ和Ⅸ。其中，重组人凝血因子Ⅷ和Ⅸ的浓缩液为治疗血友病患者严重出血或大手术准备的首选。

　　术前因子Ⅷ应达到 100～150 U/dl，因子Ⅸ应达到80～100 U/dl；术后因子Ⅷ、因子Ⅸ应维持50～60 U/dl，维持7～14天。

16. 因子Ⅷ的半衰期是多少？每千克体重使用 1 U 重组人凝血因子Ⅷ可提升多少血浆中因子Ⅷ水平？

　　因子Ⅷ的半衰期为 12 小时。

　　每千克体重使用 1 U 重组人凝血因子Ⅷ时，血浆中因子Ⅷ水平可提升 2%。

17. 因子Ⅸ的半衰期是多少？每千克体重使用 1 U 重组人凝血因子Ⅸ可提升多少血浆中因子Ⅸ水平？

　　因子Ⅸ的半衰期为 24 小时。

　　每千克体重使用 1 U 重组人凝血因子Ⅸ时，血浆中因子Ⅸ水平可提升 0.8%。

第三章 小儿麻醉

1. 小儿麻醉前用药有哪些？其功能是什么？

   镇静药：可减轻患儿的术前焦虑。

   抗胆碱酯酶药物：可阻断麻醉药物和其他刺激引起的迷走反射，抑制呼吸道分泌物。

2. 麻醉诱导是患儿在围术期最危险的阶段之一，其危险有哪些？

   ①气道梗阻；

   ②喉痉挛；

   ③饱胃后反流。

3. 儿童术后镇痛药中阿片类药物的代表性药物有哪些？

   口服阿片类药物：可卡因、氢可酮、羟考酮。

   静脉用阿片类药物：芬太尼、哌替啶、吗啡。

4. 当应用苯二氮䓬类和阿片类药发生镇静过度时的拮抗剂有哪些？

   苯二氮䓬类药的拮抗剂为氟马西尼，静脉注射；

   阿片类的拮抗剂为纳洛酮，静脉注射或肌注。

5. 能快速逆转肌松作用的胆碱酯酶抑制剂是什么？

   依酚氯铵（腾喜龙）。

6. 小儿手术常用的麻醉方式有哪些？

   ①全身麻醉（吸入性麻醉、静脉麻醉）；

   ②脊椎麻醉（蛛网膜下腔麻醉）；

   ③骶管阻滞麻醉；

   ④硬膜下麻醉；

   ⑤局部神经阻滞麻醉。

7. 麻醉药常见的代谢性并发症有哪些？

   ①因假性胆碱酯酶缺乏而致神经肌肉阻滞时间延长；

   ②恶性高热。

8. 小儿麻醉中恶性高热的发生率是多少？

1/15000 ～ 1/3000。

9. 术后镇痛中，可以考虑使用患者自控镇痛（patient controlled analgesia，PCA）的年龄是多少？最常用的药物是什么？

> 7 岁。

最常用的药物为吗啡。

第四章　液体和电解质管理

1. 患儿术后失血性休克的临床表现有哪些？
   ①面色苍白；
   ②不安、无力或烦躁；
   ③口渴；
   ④脉搏加快、血压下降。

2. 术后惊厥的原因有哪些？
   ①高热；
   ②麻醉致脑缺氧；
   ③输入葡萄糖过多引起脑水肿；
   ④饥饿导致低血糖性惊厥；
   ⑤无尿导致尿毒性惊厥；
   ⑥纯氧吸入过多致碱中毒；
   ⑦大量输血后引起缺钙性惊厥；
   ⑧血钾、钠、钙过高致全身或局部抽搐。

3. 小儿因输液过多过快导致肺水肿和充血性心力衰竭的临床表现有哪些？
   ①发绀；
   ②呼吸困难；
   ③咯血沫；
   ④两肺水泡音；
   ⑤颈静脉怒张；
   ⑥肝大；
   ⑦晚期可致休克、昏迷而死亡。

4. 中心静脉压（central venous pressure，CVP）主要反映右心室前负荷状态，其影响因素有哪些？
   总循环血容量、心脏功能、血管张力、胸腔内压力等。

5. 中心静脉压的正常值范围是多少？

$5 \sim 12 \ cmH_2O$。

6. 中心静脉压下降的原因有哪些?

①总循环血量减少;

②急性左心衰竭导致有效循环血量减少;

③静脉回心血量减少;

④应用血管扩张剂;

⑤其他原因。

7. 导致中心静脉压升高的原因有哪些?

①循环血量过多(输液过多过快);

②使用血管收缩药;

③右心衰竭;

④肺水肿;

⑤肺动脉高压;

⑥应用呼吸机呼吸末正压过高;

⑦气胸;

⑧胸腔积液;

⑨纵隔摆动。

8. 重症患儿补液量和速度调整依据有哪些?

①中心静脉压变化;

②每小时尿量;

③尿液比重。

9. 急性肾损伤的定义是什么?

48 小时内血清肌酐上升 26.5 $\mu mol/L$ (0.3 mg/dl) 或较原先水平增高 50%;

尿量减少,< 0.5 ml/(kg・h),持续 6 小时以上(排除梗阻和脱水)。

10. 人体总的体液包括哪些部分?

细胞外液、细胞内液。

11. 细胞外液主要包含哪些部分?

①血浆;

②组织间液;

③跨细胞液（脑积液、胸腔积液、腹腔积液、滑液、体内腺
体分泌液）。

12. 新生儿和成人血浆成分各占体重的比例是多少？
约 8% 和 6%。

13. 什么是低钠血症？血钠低于多少时才会出现明显临床症状？
低钠血症是指血清钠浓度低于 135 mmol/L。
低于 120 mmol/L 时才会出现明显临床症状。

14. 什么是高容量性低钠血症？常见于哪些疾病？
高容量性低钠血症是指血清钠溶度偏低，但总体钠和水增多。
常见于心力衰竭、肝硬化、肾病综合征和肾衰竭患儿。

15. 纠治低钠血症的参考公式是什么？
Na^+ 需要量 =（希望达到 $[Na^+]$ – 实际 $[Na^+]$）× 0.6 × 体重
（kg）。

16. 什么是高钠血症？当高于多少时就会出现严重的临床症状？
高钠血症是指血清 Na^+ 浓度 > 145 mmol/L。
当 > 160 mmol/L 时常会出现严重的临床症状。

17. 高钠血症脱水的治疗顺序是什么？纠治时间需多长？
首先用等张晶体液扩容，患儿出现排尿后再用低张溶液缓慢
纠正高钠血症。纠治时间需 > 48 小时。

18. 什么是低钾血症？
血钾 < 3.5 mmol/L 为低钾血症。

19. 低钾血症的治疗指征是什么？
①轻度无症状的低钾血症可暂不处理；
②中度低钾血症可口服补钾；
③重度低钾血症应静脉补钾。

20. 什么是高钾血症？
血钾 > 5.5 mmol/L 为高钾血症。

21. 高钾血症的心电图早期表现有哪些？持续高钾血症有什么
危害？
高钾血症早期心电图表现为 T 波高尖、P-R 间期延长和 QRS
增宽。

如血钾持续较高水平，可发生致命性心律失常。

22. 高钾血症的治疗措施有哪些？

①缓慢静注钙剂拮抗高钾对心肌的毒性作用；

②静脉输注胰岛素加葡萄糖。

23. 患儿体液补充量应包括哪两个部分？

基础代谢活动消耗量和额外丢失量。

24. 根据体重估算患儿 24 h 内正常所需的体液补充量是多少？

第一个 10 kg 体重内液体需求量为 100 ml/（kg·24 h）；

第二个 10 kg 体重内液体需求量为 50 ml/（kg·24 h）；

第三个 10 kg 体重内液体需求量为 20 ml/（kg·24 h）。

25. 体温 38℃以上每升高 1℃非显性液体丧失增加量是多少？

约 5 ml/（kg·24 h）。

26. 单独体重一项能否精确反映小儿手术后液体需求量？

不能。单纯以体重估算液体需求量是以基础生理没有问题为前提，没有考虑累积损失量和额外损失量。

27. 正常新生儿的体液与体重的比例是多少？

新生儿出生时体液量约占体重的 78%；

出生后 3～5 日，总体液量下降 3%～5%；

1 岁时，总体液量逐渐下降至近成人水平，约占体重的 65%。

28. 不同时期婴幼儿的细胞外液与总体液量的比例是多少？

新生儿出生时约 45%；

出生 5 天时约 40%；

出生后 3 个月约 33%；

1～3 岁时，达到成人水平，即 20%～25%。

29. 足月新生儿肾小球滤过率是多少？什么时候能达到成人水平？

足月新生儿肾小球滤过率是 30 ml/（min·1.73 m²）（成人的 25%），出生后 2 周达 60 ml/（min·1.73 m²），出生后 9 个月达 100 ml/（min·1.73 m²）。

约 2 岁时能达到成人水平。

30. 正常排尿量与个体和疾病状态相关，正常排尿量应在什么范围？

0.5 ～ 3.0 ml/（kg·h）。

31. 足月婴儿、孕 32 周早产儿和极低孕周或重症新生儿的钠需要量分别是多少？

    足月儿：2 mg/（kg·24 h）；

    孕 32 周早产儿：3 mg/（kg·24 h）；

    极低孕周或重症新生儿：4 ～ 5 mg/（kg·24 h）。

32. 出生几天后应该给予补钾，通常推荐的每日钾摄入量是多少？

    生后第 2 天开始补钾，推荐摄入量为 1 ～ 3 mmol/kg；

    生后第 2 天，成熟儿钾推荐量 1 ～ 2 mmol/kg，早产儿 2 ～ 4 mmol/kg。

33. 婴儿非显性失水的两大主要途径是什么？各占的比例是多少？

    ①呼吸水丧失，约占非显性失水的 33%。

    ②皮肤水丧失，约占非显性失水的 60%。

34. 足月新生儿总体非显性水丧失量、呼吸水丧失和皮肤水丧失分别是多少？

    总体非显性水丧失量约 12 g/（kg·24 h）；

    皮肤水丧失量约 7 g/（kg·24 h）；

    呼吸水丧失量为 4 ～ 5 g/（kg·24 h）。

35. 影响非显性水丧失的环境因素主要是什么？

    相对湿度，经皮水丧失和周围的相对湿度呈负相关。

36. 生理盐水的钠、氯浓度是否接近正常人体血清中的生理浓度？

    不是。生理盐水为高氯溶液，氯离子浓度为 154 mmol/L，而正常人体血清中氯离子浓度为 103 mmol/L。

37. 理想的液体需要量的计算公式是什么？

    理想摄入量 = 实际摄入量 – 过量尿液。

    监测 4 ～ 6 h 后给予动态调整。

38. 患儿体内液体改变的主要监测指标有哪些？

    ①持续体重测量；

    ②尿量和浓度；

    ③尿液中微量钠分泌（足月儿 > 1%、非足月儿 > 3% 为异常）。

第五章　外伤、烧伤

第一节　儿童外伤

1. 外伤导致的死亡在儿童死亡病例中比例是多少？

   > 50%。

2. 创伤可导致明显的代谢异常，并在几小时至几天内加重，其主要原因是什么？

   全身性炎症反应综合征。

3. 对创伤性休克的复苏顺序是什么？

   复苏的优先顺序是气道（A）、呼吸（B）和循环（C）。

4. 儿童头外伤最常见的表现形式是什么？

   脑组织水肿。

5. 在颅脑外伤儿童中，对葡萄糖补充的要求是什么？

   应充分控制葡萄糖的摄入量。

6. 儿童外伤与成人外伤的类型有什么不同？

   成人穿透性外伤发生率较高；

   儿童 > 85% 为钝性外伤。

7. 儿童创伤的主要原因有哪些？

   交通意外、坠落伤、烧伤。

8. 严重头部外伤伴有其他脏器严重创伤的死亡率是多少？

   约 70%。

9. 产伤是新生儿一种特殊的外伤形式，常见的临床表现有哪些？

   软组织外伤、骨折、外周神经损伤、胸腹部损伤。

10. 出生时最常见的神经损伤部位有哪些？

    臂丛神经、膈神经。

11. 出生时最常见的骨折部位有哪些？

    锁骨、肱骨、股骨。

12. 出生时最常见的实质脏器损伤是什么?

   肝损伤。

13. 在儿童钝性外伤中,头部外伤占多少?

   占所有钝性外伤的 3/4。

14. 外伤后导致死亡的患儿,在不同时间段内的发生率分别是
   多少?

   约 50% 发生在出事点;

   约 30% 发生在外伤后几小时内;

   20% 发生于几天至几周内。

15. 如处理适当及时,有多少比例的外伤后死亡是可以防止的?

   约 50%。

16. 外伤急诊处理的最佳模式是什么?

   创伤高级生命支持。

17. 严重创伤患儿初诊时的处理措施有哪些?

   颈部固定、开放气道、控制呼吸、维持循环。

18. 严重创伤患儿气道梗阻的主要临床表现有哪些?

   呼吸费力、鼻翼扇动、明显吸凹、喘息、喘鸣、低氧血症。

19. 严重创伤患儿发生休克的临床表现有哪些?

   皮肤花纹、四肢发冷、毛细血管充盈延迟、脉搏细速、心动
   过速、心音低。

20. 急性失血超过总血容量的多少时即可出现休克症状?

   约 15%。

21. 急性失血超过患儿总血容量的多少时即可出现血压下降?

   25% ～ 30%。

22. 严重创伤患儿快速大量液体输入的常用途径有哪些?

   外周静脉穿刺、大隐静脉切开、骨髓内输液。

23. 抢救失血性休克的液体复苏的治疗措施有哪些?

   首剂:20 ml/kg 乳酸林格液。

   如增至 40 ml/kg 乳酸林格液仍不能维持正常血压,则需输注
     10 ml/kg 红细胞悬液。

   仍不能维持正常血压,则需考虑有无腹腔或盆腔出血、心力

衰竭、脑脊髓损伤等。

24. 抗休克治疗成功后，患儿尿量应维持于什么水平？

　　婴儿：1～2 ml/（kg·h）。

　　青少年：约 1 ml/（kg·h）。

第二节　胸部创伤

1. 在不同部位创伤导致儿童死亡的病例中，排名前两位的创伤部位分别是什么？

　　头颅、胸部。

2. 儿童呼吸系统创伤有什么特点？

　　①儿童支气管直径明显小于成人——易阻塞；

　　②儿童喉的位置较高且倾斜成角——通过困难；

　　③胸壁薄弱——心肺易受伤；

　　④纵隔可移动度大——张力性气胸影响大。

3. 胸部创伤患儿评估呼吸功能的常用方法有哪些？

　　血氧饱和度测定、血气分析、胸片。

4. 张力性气胸的紧急处理措施是什么？

　　胸腔针刺减压，随后放置胸腔引流管。

5. 做气管切开时应选择什么部位切开？

　　垂直切开第 2 气管和第 3 气管环状软骨。

6. 张力性气胸患儿应选择什么部位做穿刺减压？

　　第 2 肋间锁骨中线位置。

7. 血气胸患儿做胸腔闭式引流时，引流管放置在哪个部位？

　　第 5 肋间腋中线部位。

8. 出现哪些症状时应怀疑有心脏压塞？

　　低血压、颈静脉怒张、心音遥远。

9. 张力性气胸典型的临床体征有哪些？

　　同侧呼吸音减低或消失、叩诊呈鼓音、气管向对侧移位、颈静脉怒张。

10. 纠治心脏压塞的首要治疗措施是什么？

心包减压（穿刺引流）。

11. 什么叫连枷胸？

外伤造成多根多处肋骨骨折，导致局部胸壁与整个胸廓骨架不连接。

12. 连枷胸的典型临床表现是什么？

局部受伤胸壁出现反常呼吸运动。

13. 严重的连枷胸应如何治疗？

气管插管、持续呼气末正压通气。

14. 开放性气胸的紧急处理措施是什么？

立即用油纱布覆盖封闭创口；放置胸腔引流，伤口清创关闭。

15. 肺挫裂伤的治疗措施有哪些？

镇痛、吸氧、限制液体输入。

16. 因胸部钝性外伤导致的气管、支气管损伤的常见部位在哪里？

在气管隆嵴水平。

17. 气管、支气管损伤引起的症状有哪些？

咯血、皮下气肿、气胸（通常为张力性气胸、双侧性气胸）。

18. 单侧膈肌受伤的患儿中，哪一侧发生率更高？

左侧膈肌受损概率更高，约占80%。

19. 胸部挤压伤导致的创伤性窒息的主要体征有哪些？

身体上半部，包括结膜、颅脑组织的广泛瘀点样出血。

20. 胸部创伤后急诊手术的指征有哪些？

大量持续性气胸、心脏压塞、开放性气胸、食管破裂、气管支气管损伤后大量漏气、主动脉或其他血管损伤、急性膈肌破裂。

21. 胸部创伤后延迟开胸的指征有哪些？

慢性膈肌破裂、大量凝结的血胸、持续性乳糜胸、创伤性心包内感染、创伤性气管狭窄引起慢性肺不张。

第三节　腹部创伤

1. 在儿童腹部外伤中，最易受到影响的脏器有哪些？

   肝、脾、肾。

2. 儿童腹部钝性伤中通常有哪 3 种特殊的钝性伤？

   手柄外伤、保险带外伤、儿童虐待伤。

3. 儿童手柄外伤通常可引起哪些脏器的损伤？

   肝、胰腺、十二指肠或空肠。

4. 保险带外伤可引起一种特殊的外伤三联征，其通常包括哪 3 个部分？

   前腹壁擦伤、小肠穿孔、腰椎骨折。

5. 在住院患者中，腹部钝性外伤和穿透伤的死亡率分别是多少？

   腹部钝性外伤的死亡率约 9%，穿透伤的死亡率约 6%。

6. 腹腔内大血管外伤后的死亡率是多少？

   约 50%。

7. 尿液中高倍镜视野下出现多少红细胞才可以考虑有明显的肾外伤？

   ＞ 50 个红细胞。

8. 除胰腺外伤可导致血清淀粉酶水平升高外，哪些部位外伤也可引起血清淀粉酶升高？

   唾液腺损伤、颅脑外伤。

9. 对腹腔内实质脏器损伤最准确的诊断措施是什么？

   增强 CT 检查。

10. 增强 CT 检查诊断肠管外伤的敏感性是多少？

    64% ～ 86%。

11. 评估腹部外伤时，首选增强 CT 检查还是诊断性腹腔穿刺？

    首选增强 CT 检查。增强 CT 更加准确、清晰，不容易发生遗漏。

12. 腹部外伤的手术探查指征有哪些？

进行性失血、空腔脏器穿孔。

13. 在腹部钝性外伤中，肝、脾、肾、胰外伤的非手术保守治疗的成功率分别是多少？

  肾外伤：约 98%。

  脾外伤：约 95%。

  肝外伤：约 90%。

  胰外伤：约 72%。

14. 发生腹腔间室综合征时，腹壁切口应如何处理？

  分期关闭筋膜，可用人工材料临时关闭腹腔。

15. 外伤患者脾切除术后败血症的发生率是多少？一旦发生败血症，其死亡率是多少？

  败血症的发生率为 0.5% ~ 2.0%。一旦发生败血症，其死亡率可达 50%。

16. 当腹部外伤累及右肝静脉及下腔静脉时，患儿的死亡率是多少？

  > 80%。

17. 对严重肝外伤患者，探查术中出现严重的创面渗血而无法止血时，可采用的措施是什么？

  可采用大量纱布填塞压迫创面，关闭腹腔。待情况稳定 24 ~ 48 小时后第 2 次手术探查。

18. 肝血管阻断后修补肝破裂，肝热缺血不应超过多长时间？

  < 30 分钟。

19. 如何诊断及治疗肝外伤后的动脉胆管瘘？

  动脉造影可显示动脉胆管瘘，可行选择性动脉栓塞控制出血。

20. 约 10% 的肝外伤患者需要手术探查，其手术指征有哪些？

  继续出血、血肿增大、胆漏、动脉栓塞后仍有胆道出血、肝脓肿或肝周脓肿。

21. 腹部钝性外伤中，延迟性小肠穿孔发生在什么时候？

  发生在外伤后 2 ~ 3 天，随着肠壁损伤加重逐渐发展为穿孔。

22. 迟发性小肠穿孔，腹膜炎症状不明显，其原因是什么？

  大网膜或局部肠管与受损肠管发生粘连，限制了肠穿孔后气体和肠液的漏出。

23. 术中受损肠管血供判断有困难，而切除该段肠管将导致短肠综合征时，应如何处理？

保留肠管并关腹，12 ~ 48 小时后再次手术探查以评估该段肠管的血供。

24. 肠壁损伤可导致肠壁局部增厚，导致肠狭窄甚至肠梗阻，其通常发生在什么时候？

发生在受伤后 7 ~ 21 天。

25. 儿童十二指肠血肿的治疗方法有哪些？

胃肠减压、肠外营养。受伤 2 周后仍有十二指肠梗阻者，需行手术探查（血肿清除或建立旁路手术）。

26. 当胰腺损伤伴严重十二指肠损伤时，可采用的手术方式有哪些？

①幽门窦切除、幽门关闭；

②胃空肠毕Ⅱ式；

③十二指肠修补 + 十二指肠引流；

④胆总管 "T" 管引流或胆囊造瘘；

⑤十二指肠、胰腺周围广泛引流。

27. 结肠损伤严重伴广泛腹腔污染时，可采取什么手术方式？

可做结肠近端造瘘，远端结肠关闭。

28. 直肠损伤的手术方式有哪些？

①近端结肠造瘘；

②清洗远端直肠；

③骶前引流。

29. 胰腺损伤时胰酶水平有哪些改变？

3/4 的胰腺损伤患者有胰酶水平升高，胰酶水平与胰腺外伤程度相关性不大。

30. 胰腺假性囊肿通常发生在什么时候？

发生在外伤后 2 ~ 4 周。

31. 胰腺假性囊肿的手术方式有哪些？

可行保守治疗或者外引流手术。

厚壁囊肿：内引流手术、胃囊肿吻合术或者囊肿 - 空肠 R-Y 吻合术。

32. 骨盆骨折导致的持续性出血，应如何处理？

血管造影，选择性栓塞出血的血管。

33. 如何简单区分肾损伤的严重程度？

轻度：单纯肾挫伤，包膜完整，生命体征稳定。

中度：肾包膜破裂，生命体征稳定。

重度：伴有大血管破裂，肾碎裂或不能控制的出血，生命体征不稳定。

34. 肾损伤后出现高血压的原因是什么？

肾血管狭窄。

35. 严重阴囊外伤的最佳处理方式是什么？

手术探查（清除血肿、控制出血、修补可能破裂的睾丸）。

第四节　骨骼创伤

1. 儿童骨骼的再塑能力与成人有什么区别？

儿童骨骼自我再塑能力强；

成人骨骼再塑能力有限。

2. 儿童长骨生长部位发生骨折后可导致的后果有哪些？

生长受损—骨骼生长停顿—进行性肢体长度不对称；

生长板受到刺激—促进骨骼生长—骨折后超长生长平均 1 cm。

3. 对受巨大外力创伤的患儿，应如何进行评估和处理？

颈部固定、气道保护、评估呼吸循环功能、评估肢体活动情况、防止体温过低。

4. 骨折患儿可有哪些异常体征？

畸形、肿胀、挫伤、缺血、缩短或异常运动。

5. 骨筋膜腔隙综合征的临床表现有哪些，应如何进行处理？

临床表现：严重肿胀，疼痛—苍白—感觉异常—麻痹，外周脉搏减弱甚至消失。

处理：筋膜切开，皮片引流。

6. 哪些儿童骨折最需要急诊手术？

关节内骨折，合并神经、血管损伤的移位骨折及开放性骨折。

7. 在急诊室对骨折的初步处理措施是什么？

临时固定骨折处上下关节。

8. 儿童骨折的基本类型有哪些？

骨骺生长部骨折、弯曲或弓形骨折、隆凸样或皱曲骨折、青枝骨折、完全性骨折。

9. 肱骨近端骨骺骨折治疗措施有哪些？

吊带固定 3 周，必要时手术治疗。

10. 儿童最常见的骨骺骨折发生在哪个部位？应如何处理？

发生在桡骨远端骨骺骨折，应闭合复位并固定 4～6 周。

11. 儿童骨干骨折通常发生在哪个部位，应如何处理？

发生在锁骨骨折，采用吊带或"8"字绷带固定。

12. 骨折后的常见并发症有哪些？

缺血性损伤、生长障碍（长骨损伤后较明显）、骨碎片损伤邻近组织、缺血性坏死、运动和功能障碍。

13. 骨折愈合过程的分期有哪些？

血肿机化期、原始骨痂形成期、骨痂改造塑形期。

14. 诊断周围神经损伤的体征是什么？

Tinel 征（指叩击神经损伤的部位或其远侧，而出现其支配皮区的放电样麻痛感或蚁走感，代表神经再生的水平或神经损害的部位）。

15. 胫骨中下 1/3 处骨折愈合较慢的原因是什么？

远骨折段血液供应减弱。

16. 骨折的急救处理措施有哪些？

凡有骨折可疑的患者，均按骨折处理；创口包扎，止血；妥善固定患肢；迅速运往医院。

17. 骨折愈合标准有哪些？

①患肢无纵轴叩击痛；

　　②局部无异常活动；

　　③X 线片骨折线消失。

18．2 岁以下的婴儿股骨干骨折的复位标准是什么？

　　内外侧成角小于 30°，前后成角小于 30°，重叠缩短小于 2.5 cm。

19．2 ～ 5 岁的儿童股骨干骨折的复位标准是什么？

　　内外侧成角小于 15°，前后成角小于 20°，重叠缩短小于 2 cm。

20．6 ～ 10 岁的儿童股骨干骨折的复位标准是什么？

　　内外侧成角小于 10°，前后成角小于 15°，重叠缩短小于 1.5 cm。

21．11 岁至骨骼成熟的青少年股骨干骨折的复位标准是什么？

　　内外侧成角小于 5°，前后成角小于 10°，重叠缩短小于 1 cm。

22．儿童骨折的手术适应证有哪些？

　　①明显移位的关节内骨折；

　　②伴有神经、血管损伤；

　　③手法复位失败；

　　④开放性骨折。

23．幼儿的锁骨青枝骨折不伴有移位的最好治疗措施是什么？

　　三角巾悬吊 3 周。

24．哪些类型的骨折属于不稳定骨折？

　　粉碎骨折、斜形骨折、螺旋骨折、横断骨折。

25．儿童骨骺损伤的 Salter-Harris 分型中最多见的是哪一种类型？

　　Ⅱ型。

26．儿童肘部最多见的骨折是哪一种？

　　肱骨髁上骨折。

27．初步诊断新生儿臂丛神经损伤的方法是什么？

　　有难产史，患肢不能活动，肘关节伸直位，受累侧惊吓反射
　　阴性。

28．儿童骨骺骨折 Salter-Harris 分型中可累及关节面的类型有哪些？

　　Ⅲ型、Ⅳ型。

29．儿童骨骺骨折 Salter-Harris 分型中可同时累及骺板、干骺端
　　和关节面的是哪一种类型？

　　Ⅳ型。

30. 儿童骨骺骨折 Salter-Harris 分型中可同时累及骺板和关节面的是哪一种类型？

 Ⅲ型。

31. 儿童骨骺骨折 Salter-Harris 分型中容易引起生长紊乱的类型有哪些？较少引起生长紊乱的类型有哪些？

 Ⅲ型、Ⅳ型、Ⅴ型容易引起生长紊乱，Ⅰ型、Ⅱ型较少引起生长紊乱。

32. 儿童骨骺骨折 Salter-Harris 分型中骨骺分离骨折通常是哪一种类型？

 Ⅰ型。

33. 儿童骨折后最可能引起永久功能丧失的移位是什么？

 旋转移位。

34. 具有儿童骨折特点的骨折类型有哪些？

 青枝骨折、骨骺骨折。

35. 儿童肘部最多见的关节内骨折是什么？

 肱骨外髁骨折。

36. 儿童肱骨外髁骨折如何分型？

 按照骨折移位程度分为 3 型：无移位、有移位无翻转、有移位合并翻转。

37. 儿童肱骨髁上骨折按受伤机制分型有哪些？

 伸直型、屈曲型。

38. 儿童伸直型肱骨髁上骨折常用的分型有哪些？

 Gartland 分型：Ⅰ型，骨折无移位；Ⅱ型，骨折后侧皮质完整；Ⅲ型，完全骨折伴移位。

39. 儿童伸直型肱骨髁上骨折应如何治疗？

 ① Gartland 分型Ⅰ型：石膏固定。

 ② Gartland 分型Ⅱ型：复位＋石膏固定。

 ③ Gartland 分型Ⅲ型：复位＋钢针内固定＋石膏固定。

40. 不同年龄组儿童股骨干骨折应如何治疗？

 ① 6 个月以下婴儿：Pavlik 吊带治疗。

 ② 6 个月～2 岁婴儿：人字位石膏固定。

③ 2 ～ 6 岁儿童：牵引复位 + 髋人字石膏固定。

④ 6 ～ 12 岁儿童：复位 + 内固定（弹性钉或钢板）+ 髋人字
石膏固定。

⑤ 12 岁以上青少年：复位 + 内固定（交锁髓内钉或钢板）。

41．儿童肱骨髁上骨折容易合并什么神经损伤？

正中神经。

42．儿童肱骨髁上骨折治疗后最常见的后遗症是什么？

肘内翻。

第五节　血管创伤

1．儿童发生血管损伤时的特有表现有哪些？

①易产生强烈的血管痉挛；

②小婴儿因血容量相对少，出血时容易合并外周血管收缩，
呈低血流状态；

③新生儿红细胞增多，动脉痉挛可致血栓；

④动脉闭塞可导致肢体生长受到影响；

⑤动静脉瘘可使肢体过度生长。

2．儿童时期血管锐性损伤所占比例是多少？其中医源性血管损
伤的比例是多少？

儿童时期锐性伤血管损伤占比＞90%，其中约 50% 是医源性
血管损伤。

在 < 2 岁的儿童中血管外伤 90% 为医源性损伤。

3．动脉置管与反复动脉穿刺比较，哪一种方式更加安全？

动脉置管更为安全。

4．血管损伤的体征有哪些？

①末梢脉搏减弱或消失；

②持续性出血；

③大血肿；

④远端肢体苍白、青紫、发冷。

5. 动脉闭塞的晚期体征有哪些?

肌肉痛、无力和麻痹。

6. 动脉外伤后的最佳治疗时间段是什么?

受伤后 6 小时（6 小时内进行动脉修补最易获得成功）。

7. 肢体动脉损伤时应尽量进行血管修补手术的理由是什么?

肢体动脉损伤没有进行修补时，截肢率为 10% ~ 70%；

即使建立侧支循环而肢体存活，仍有约 80% 的患儿会出现局

部肌肉萎缩或活动受限。

8. 血栓形成采用溶栓治疗通常有效，常用的药物有哪些?

组织纤维蛋白溶解酶、尿激酶。

第六节　颅脑外伤

1. 儿童时期严重创伤后最常见的致死和致残原因是什么?

闭合性颅脑损伤。

2. 颅脑损伤可分为哪两种类型?

原发性损伤、继发性损伤。

3. 导致继发性颅脑损伤的常见原因及主要原因有哪些?

血氧不足、高碳酸血症、休克、颅内压增高。其主要原因是

血氧不足和脑血流减少。

4. 弥漫性颅脑损伤的发生机制和常见原因是什么?

发生机制：大脑突然运动的剪切力，导致脑白质损伤。

常见原因：加速损伤、减速损伤、旋转损伤、坠落伤、婴幼

儿摇晃综合征等。

5. 轻度、中度、重度脑震荡的临床表现有哪些?

轻度：短暂意识丧失或没有意识丧失而出现记忆缺失。

中度：短暂意识丧失或一些暂时的神经功能障碍，几小时或

几天后好转。

　　重度：暂时性意识丧失，可持续数小时（＜6小时），暂时性
　　　　神经功能障碍需几天后才好转。

6. 不同程度的弥漫性轴索损伤的表现有哪些？
　　轻度：意识丧失时间为6～24小时。
　　中度：意识丧失时间＞24小时，但脑干功能保存完好，死亡
　　　　率15%～20%。
　　重度：持续昏迷＞24小时，脑功能表现异常，死亡率达
　　　　60%，存在永久性神经性残疾。

7. 凹陷性颅骨骨折的手术指征有哪些？
　　复合性凹陷性颅骨骨折；CT提示有颅内损伤或其他占位时，
　　需急诊手术。

8. 硬膜下血肿的手术指征有哪些？
　　出现神经功能缺失或意识丧失进行性加重。

9. 临床上评估原发性颅脑损伤严重程度的常用方法是什么？
　　格拉斯哥昏迷评分。

10. 格拉斯哥昏迷评分进行评估应包括哪些方面？
　　睁眼、语言和运动三方面。

11. 患者应在什么状态下进行格拉斯哥昏迷评分？
　　患者没有被镇静，休克已被纠正。

12. 格拉斯哥昏迷评分是否适用于婴幼儿？
　　格拉斯哥昏迷评分应用于婴幼儿时需要改良，将语言反应评
　　估替换成哭闹，或对光线、声音的反应。

13. 在颅脑外伤评估中发现一侧瞳孔散大的意义是什么？
　　提示第Ⅲ对脑神经受压，同侧颅内有占位性病变。

14. 评估颅内损伤严重程度的最佳方式是什么？
　　头颅CT检查。

15. 严重颅脑损伤过度脱水导致的后果是什么？
　　可导致破坏性的继发性脑损伤。

16. 格拉斯哥昏迷评分中需要气管插管的指征是什么？
　　评分≤7分。

17. 对于颅脑外伤患儿，如何保持合适的脑灌注压？

合适的供氧、优化血流动力学。

18. 颅脑外伤脑水肿患者是否应用糖皮质激素治疗?

通常不建议应用糖皮质激素。

19. 儿童颈椎损伤的诊断依据有哪些?

颈椎压迫、神经系统检查异常、颈椎侧位片（约 25% 假阴性）、颈椎 CT 检查（最准确）。

第七节　烧　伤

1. 儿童热量和水分丢失比成人多的主要原因是什么?

儿童体表面积和体重之比更大;

年龄越小，皮肤和皮下隔热脂肪层越薄。

2. 在 10 岁以上儿童中通常采用的烧伤表面积估算方法是什么?

采用九分法估算烧伤表面积。

3. 儿童轻度烧伤的界定标准是什么?

< 10% 体表面积的部分皮层烧伤（二度以下烧伤）;

< 2% 体表面积的全层皮肤烧伤（三度烧伤）。

4. 烧伤面积超过多少时，需要立即静脉补液治疗?

婴幼儿烧伤面积> 10% 或儿童> 15%，需立即补液治疗。

5. 轻度浅烧伤的首选有效措施是什么?

冷水浸湿的毛巾覆盖创面或者冷水持续冲洗创面，可减轻疼痛和减少水肿。

6. 在清洗烧伤创面时，为什么不能使用肥皂?

烧伤的创面吸收肥皂液后可产生毒性作用。

第六章 肿 瘤

第一节 神经母细胞瘤

1. 神经母细胞瘤（neuroblastoma，NB）的发病率是多少？

   10.54/1 000 000（10.54/100 万，15 岁以下儿童）。

2. 国际上多中心协作组报道的神经母细胞瘤的 5 年生存率是多少？

   2004 年报道的神经母细胞瘤的 5 年生存率约 70%。

3. 神经母细胞瘤是最常见的儿童实体瘤之一，在儿童实体瘤的发病率中位列第几位？

   位列第 2 位，仅次于脑肿瘤。

4. 神经母细胞瘤常见的发病部位有哪些？

   源于肾上腺髓质及交感神经节的原始神经嵴细胞，可发生在交感神经系统的任何部位。

5. 神经母细胞瘤伴发与胚胎神经嵴发育异常相关的疾病有哪些？

   先天性巨结肠、神经纤维瘤病、Beckwith-Wiedemann 综合征等。

6. 不同部位神经母细胞瘤的发生比例分别是多少？

   肾上腺髓质：约 50%。

   主动脉旁交感神经节细胞：约 24%。

   纵隔：约 20%。

   盆腔：约 3%。

   颈部：约 3%。

7. 不同年龄段患儿确诊神经母细胞瘤的比例分别是多少？

   ＜ 1 岁约占 25%；

   2 岁内约占 50%；

   8 岁内约占 90%。

8. 神经母细胞瘤发病率的男女比例是多少？

   男：女 = 1.2 ：1。

9. 已被证实的可导致神经母细胞瘤的致畸物是什么？

酒精。

10. 检查孕 17 ~ 20 周胎儿肾上腺组织时，100% 发现原位神经
母细胞瘤，这一现象提示什么？

表明原位神经母细胞瘤可发生分化或退化，而不发生临床神
经母细胞瘤。临床肿瘤的发生可能与退化不完全或进一步恶
化有关。

11. 原发性神经母细胞瘤的染色体特点是什么？

约 35% 的肿瘤有 1 号染色体短臂（1p）的缺失，与肿瘤晚期
和癌基因 *MYCN* 扩增有关。

约 25% 的肿瘤有 11q 的等位基因的缺失，提示预后不良。

12. 神经母细胞瘤的 DNA 指数（DI）是指什么？

DNA 指数（DI）可反映化疗效果及预后。DI > 1 或 DI < 1
为异倍体，常为病变早期，并有良好预后；DI = 1，即二
倍体，常与进展期病变和不良预后相关。

约 55% 的局灶性神经母细胞瘤是超二倍体，预后多良好；约
45% 的神经母细胞瘤是二倍体，大多预后不良。

13. 神经母细胞瘤已知的最主要的癌基因是什么？

MYCN，与肿瘤快速生长及不良预后相关。

14. 神经母细胞瘤的病理分类（Shimada 分类）是什么？

1984 年 Shimada 基于肿瘤的组织病理特征，如是否存在施万
细胞基质、细胞分化的程度、有丝分裂的指数等，对神经母
细胞瘤进行了预后分类，将其分为"预后良好型（FH）"和
"预后不良型（UFH）"两种。

15. 神经母细胞瘤 Shimada 分类中预后良好型（FH）具体标准是
什么？

①基质丰富，见各年龄组，包块无结节，细胞分化良好；

②基质缺乏，年龄 1.5 ~ 5 岁，瘤细胞分化良好，MKI（有
丝分裂、核碎裂）指数 < 100；

③基质缺乏，年龄 < 1.5 岁，MKI 指数 < 200。

注：MKI 指数为显微镜下每 5000 个细胞中的核分裂及核碎

裂数。

16. 神经母细胞瘤 Shimada 分类中预后不良型（UFH）具体标准是什么？

①基质丰富，见各年龄组，包块呈结节状（混合型）；

②基质缺乏，年龄＞5 岁；

③基质缺乏，年龄 1.5～5 岁，瘤细胞未分化或细胞分化不良，MKI 指数＞100；

④基质缺乏，年龄＜1.5 岁，MKI 指数＞200。

17. 神经母细胞瘤的临床表现有哪些？

临床表现主要取决于肿瘤发病部位、有无转移。

头颈部：局部肿块，可伴霍纳（Horner）综合征。

眼眶：凸眼和眼周瘀斑（熊猫眼）。

胸部：可发生呼吸困难、吞咽困难，可压迫血管，导致上腔静脉综合征。

腹部：腹痛、腹部肿块。

盆腔：因肿瘤压迫出现尿潴留、便秘。

椎旁：下肢软弱无力、跛行、肌张力减低。

椎管：可沿椎间孔进入椎管，引起脊髓压迫，出现亚急性或急性截瘫，大小便障碍。

皮肤：皮肤受累几乎仅见于小婴儿，表现为无痛性、蓝色皮下结节。

18. 神经母细胞瘤最常见的转移途径和部位有哪些？

血源性转移，常见转移部位是肝、皮肤、骨髓。

19. 神经母细胞瘤的副肿瘤综合征是指什么？

2%～3% 的患者中可见副肿瘤综合征：斜视性眼阵挛 - 肌阵挛 - 共济失调综合征（opsoclonus-myoclonus-ataxia syndrome，OMAS）。

20. 约 35% 的神经母细胞瘤病例可出现高血压症状的原因是什么？

肿瘤分泌儿茶酚胺增多；肿瘤压迫邻近的肾动脉导致肾性高血压。

21. 神经母细胞瘤的主要实验室诊断手段有哪些？

①影像学检查：B 超、X 线片、腹部 CT（常可见到肿块有点状钙化灶）、MRI。

②生化检查：24 小时尿香草扁桃酸（vanillymandelic acid，VMA）升高，尿 VMA/ 血香草酸（homovanillic acid，HVA）升高，肾上腺素和异丙肾上腺素水平升高。

③其他指标：乳酸脱氢酶（lactate dehydrogenase，LDH）升高，神经特异性烯醇化酶（neuron-specificenolase，NSE）升高，铁蛋白水平升高。

22. 神经母细胞瘤基于影像学定义的危险因子（image-defined risk factor，IDRF）是什么？

①单侧病变，延伸到两个间室：颈部 - 胸腔、胸腔 - 腹腔、腹腔 - 盆腔。

②颈部：肿瘤包绕颈动脉和（或）椎动脉和（或）颈内静脉；肿瘤延伸到颅底；肿瘤压迫气管。

③颈胸连接处：肿瘤包绕臂丛神经根；肿瘤包绕锁骨下血管和（或）椎动脉和（或）颈动脉；肿瘤压迫气管。

④胸部：肿瘤包绕胸主动脉和（或）主要分支；肿瘤压迫气管和（或）主支气管；低位后纵隔肿瘤，侵犯到 T9 和 T12 之间肋椎连接处（因为此处易损伤 Adamkiewicz 动脉）。

⑤胸腹连接处：肿瘤包绕主动脉和（或）腔静脉。

⑥腹部和盆腔：肿瘤侵犯肝门和（或）肝十二指肠韧带；肿瘤在肠系膜根部包绕肠系膜上动脉分支；肿瘤包绕腹腔干和（或）肠系膜上动脉的起始部；肿瘤侵犯一侧或双侧肾蒂；肿瘤包绕腹主动脉和（或）下腔静脉；肿瘤包绕髂血管；盆腔肿瘤越过坐骨切迹。

⑦椎管内延伸：轴向平面超过 1/3 的椎管被肿瘤侵入和（或）环脊髓软脑膜间隙消失和（或）脊髓信号异常。

⑧邻近器官 / 组织受累：包括心包、横膈、肾、肝、胰 - 十二指肠和肠系膜。

23. Ⅳ-S 期神经母细胞瘤的发生年龄及总体生存率是多少？

Ⅳ-S 期只发生在年龄小于 1 岁的婴儿，预后良好，5 年总体生存率约 70%。

24. 显微镜下神经母细胞瘤的典型表现是什么？

　　肿瘤由小圆蓝细胞组成，呈 Harner-Wright 假性玫瑰花结。

25. 国际神经母细胞瘤分期系统（international neuroblastoma staging system，INSS）的内容有哪些？

　　Ⅰ期：肿瘤限于原发组织或器官，肉眼完全切除肿瘤，淋巴结镜检阴性。

　　Ⅱ期：Ⅱa 期肿瘤肉眼切除不完全，同侧淋巴结阴性；

　　　　　Ⅱb 期肿瘤肉眼完全或不完全切除，同侧淋巴结阳性。

　　Ⅲ期：肿瘤超越中线，同侧淋巴结镜检阴性或阳性；肿瘤未超越中线，对侧淋巴结镜检阳性；中线部位肿瘤，双侧淋巴结镜检阳性。

　　Ⅳ期：远距离转移至骨骼、淋巴结、骨髓、肝或其他脏器。

　　Ⅳ-S 期：或称特殊Ⅳ期，年龄 ≤ 1 岁，表现为原发肿瘤表现为Ⅰ或Ⅱ期，但出现肝、皮肤或骨骼等远处转移转移。

26. 神经母细胞瘤的危险度分组（Children's Oncology Group，COG）需要依据的指标有哪些？

　　根据神经母细胞瘤分期（INSS）；确诊时患儿年龄；癌基因 *MYCN* 拷贝数；Shimada 组织学病理分类（international neuroblastoma pathology classification，INPC）；DNA 指数。

27. 神经母细胞瘤低危组入组标准有哪些？

　　所有Ⅰ期；

　　< 1 岁的所有Ⅱ期；

　　> 1 岁、*MYCN* 未扩增的Ⅱ期；

　　> 1 岁，*MYCN* 虽扩增但病理类型为预后良好型的Ⅱ期；

　　MYCN 未扩增，病理类型为预后良好型且 DNA 为多倍体Ⅳ-S 期。

28. 神经母细胞瘤中危组入组标准有哪些？

　　< 1 岁，*MYCN* 未扩增的Ⅲ期；

　　> 1 岁，*MYCN* 未扩增且病理类型为预后良好型的Ⅲ期；

　　< 1 岁半，*MYCN* 未扩增的Ⅳ期；

　　MYCN 未扩增，DNA 为二倍体的Ⅳ-S 期；

MYCN 未扩增且病理类型为预后良好型的Ⅳ-S 期。

29. 神经母细胞瘤高危组入组标准有哪些？

> 1 岁，*MYCN* 扩增 INPC 为预后不良型的Ⅱ期；

所有年龄（小于或大于 1 岁），*MYCN* 扩增的Ⅲ期；

> 1 岁，*MYCN* 未扩增但 INPC 为预后不良型的Ⅲ期；

< 1 岁，*MYCN* 扩增的Ⅳ期；

> 1 岁半，所有Ⅳ期；

MYCN 扩增的Ⅳ-S 期。

30. 神经母细胞瘤 INRG 分期及危险度分组是什么？

INRG 分期	年龄（月）	病理类型	分化程度分级	*MYCN* 扩增	11q 异常	DNA 倍型	危险度分组
LI/L2		中分化 GN；混合型 GNB					极低危
L1		除了中分化 GN 和混合型 GNB 的任何类型		阴性			极低危
				阳性			中危
	< 18	除了中分化 GN 和混合型 GNB 的任何类型		阴性	无		低危
					存在		中危
L2			中分化	阴性	无		低危
					存在		中危
	≥ 18	结节型 GNB；神经母细胞瘤	低分化或未分化	阴性			中危
				阳性			高危

续表

INRG 分期	年龄（月）	病理类型	分化程度分级	*MYCN* 扩增	11q 异常	DNA 倍型	危险度分组
M	< 18				阴性	超二倍体	低危
	< 12				阴性	二倍体	中危
	12 ~ 18				阴性	二倍体	中危
	< 18				阳性		高危
	≥ 18						高危
MS	< 18				阴性	无	极低危
						存在	高危
					阳性		高危

GN，节细胞神经瘤；GNB，节细胞神经母细胞瘤

31. 低危组神经母细胞瘤的治疗方案有哪些？

①手术，术后密切随访（每月1次）。

②手术＋化疗，化疗至非常好的部分缓解（very good partial response，VGPR）后4个疗程，一般4~6疗程，总疗程不超过8个。

32. 中危组神经母细胞瘤的治疗方案有哪些？

化疗前或化疗中（约4个疗程）择期手术，术后化疗至VGPR后4个疗程，总疗程不超过8个疗程，必要时行二次手术。维持治疗：13-顺-视黄酸160 mg/m^2，14天/月，共6个月。

33. 高危组神经母细胞瘤的治疗方案有哪些？

先化疗（4个疗程左右）后择期手术。术后化疗至VGPR后4个疗程，总疗程不超过8个，常规化疗结束后自体干细胞移植和瘤床放疗。停止化疗后13-顺-视黄酸160 mg/m^2，14

天 / 月，共 6 个月（若不具备干细胞移植条件可继续进行化疗至 12 个疗程）。

34．神经母细胞瘤的手术指征有哪些？

①所有 Ⅰ 期、Ⅱ 期和部分 Ⅲ 期病例；

②经化疗后转移灶得到控制，骨髓转移由阳性转阴病例；

③局部的肿瘤残余灶或转移灶经化放疗后不能完全消退，全身情况好的患儿再次行肿瘤切除或转移灶切除。

35．神经母细胞瘤的一期手术禁忌及相对禁忌有哪些？

①Ⅳ 期患儿应首选化疗；

②肿瘤与重要脏器或血管浸润，预计无法一期完全切除或大部切除肿瘤，且术中风险极大的 Ⅲ 期病例；

③其他无法耐受麻醉和手术的全身性疾病。

36．神经母细胞瘤放疗的指征有哪些？

①不能完全切除的肿瘤或肿瘤局部复发后局部照射；

②骨髓移植前准备（减轻肿瘤负荷）；

③晚期姑息性治疗（减轻转移灶疼痛）。

37．低危组、中危组、高危组神经母细胞瘤经治疗后的 3 年存活率分别是多少？

目前国际上报道的 3 年存活率：低危组 > 90%；中危组为 70% ～ 75%；高危组为 25% ～ 30%。

38．目前对于神经母细胞瘤有效安全的常用化疗药物有哪些？

环磷酰胺、阿霉素、顺铂、依托泊苷和长春新碱。

39．导致神经母细胞瘤预后不良的因素有哪些？

①患儿年龄；

② INSS 分期；

③癌基因 *MYCN* 扩增；

④染色体 1p 缺失和 11q 缺失；

⑤ DNA 指数；

⑥肿瘤病理分类。

40．神经母细胞瘤疗效评估标准有哪些？

①完全缓解（complete response，CR）：所有原发灶和转移灶

消失，儿茶酚胺及代谢产物恢复到正常水平。

②非常好的部分缓解（VGPR）：原发灶体积减小 90% ~ 99%，所有可测量的转移灶消失，儿茶酚胺及代谢产物恢复到正常，^{99}Tc 扫描骨骼病灶可以是阳性（因为骨骼转移灶未愈合），但如果行 MIBG 检查，所有病灶均阴性。

③部分缓解（partial response，PR）：所有原发灶和可测量转移灶体积减小超过 50%，骨骼阳性病灶的数目下降超过 50%，不超过一处的骨髓阳性部位可以接受。

④混合性反应（mixed response，MR）：没有新的病灶，在任何一个或多个可测量的病灶体积下降超过 50%，同时存在其他任何一个或多个病灶体积下降小于 50%，任何存在的病灶体积增加小于 25%。

⑤无反应（no response，NR）：没有新病灶，任何存在的病灶体积下降小于 50% 或增加小于 25%。

⑥进展性疾病（progressive disease，PD）：出现新病灶，已存在可测量的病灶体积增加 > 25%，骨髓由阴性转阳性。

41. 围产期神经母细胞瘤的治疗方案有哪些？

多采取密切观察法，建议至少每个月复查一次 B 超，监测肿瘤大小的变化。产前发现的肾上腺肿块，部分可以自发消退，可不需要手术干预而痊愈，其总生存率为 100%。

第二节　肝肿瘤

1. 肝恶性肿瘤在所有儿童肿瘤中所占比例是多少？

约 1%。

2. 肝恶性肿瘤在儿童所有肝肿瘤中所占比例是多少？

约 2/3。

3. 儿童肝良性肿瘤最常见的类型是什么？

儿童最常见的肝良性肿瘤是血管瘤，婴儿期多见，超过 90%

发生在出生后 6 个月内。

4. 肝血管瘤发病率的男女比例是多少?

　　男：女 = 1 ∶ 2。

5. 多发性肝血管瘤的患者有什么症状?

　　约 80% 的患儿有肝大、心力衰竭、贫血三联症。

　　其他症状：呼吸窘迫、黄疸、血小板减少、腹腔内出血、婴儿全身水肿等。

6. 儿童肝肿块首选的检查方法是什么?

　　多普勒超声检查。

7. 肝巨大血管瘤或多发性血管瘤，主要的并发症是什么?

　　①高流量性心力衰竭;

　　②肝大伴呼吸窘迫;

　　③腹腔间室综合征。

8. 血管瘤大多数可自行退化，一般在什么年龄段血管瘤增殖高峰期结束? 什么时候开始退化?

　　一般至出生后 6 ~ 8 个月时血管瘤增殖高峰期结束，出生后 10 ~ 12 个月后开始退化。

9. 治疗儿童肝血管瘤的一线药物有哪些?

　　一线治疗药物：泼尼松 2 ~ 3 mg/（kg·d），6 周后减量，近年来普萘洛尔已经逐渐成为一线治疗药物，普萘洛尔 2 mg/（kg·d）。

10. 动脉栓塞治疗可用于哪一种类型的肝血管瘤?

　　局限于一个肝叶的肝血管瘤。

11. 目前有症状的婴儿肝弥漫性血管瘤，其死亡率已经降至多少?

　　死亡率已从过去的 30% ~ 50% 降至目前的约 10%。

12. 肝动静脉畸形的主要风险是什么? 可采取的治疗手段有哪些?

　　主要风险：充血性心力衰竭。

　　治疗手段：介入栓塞、手术切除。

13. 肝良性肿瘤主要有哪些?

　　①先天性囊肿;

　　②实体瘤（包括腺瘤、错构瘤、局灶结节增生等）;

③血管肿瘤（包括血管瘤、血管内皮瘤等）；

④脉管畸形（包括血管畸形、淋巴管畸形等）。

14. 最易发生血管瘤的内脏是什么？

　　肝。

15. 肝血管瘤有哪三种类型？

　　局灶性、多灶性、弥漫性。

16. 肝血管内皮细胞瘤最具风险的并发症是什么？

　　高输出性心力衰竭。

17. 目前和肝脓肿相关的主要疾病是什么？

　　儿童肝慢性肉芽肿。

18. 肝脓肿最常见的病原菌有哪些？

　　金黄色葡萄球菌、化脓性链球菌、大肠埃希菌。

19. 肝脓肿的主要治疗方法是什么？

　　在 B 超引导下的肝脓肿置管引流术。

20. 儿童肝间叶错构瘤的特点有哪些？

　　①常发生在出生后 2 年内；

　　②多数位于肝右叶；

　　③呈孤立性病灶，体积较大；

　　④常无症状；

　　⑤肝功能正常、甲胎蛋白偶尔升高；

　　⑥ CT、MRI 显示有分隔液性区域，偶尔为纯实体肿块。

21. 肝腺瘤的发病人群有什么特点？

　　大多数发生于口服避孕药的妇女，青春期前的儿童非常少见。

22. 儿童肝恶性肿瘤的病理类型有哪些？常见类型是什么？

　　肝母细胞瘤、肝细胞癌、间叶肉瘤、胆道横纹肌肉瘤、胆管癌。

　　其中肝母细胞瘤较为常见。

23. 肝母细胞瘤和肝细胞癌好发的年龄段有什么不同？

　　肝母细胞瘤常见于 4 岁前（2/3 在 2 岁前）；

　　肝细胞癌常发生于大龄儿童和青春期。

24. 肝母细胞瘤的发病率是多少？男女比例是多少？发病特点是

什么?

约 1.5/100 万。

男女比例约 2 : 1。

其中,约 60% 的肝母细胞瘤患者为 1 岁以下婴儿,5 岁以下
占 91%。

25. 肝母细胞瘤的病理分型主要有哪几种类型?

上皮型、上皮与间叶混合型。

26. 肝母细胞瘤上皮型的亚型有哪些?

①胎儿型 最常见,肿瘤细胞排列成束,类似于胎儿肝细
胞,按分化程度又可细分为:

a. 分化良好的胎儿型(单纯胎儿型伴低有丝分裂活性,
< 2/10 高倍视野);

b. 拥挤的胎儿型(核分裂活跃,≥ 2/10 高倍视野);

c. 多形性胎儿型(分化差型)。

②胚胎型 较常见,混合胎儿及胚胎细胞,细胞较小,很少
分化良好的细胞,排列不规则,常见核分裂象。

③小细胞未分化型 此型再按肿瘤是否表达整合酶相互作用
分子 1(integrase interactor 1,INI1)基因分为:

INI1 阳性;

INI1 阴性。

④粗大小梁型 可见胎儿及胚胎细胞位于粗大的小梁结构。

⑤胆管母细胞型 肿瘤细胞类似于胆管成分。

27. 肝母细胞瘤上皮与间叶混合型的亚型有哪些?

上皮结构中混合间叶成分,包括:

①伴畸胎样特征的混合型;

②不伴畸胎样特征的混合型。

28. 肝母细胞瘤病理类型和预后相关性怎么样?

高度分化的胎儿型预后好;

未分化小细胞预后差;

其他各个组织亚型同预后之间的关系还不完全清楚。

29. 肝恶性肿瘤的主要临床表现有哪些?

早期大多表现隐匿，可有右上腹肿块及肿块压迫症状。

晚期出现恶病质表现：食欲下降、呕吐、贫血貌、体重减轻或不升。

可转移至肺、脑等部位而出现相关症状。

其他：少数男性患儿可出现性早熟症状，部分患儿可出现血小板增多症。

30. 血清甲胎蛋白（alpha-fetal protein，AFP）水平和血清铁蛋白水平在肝恶性肿瘤中的临床意义是什么？

约 95% 的肝母细胞瘤患儿 AFP 水平升高，约 50% 的肝细胞癌患儿 AFP 水平升高。

约 97% 的肝细胞癌患儿中，血清铁蛋白水平升高。

AFP 和血清铁蛋白水平可作为监测肿瘤患者治疗效果和复发的指标。

31. 肝母细胞瘤的实验室检查项目有哪些？

血清甲胎蛋白：阳性率约 95%。

血常规：可有不同程度的贫血及血小板增多。

肝功能：早期肝功能多正常，晚期可有不同程度的肝功能异常。

其他：乳酸脱氢酶（lactate dehydrogenase，LDH）、胆固醇、碱性磷酸酶偶见异常。

32. 新生儿及儿童的正常 AFP 值参考范围（ng/ml）是多少？

出生第一天：7 533 ~ 157 390。

1 月：261 ~ 5 212。

3 月：< 50。

6 月：< 25（成人正常值）。

孕妇：< 400。

甲胎蛋白半衰期：4.2 ~ 5.8 天。

33. 儿童血 AFP 升高的意义是什么？

提示可能存在分泌 AFP 的肿瘤。

治疗效果评估：AFP 升高提示有肿瘤复发或转移可能。

34. 肝母细胞瘤的影像学检查有哪些？

①腹部 B 超：可明确肿块位置、大小及性质。

②腹部增强 CT：可确定肝肿瘤密度、有无钙化影与周围组织的关系。

③胸部 CT 平扫：可了解有无肺转移。

④头颅 MRI 检查：有助于排除肿瘤颅内转移；MRI 可替代 CT 检查。

⑤正电子发射断层成像（positron emission tomography，PET）：检测是否有肿瘤残留、转移和复发。

35. 肝母细胞瘤的 PRE-TEXT 分期与 POST-TEXT 分期的意义是什么？

把肝从左至右纵分为 4 个肝区，1 段的肝尾状叶不纳入，术前通过增强 CT、MRI 了解肿瘤侵犯肝的范围。

PRE-TEXT 指治疗前肿瘤累及肝的范围，用于评估初诊手术完整切除的可行性。

POST-TEXT 指新辅助化疗后肿块的累及范围，用于评估延期手术完整切除的可行性。

36. PRE-TEXT/ POST-TEXT 分期中各期的定义是什么？

Ⅰ期：肿瘤单发局限在一个肝区（左外区或右外区），相邻 3 个肝区无肿瘤侵犯。

Ⅱ期：肿瘤累及 2 个肝区或肿瘤局限在左内 / 右内一个肝区或肿瘤局限于肝尾状叶。

Ⅲ期：肿瘤累及 3 个肝区或肿瘤同时累及左右内侧 2 个肝区。

Ⅳ期：肿瘤累及所有 4 个肝区。

37. 肝母细胞瘤的 Evans 分期有哪些？

根据肿瘤能否切除及有无远处转移分期，属于术后分期系统。

Ⅰa 期：肿瘤完全切除，组织病理学类型为单纯胎儿型。

Ⅰb 期：肿瘤完全切除，除单纯胎儿型以外其他组织病理学类型。

Ⅱ期：肿瘤基本切除，有镜下残留。

Ⅲ期：基本切除，有肉眼残留；不完全切除或肿瘤破裂；区域淋巴结阳性。

Ⅳ期：发生远处转移，不论是否完全切除。

38. 肝母细胞瘤的危险度分组是什么？

极低危组：术后美国儿童肿瘤协作组（Children's Oncology Group，COG）分期为Ⅰ期，且组织病理学类型为单纯胎儿型患者。

低危组：符合以下标准任何一条均为低危组。

　①血清 AFP ≥ 100 ng/ml；

　② PRETEXT Ⅰ、Ⅱ期，且除外 P+、V+、E+、H+、M+、N+；

　③术后 COG 分期为Ⅰ、Ⅱ期，且组织病理学类型为非小细胞未分化型。

中危组：符合以下标准任何一条均为中危组。

　①术前 PRE-TEXT Ⅲ期；

　②术后 COG 分期为 stage Ⅰ期或Ⅱ期，且组织病理学类型为小细胞未分化型；

　③术后 COG 分期为Ⅲ期。

高危组：符合以下标准任何一条均为高危组。

　①血清 AFP < 100 ng/ml；

　②术前 PRE-TEXT Ⅳ期；

　③ P+、V+、E+、H+、M+、N+；

　④术后 COG 分期为Ⅳ期。

注：P+，侵犯门静脉；V+，侵犯下腔静脉或者肝静脉；E+，肝外腹内疾病；H+，肿瘤破裂或腹膜内出血；M+，远处转移；N+，侵犯淋巴结。

39. 肝母细胞瘤的手术指征有哪些？

需同时满足以下条件，否则先行辅助化疗：

①美国麻醉师协会对患儿术前麻醉评分 1～2 级；

②经影像学评估，残存肝组织大于标准肝体积的 30%，功能能够满足代谢需要；

③ PRE-TEXT Ⅰ、Ⅱ期的单发肿瘤病灶，距离重要血管有足够间隙（≥ 1 cm）；

④预计镜下残留（COG Ⅱ期）无须二次手术者。

40. 肝母细胞瘤的延期手术指征有哪些？

   化疗后评估为 POST-TEXT Ⅰ 期、Ⅱ 期，或没有重要血管累及的 POST-TEXT Ⅲ 期（V– 和 P–）患者，可行肝叶切除或分段切除。

41. 需要到具有复杂肝段切除或肝移植能力的医院就诊治疗的指征有哪些？

   PRE-TEXT Ⅳ 期；

   化疗后评估为 POST-TEXT Ⅲ 期伴有下腔静脉（V+）、门静脉（P+）累及的患者和 POST-TEXT Ⅳ 期患者。

42. 肝母细胞瘤术中应保留的残留肝体积至少要有多少？

   中国抗癌协会在专家共识较为保守提出尽量保留标准肝体积的 30% 以上。

43. 肝肿瘤手术，术中静脉通道的选择有什么要求？

   不宜选用下肢静脉通路，因术中有下腔静脉出血可能或术中需阻断下腔静脉。

44. 广泛肝切除术后可能出现的代谢问题有哪些？

   低血糖、低蛋白和凝血酶原低下。

45. 肝肿瘤切除后常见的并发症有哪些？

   ①出血；

   ②肝血流流出或流入障碍；

   ③胆汁堵塞或漏出；

   ④肝衰竭；

   ⑤感染。

46. 肝母细胞瘤行肝移植的手术指征有哪些？化疗后行肝移植手术，术后 5 年生存率为多少？

   无肝外浸润及远处转移（单纯肺转移除外）且符合以下条件者：

   ①多灶性 PRE-TEXT Ⅳ 期肿瘤；

   ②累及所有分区的单个巨大 PRE-TEXT Ⅳ 期肿瘤，术前化疗后未降级；

③肿瘤累及肝重要血管，无法完整切除，且对化疗后反应不佳；

④首次肿块切除后在肝原位复发。

化疗后行肝移植手术，5 年生存率已高达 85%。

47. 儿童肝母细胞瘤的生存率有多少？

肿瘤完整切除（Ⅰ期、Ⅱ期）且接受化疗者，生存率为 80% ～ 100%；

肿瘤有残存的生存率降至 40%。

48. 肝母细胞瘤的治疗计划有哪些？

极低危组：直接手术后可暂不化疗，术后密切随访。

低危组：直接或化疗 2 个疗程左右择期手术，总疗程不超过 6 个疗程；建议化疗方案为 C5V。

中危组：化疗 2 ～ 4 个疗程后择期手术，总疗程不超过 8 个疗程；建议化疗方案为 C5VD。

高危组：化疗 4 ～ 6 个疗程后择期手术，总疗程不超过 10 个；建议化疗方案为 C-CD+ ICE。

49. 经导管动脉化疗栓塞技术(transcatheter arterial chemoembolization, TACE) 是什么？

TACE 是经皮穿刺股动脉插管到肝固有动脉，进行化疗药物推注并选择患侧分支进行超选择性节段性和次节段性的栓塞治疗，栓塞剂常用碘油和 PVA 等，可以多次栓塞提高疗效。

50. 肝动脉插管灌注化疗的指征及常用药物是什么？

手术探查不能切除肿瘤病例时可经肝动脉插管化疗，常用药物为 5- 氟尿嘧啶等，每日或隔日经导管灌注 1 次。

51. 动脉栓塞化疗的适应证是什么？

患者化疗后肿瘤仍无法切除。

52. 肝母细胞瘤的免疫治疗有哪些？

可采用转移因子、干扰素、白细胞介素 -2 以及卡介苗、免疫核糖核酸、自体或异体瘤苗、左旋咪唑等，作为免疫刺激因子，在肿瘤综合治疗中发挥提高机体免疫力作用。目前白细胞介素 -2 应用相对较成熟。

53. 高强度聚焦超声（high intensity focused ultrasound，HIFU）是什么？

HIFU 是利用超声聚焦后的高能量非侵入性聚焦于体内肿瘤靶组织，消融灭活肿瘤细胞达到切除肿瘤目的。临床初步应用于Ⅲ、Ⅳ期肝母细胞瘤，已取得一定疗效。

54. 复发性肝母细胞瘤的治疗措施有哪些？

手术切除仍是最重要的治疗措施。

没有应用过伊立替康和阿霉素的患者，应用这两种药物可作为挽救治疗措施。

异环磷酰胺、卡铂和依托泊苷常常联合应用于补救方案。

55. 肝母细胞瘤的预后相关因素有哪些？

①能否完整切除肿瘤，Ⅰ～Ⅱ期生存率＞95%；

②肿瘤组织类型是影响预后的最主要因素，胎儿型预后较好；

③肿瘤临床分期和肿瘤部位也是影响预后的主要因素；

④肿瘤切除后 AFP 很快明显下降或已达到正常标准，提示预后较好。

56. 如何进行肝母细胞瘤的疗效评估？

完全缓解（CR）：肿瘤完全消失，且 AFP 正常 4 周以上。

部分缓解（PR）：肿瘤缩小≥50%，无任何新发或疾病进展的证据。

疾病稳定（SD）：肿瘤缩小＜50%，无任何肿瘤增大或新发病损证据。

疾病进展（PD）：肿瘤增大≥25%，有新发肿瘤或 AFP 升高。

复发（recurrence）：活检证实；有明确影像学证据且血清 AFP 4 周内连续 3 次增高。

57. 肝母细胞瘤的随访计划有哪些？

第一年：AFP /1 个月，胸部 X 线检查，腹部 CT 或 B 超 /2 个月。

第二年：AFP /3 个月，胸部 X 线检查，腹部 CT 或 B 超 /3 个月。

第三年：AFP /3 个月，胸部 X 线检查，腹部 CT 或 B 超 /6

个月。

58．目前儿童肝母细胞瘤的总体生存率是多少？

5 年总体生存率约 80%。

第三节　肾肿瘤

1．常见的儿童肾实质性肿瘤有哪些？

肾母细胞瘤、肾透明细胞肉瘤、肾恶性横纹肌样瘤、中胚层肾瘤、肾细胞癌、后肾腺瘤等。

2．新生儿常见的肾实质性肿瘤有哪些？

先天性中胚层肾瘤（最常见）、纤维肉瘤、肾母细胞瘤、肾横纹肌样瘤、肾透明细胞肉瘤等。

3．肾母细胞瘤的发病率是多少？占全部恶性肿瘤的比例是多少？

发生率在 1/100 万 ~ 2/100 万，约占恶性肿瘤的 10%。

4．儿童肾母细胞瘤的好发年龄是多少？

1 ~ 4 岁。

5．目前已知与肾母细胞瘤发生相关的基因有哪些？

WT1 基因、WT2 基因。

6．何谓 WAGR 综合征？

WAGR 是一种罕见的遗传性疾病，具有 4 个经典特征：肾母细胞瘤（W）、虹膜缺失（A）、泌尿生殖系统异常（G）、智力低下（R）。

7．肾母细胞瘤的临床表现有哪些？

①腹部肿块；

②血尿（10% ~ 15% 的患儿有全程血尿，20% 的患儿为镜下血尿）；

③高血压（20% 的患者）；

④其他（10 ~ 15% 患者可有食欲缺乏、发热、体重下降等）。

8．肾母细胞瘤也可出现钙化，其形态与神经母细胞肿瘤的钙化有什么区别?

肾母细胞瘤的钙化,通常在肿瘤外周,形似鸡蛋壳样;

神经母细胞瘤的钙化,大多在瘤体内,呈点状散布。

9. 肾母细胞瘤腹部增强 CT 的表现,与肾上腺神经母细胞瘤有什么区别?

肾母细胞瘤位于肾内,正常肾实质常围绕肿瘤周围,肾集合系统受压、扭曲变形;

神经母细胞瘤只是对肾向下或向上挤压,极少造成肾集合系统扭曲变形。

10. 肾母细胞瘤病理类型可分为组织分化良好型(favorable histology,FH)和组织分化不良型(unfavorable histology,UH),两者的比例分别是多少?

FH 约占 89%,UH 约占 11%。

11. 目前肾母细胞瘤的总体生存率是多少? FH 型肿瘤的生存率是多少?

总体生存率约 80%,FH 型的生存率可达 90% 以上。

12. 肾母细胞瘤组织分化不良型(UH)的亚型有哪些? 各占多少比例? 其复发率和死亡率分别是多少?

UH 亚型:间变型(约4.4%),复发率约55%,死亡率约45%;
透明细胞型(约4.0%),复发率约23%,死亡率约77%。

13. 肾母细胞瘤临床肿瘤分期的依据有哪些?

①肿瘤是否浸润肾包膜;

②淋巴结是否受累;

③镜下切缘是否有残留;

④肿瘤是否破裂;

⑤是否为双侧肿瘤。

14. 肾母细胞瘤的分期标准(COG)有哪些?

Ⅰ期:肿瘤局限于肾内,可完整切除;肾被膜完整;术前瘤体无破裂或活检;肾窦血管未侵犯;切缘阴性;淋巴结阴性。

Ⅱ期：可完整切除，切缘阴性；肿瘤局部浸润肾被膜或肾窦；肾窦血管侵犯，切缘阴性；如果血管瘤栓，能随瘤肾一并切除则考虑为Ⅱ期，淋巴结活检阴性。

Ⅲ期：腹部或盆腔淋巴结受累；肿瘤穿透腹膜表面或腹膜种植、肉眼或镜下残留；肿瘤侵犯重要脏器，肉眼无法完整切除；术前或术中肿瘤破裂；术前活检；肿瘤分块切除。

Ⅳ期：血行转移（肺、肝、骨、脑）；腹盆腔外淋巴结转移。

Ⅴ期：双侧肾母细胞瘤。

15. 对Ⅲ期、Ⅳ期肿瘤患者术前进行化疗的目的是什么？

通过化疗使肿瘤缩小，使手术切除肿瘤变得容易，减少术中肿瘤破裂播散的机会，但可能会影响肿瘤分期。

16. 肾母细胞瘤患者接受放疗的指征有哪些？

①肿瘤肉眼或镜下残留；

②肿瘤在腹腔内破裂；

③区域淋巴结转移；

④腹腔内肿瘤广泛转移、Ⅳ期患者。

17. 肾母细胞瘤发生血管内瘤栓的发生率有多少？应该如何进行处理？

发生率约 4%。术前化疗能使瘤栓缩小，在切除肿瘤的同时切除瘤栓。

18. 双侧肾母细胞瘤的处理原则是什么？

完整切除肿瘤；尽量保留肾实质，防止肾衰。

19. 双侧肾母细胞瘤的具体治疗措施有哪些？

①首先行肿瘤活检，以明确诊断；

②化疗后再进行根治性手术；

③避免放疗；

④延期手术时尽量切除肿瘤，保留肾单位。

20. 双侧肾母细胞瘤需做双侧肿瘤活检的原因是什么？

双侧肾肿瘤患者中，约 4% 的患儿双侧肿瘤病理类型不一致，可表现为一侧组织分化良好型，另一侧为组织分化不良型。

21. 中胚层肾瘤的好发年龄及治疗方式是什么？

好发年龄为 3 ~ 4 月龄。

治疗选择肾切除 + 淋巴结活检；超过 95% 的中胚层肾瘤为
　　良性病变，术后通常不需要化疗；术后化疗适用于分期较
　　高或侵袭性较强的肿瘤。

22. 中胚叶肾瘤的预后怎么样？

预后很好，5 年的无事件生存率约 94%，总体生存率 > 95%；
文献报告诊断时年龄小于 3 个月患儿无事件生存率为 100%。

23. 肾恶性横纹肌样瘤的治疗方案是什么？

根治性瘤肾切除 + 化疗 + 放疗。

24. 肾恶性横纹肌样瘤的预后如何？

肿瘤容易早期转移，且化疗耐药，因此预后很差。

5 年生存率：< 6 个月患儿 5 年生存率约 9%，> 2 岁约 40%。

Ⅰ期和Ⅱ期肿瘤 5 年生存率约 42%，Ⅲ期和Ⅳ期肿瘤约 16%。

25. 肾透明细胞肉瘤的治疗方案是什么？

治疗上与肾恶性横纹肌样瘤相似。如果没有肿瘤转移，可先
行手术，辅以化疗 + 放疗，使用阿霉素可提高预后。

26. 肾透明细胞肉瘤的预后如何？

新生儿预后优于年长儿。Ⅰ / Ⅱ期生存率约 100%，Ⅳ期生
存率约 50%。

第四节　横纹肌肉瘤

1. 横纹肌肉瘤 2 个发病高峰年龄段是什么？

2 ~ 5 岁和 12 ~ 18 岁。

2. 成人和儿童横纹肌肉瘤的好发部位有什么区别？

成人好发于四肢和躯干，儿童可发生于任何部位。

3. 儿童横纹肌肉瘤常见发病部位有哪些？

头部和颈部（约 25%）、泌尿生殖道（约 22%）和四肢（约
18%）。躯干约占 7%，腹膜后约占 7%，胃肠道胆道约占 3%，

会阴肛门部约占 2%。眼眶部约占 10%。

4．儿童发生横纹肌肉瘤的男女比例是多少？

男：女 = 1.5 ：1。

5．横纹肌肉瘤的病理分型有哪些？

①胚胎型（最常见的亚型，占 60% ~ 70%，好发生于头颈部和泌尿生殖道、腹膜后。分为葡萄簇状型、梭形细胞型）。

②腺泡型（约占 30%，好发于四肢，尤其前臂、股部，其次为躯干、直肠周围、会阴部。侵袭性最强、恶性程度高、预后不良）。

③多形型（主要发生在 30 ~ 50 岁的成人身上，很少见于儿童。在成人中，多形型横纹肌肉瘤伴有更差的预后）。

6．不同预后对应的横纹肌肉瘤病理类型有哪些？

预后好：葡萄簇状型、梭形细胞型横纹肌肉瘤。

预后中：胚胎型。

预后差：腺泡型、未分化型横纹肌肉瘤、多形型横纹肌肉瘤。

7．横纹肌肉瘤的主要化疗药物有哪些？

经典方案 VAC（长春新碱 + 放线菌素 D+ 环磷酰胺）。

8．横纹肌肉瘤的临床分期有哪些？

Ⅰ期：局部病变完全切除。

　　Ⅰa 肿瘤局限于肌肉或原发脏器。

　　Ⅰb 浸润至脏器或原发肌肉外，局部淋巴结未累及。

Ⅱ期：局部扩散但肿瘤完全切除。

　　Ⅱa 肉眼下原发肿瘤完全切除，有镜下残留，无区域淋巴结转移。

　　Ⅱb 肿瘤完全切除，有区域淋巴结转移。

　　Ⅱc 肿瘤切除，有镜下残留及区域淋巴结转移。

Ⅲ期：肿瘤未完整切除或仅作活检。

Ⅳ期：有远处转移。

9．横纹肌肉瘤的危险度分组有哪些？

危险组	病理亚型	TNM 分期	IRS 分组
低危	胚胎型	1	I - II
	胚胎型	2-3	I - II
中危	胚胎型	2-3	III
	腺泡型	1-2-3	I - II - III
高危	胚胎型	4	IV
	腺泡型	4	IV

10. 不同临床分期的横纹肌肉瘤的生存率分别是多少?

　　横纹肌肉瘤总的 5 年生存率约 64%。

　　不同临床分期的生存率如下: I 期约 93%, II 期约 81%, III 期约 73%, IV 期约 30%。

11. 横纹肌肉瘤复发以后再治疗的生存率是多少?

　　约 20%, 但不同分期不同病理类型的区别较大。

12. 横纹肌肉瘤的转移途径和常见转移部位有哪些?

　　转移途径: 血运转移、淋巴转移。

　　常见转移部位: 淋巴结、肺、骨、肝及脑等。

13. 横纹肌肉瘤具有良好预后的影响因素有哪些?

　　①年龄为 1 ～ 9 岁;

　　②肿瘤位于眼眶、头颈 (除外脑膜旁区域)、胆道、非膀胱和前列腺区泌尿生殖道;

　　③肿瘤直径 ≤ 5 cm;

　　④病理类型为胚胎型、葡萄状或梭形细胞亚型;

　　⑤I 、II 期病例;

　　⑥首次手术, 完整切除肿瘤。

14. 横纹肌肉瘤预后不良的影响因素有哪些?

　　①年龄小于 1 岁或大于 10 岁;

　　②肿瘤位于膀胱和前列腺、肢体、脑膜, 其他包括背部、腹膜后、盆腔、会阴部 / 肛周、胃肠道和肝;

　　③肿瘤直径 > 5 cm;

④病理类型为腺泡型；

⑤ PAX3 基因易位；

⑥首次不能完整切除肿瘤；

⑦Ⅲ、Ⅳ期病例；

⑧术后复发病例。

第五节 淋巴瘤

1. 淋巴瘤的分类有哪些？

霍奇金淋巴瘤（Hodgkin's lymphoma，HL）、非霍奇金淋巴瘤（non-Hodgkin's lymphoma，NHL）。

2. 霍奇金淋巴瘤的发生率约为多少？

约 6/100 000。

3. 霍奇金淋巴瘤的亚型有哪些？

①结节性淋巴细胞为主型。

②经典型。而经典型又细分为结节硬化型、富含淋巴细胞型、混合细胞型和淋巴细胞减少型。

4. 非霍奇金淋巴瘤的亚型有哪些？

伯基特淋巴瘤（约占 38%）、淋巴母细胞淋巴瘤（约占 29%）、弥漫大 B 细胞淋巴瘤（约占 20%）和间变大细胞淋巴瘤（约占 10%）。

5. 恶性淋巴瘤的发病原因是什么？

病因不明。可能与细菌病毒的感染、机体免疫缺陷、化学毒物接触和遗传因素有关。

6. 霍奇金淋巴瘤的临床表现有哪些？

霍奇金淋巴瘤起病较为缓慢，主要发生在淋巴结，淋巴结外病变很少见，以淋巴结肿大、非特异性全身症状为主要表现。

①淋巴结肿大：常为锁骨上、颈部、纵隔或其他部位淋巴结进行性肿大，并常常融合成块，不伴疼痛。

②非特异性全身症状：发热、明显消瘦、盗汗、厌食、皮疹和瘙痒等。

③其他：可合并有免疫功能紊乱，如溶血性贫血、血小板减少症等。

7. 非霍奇金淋巴瘤的临床表现有哪些？

非霍奇金淋巴瘤起病急，发展快，几乎所有患儿均表现为瘤体快速增大和广泛扩散。病变可发生在全身任何部位，临床表现差异大，常以高热，各器官、系统症状为主要临床表现。

8. 原发于腹部 NHL 的主要症状有哪些？

①腹部广泛分布的肿大淋巴结融合成块；

②可有腹围增大；

③肝脾肿大；

④大便改变；

⑤可有进行性加重的腹水；

⑥少数患儿出现肠梗阻、肠穿孔等急腹症。

9. 原发于颈胸部 NHL 的主要临床表现有哪些？

①常见肺门和纵隔淋巴结受累；

②可见锁骨上、颈部淋巴结肿大；

③可有气促、呼吸困难、发绀、头面部颈部及上肢水肿等上腔静脉压迫综合征表现；

④常伴有进行性加重的胸水。

10. 原发于鼻咽部 NHL 的主要临床表现有哪些？

可表现为鼻塞、打鼾、血性分泌物和吸气性呼吸困难。

11. NHL 中枢神经系统和骨髓浸润的临床表现有哪些？

①可出现呕吐等颅高压症状；

②可有肌力改变、截瘫等神经系统受累症状；

③ NHL 晚期可累及骨髓，发展成淋巴瘤/白血病。

12. 儿童霍奇金淋巴瘤累及不同区域淋巴结的比例是多少？

颈部淋巴结累及：占 60% ～ 80%。

腋下淋巴结肿累及：占 6% ～ 20%。

腹股沟淋巴结累及：约占 5%。

> 50% 的霍奇金淋巴瘤患儿，累及颈部淋巴结的同时，可伴有纵隔淋巴结肿大。

13. 霍奇金淋巴瘤的诊断依据是什么？

淋巴结活检，行病理检测。

14. 霍奇金淋巴瘤中最常见的组织类型有哪些？

儿童中最常见的是结节硬化型（> 65%）；混合细胞型和淋巴细胞为主型其次；淋巴细胞减少型儿童不常见。

15. 霍奇金淋巴瘤中预后最差和最好的类型分别是什么？

淋巴细胞减少型预后最差，富含淋巴细胞型预后最好。

16. 霍奇金淋巴瘤的 Ann Arbor 分期标准是什么？

Ⅰ期：单个淋巴结区受累（Ⅰ）或单个淋巴外器官或部位受累（Ⅰ E）。

Ⅱ期：横隔同侧 2 个或 2 个以上淋巴结区域受累（Ⅱ）或横隔同侧 1 个或多个淋巴结区域受累并浸润 1 个淋巴结外器官或部位。

Ⅲ期：横隔两侧淋巴结区域受累（Ⅲ），可伴有脾浸润（Ⅲ s）或可伴有 1 个淋巴结外器官或部位受累（Ⅲ E）。

Ⅳ期：弥漫性 1 个或多个淋巴结外器官或组织播散浸润，有或无淋巴结累及。

不存在全身症状为"A"，存在全身症状者为"B"（发热、盗汗、体重减轻）。

17. 霍奇金淋巴瘤的危险度分组是什么？

低危（R1）组：Ⅰ A 期、Ⅰ B 期、Ⅱ A 期（< 4 个淋巴结区受累，无巨大肿块，无肺门浸润）。

中危（R2）组：其他Ⅰ、Ⅱ及所有Ⅲ期。

高危（R3）组：Ⅳ期。

18. 儿童霍奇金淋巴瘤的治疗方案有哪些？

主要依靠化疗，ABVD 方案（A 指多柔比星；B 指博来霉素；V 指长春碱；D 指达卡巴嗪）。

19. 儿童霍奇金淋巴瘤化疗后常见并发症有哪些？

骨髓抑制、心血管受损、肺受损、性腺功能丧失、神经系统受损。

20．儿童霍奇金淋巴瘤的放疗指征有哪些？

　　①年龄 > 5 岁的患儿，伴有巨大肿块或化疗 2 个疗程未达到完全缓解；

　　②年龄 < 5 岁的患儿，化疗后仍有局部残留病灶；

　　③治疗过程中病情进展。

21．放疗的副作用有哪些？

　　甲状腺功能低下、骨髓抑制、心包炎、肺炎、骨骼发育不良、生长迟缓、性腺发育不良、性腺功能丧失、继发性肿瘤。

22．目前儿童霍奇金淋巴瘤的 5 年生存率是多少？

　　约 90%。

23．不同类型的非霍奇金淋巴瘤的好发部位有哪些？

　　①淋巴母细胞型淋巴瘤：通常出现在纵隔，50% ~ 70% 有前纵隔肿块。

　　②伯基特淋巴瘤：常出现在腹部。

　　③大细胞淋巴瘤（弥漫大 B 细胞淋巴瘤和间变大细胞淋巴瘤）：常发生在淋巴结外部位和广泛扩散，原发部位包括皮肤、睾丸、眼睛、扁桃体、软组织，偶尔在纵隔，极少在腹部。

24．非霍奇金淋巴瘤的 Jude NHL 的分期系统是什么？

分期	定义
Ⅰ期	单个淋巴结外肿块或单个淋巴结解剖区受累，除外纵隔及腹部起源。
Ⅱ期	横膈同一侧的病变，≥单个淋巴结或淋巴结外肿块，伴有区域淋巴结浸润。 胃肠道原发（通常为回盲部），伴或不伴系膜淋巴结浸润，基本完全切除。
Ⅲ期	横膈两侧有病变。 所有原发于胸腔的病变。 所有广泛的未完全切除的腹腔病变。 所有脊椎旁或硬膜外肿瘤。
Ⅳ期	有中枢浸润或骨髓浸润。

25．非霍奇金淋巴瘤的危险度分组有哪些？

低危（R1）组：手术已完全切除肿块（完全缓解），乳酸脱
氢酶正常。

中危（R2）组：乳酸脱氢酶小于正常2倍的Ⅰ、Ⅱ期。

高危（R3）组：Ⅲ、Ⅳ期，或乳酸脱氢酶大于正常2倍；

R4组：2个疗程未获完全缓解者。

26．不同类型NHL的细胞表面抗原表达有什么区别？

大多数淋巴母细胞型淋巴瘤表达T细胞表面抗原；

小无裂细胞型淋巴瘤表达成熟的B细胞表面抗原；

大细胞淋巴瘤多数来源于B细胞，偶有T细胞和非特异性细
胞来源。

27．非霍奇金淋巴瘤的诊断依据是什么？

淋巴结活检，病理学诊断。

可通过胸腹水找脱落细胞，骨髓穿刺细胞学检查和免疫学
分型。

28．目前儿童非霍奇金淋巴瘤的治疗方案有哪些？

多药联用强化疗方案；

难治性或复发的患儿大剂量化疗后，进行自体或异体骨髓
移植。

29．非霍奇金淋巴瘤治疗过程中最严重的并发症是什么？

肿瘤溶解综合征。

30．非霍奇金淋巴瘤（NHL）急诊处理指征是什么？

NHL进展极快，可出现各种危及生命的危重情况。

①如有巨大纵隔肿块伴气道及上腔静脉压迫症状时，有病理
学或细胞学证据且临床表现及影像学检查符合NHL时，
即可实施紧急低剂量诱导化疗。

②穿刺引流改善症状：对有大量胸膜腔积液或心包积液的
患儿。

③低强度诱导化疗：对已明确诊断的肿瘤负荷较大的患儿。

应密切注意是否出现肿瘤溶解综合征。

31．影响非霍奇金淋巴瘤预后的主要因素有哪些？

①分期、分型和危险度分组；

②初诊时的肿瘤负荷、乳酸脱氢酶水平、有无骨髓浸润；

③肿瘤对治疗早期的反应；

④患儿及其家属对疾病的认知和依从性。

第六节　畸胎瘤

1. 畸胎瘤的组织来源通常包含哪些胚层组织?

　　通常包含 3 个胚层（内胚层、中胚层、外胚层）中的 2 个，但多数含有全部 3 个胚层来源的组织。

2. 畸胎瘤常见的发病部位有哪些?

　　常见部位有卵巢、睾丸、骶尾部、前纵隔、腹膜后和松果体。骶尾部和骶前区是新生儿畸胎瘤最常见的部位。

3. 按照 Norris 病理分级，如何对未成熟畸胎瘤组织学进行分级?

分级	组织病理学特点
Ⅰ级	肿瘤中罕见未成熟神经上皮组织灶，任何切片内 < 1 个 / 低倍镜（40×）
Ⅱ级	肿瘤中见未成熟神经上皮组织灶，任何切片内 1 ~ 3 个 / 低倍镜（40×）
Ⅲ级	肿瘤中含大量未成熟神经上皮组织，任何切片内 > 3 个 / 低倍镜（40×）

4. 畸胎瘤中恶良性比例分别是多少?

　　约 80% 为良性，约 20% 为恶性。

5. 如何定义恶性畸胎瘤?

　　恶性畸胎瘤是指组织学分级为 Ⅲ 级的畸胎瘤和含有恶性胚胎性癌成分的畸胎瘤；如精原细胞瘤、内胚窦瘤（卵黄囊瘤）、胚胎癌或绒毛膜癌。

6. 恶性畸胎瘤常见的肿瘤标志物有哪些?

   甲胎蛋白（alpha fetoprotein，AFP）、人绒毛膜促性腺激素（human chorionic gonadotropin，HCG）。

7. 恶性畸胎瘤中哪些肿瘤成分可导致 AFP 阳性?

   胚胎癌、卵黄囊瘤（内胚窦瘤）、未成熟畸胎瘤、多胚瘤。

8. 恶性畸胎瘤中哪些肿瘤成分可导致 HCG 阳性?

   绒毛膜癌、多胚瘤、胚胎癌。

9. 骶尾部畸胎瘤在新生儿中的发生率是多少?

   约 1/35000。女孩多于男孩，比例约 3：1～4：1，大部分为良性肿瘤。

10. Altman 骶尾部畸胎瘤分型法中各型的定义及其所占比例是多少?

    Ⅰ型：肿瘤显著突出于骶尾部，约占 46%。

    Ⅱ型：肿瘤的主要部分位于骶骨外，约占 34%。

    Ⅲ型：肿瘤的主要部分位于骶骨前，约占 8.6%。

    Ⅳ型：肿瘤完全位于骶前，约占 11.4%。

11. 骶尾部畸胎瘤的常见临床表现有哪些?

    骶尾部肿块、便秘、大便变形、小便困难、肿瘤继发感染、溃破出血、贫血。

12. 骶尾部及后腹膜恶性生殖细胞瘤 COG 如何分期?

分期	疾病程度
Ⅰ期	肿瘤完全切除，无残留，尾骨切除
Ⅱ期	肿瘤基本切除，有镜下残留
Ⅲ期	肿瘤无法切除或有肉眼残留，伴有区域淋巴结转移
Ⅳ期	远处转移到肝或其他部位

13. Currarino 综合征包括哪些异常?

    骶前肿瘤、肛门直肠畸形、骶骨发育异常。

14. 需要与骶尾部畸胎瘤鉴别诊断的其他骶部肿块有哪些?

脊膜膨出、脂肪瘤、淋巴管瘤、骶尾部脓肿、潜毛窦囊肿。

15. 良性畸胎瘤中常见组织成分有哪些？

毛发、骨和软骨组织、牙齿、脂肪、黏液、淋巴组织、上皮组织、腺体、脑组织。

16. 骶尾部畸胎瘤的治疗措施有哪些？

①一经确诊，应尽早手术切除肿瘤；

②恶性肿瘤术后给予化疗；

③放疗仅用于恶性肿瘤有局部残留或肿瘤破裂。

17. 畸胎瘤治疗方案是什么？

组织类型	原发部位	分期	治疗方案
成熟畸胎瘤	任何部位	局部	手术完整切除 + 观察
未成熟畸胎瘤	任何部位	局部	手术完整切除 + 观察 手术 + 化疗
恶性畸胎瘤	性腺外	Ⅰ ~ Ⅱ 期 Ⅲ ~ Ⅳ 期	手术 + 化疗 手术（活检、切除）+ 化疗（术前、术后）
	卵巢	Ⅰ 期 Ⅱ ~ Ⅳ 期	手术 + 观察 手术（活检、切除）+ 化疗（术前、术后）（首诊不可切除肿瘤者）
	睾丸	Ⅰ 期 Ⅱ ~ Ⅳ 期	手术 + 观察 手术（活检、切除）+ 化疗（术前、术后）（首诊不可切除肿瘤者）

18. 新生儿骶尾部畸胎瘤切除术后的长期生存率是多少？

5 年总生存率 > 90%。

19. 骶尾部畸胎瘤术后应随访哪些检查项目？

定期复查肿瘤标志物 AFP 和 β-HCG；超声和（或）CT 或 MRI，检查原发部位和易转移部位（肝、肺和引流淋巴结等）。

20. 骶尾部畸胎瘤术后随访应怎样安排？

至少随访 5 年；

第 1 年前 3 个月，1 次 / 月；

第 1～2 年，1 次 /3 个月；

第 3 年，1 次 /6 个月；

第 4～5 年，1 次 /6～12 个月，并建议终身随访。

第七节　胰腺肿瘤

1. 胰腺内分泌肿瘤主要来源是什么？

   主要来源于胰岛细胞。

2. 胰岛素瘤是最常见的胰岛细胞肿瘤，其良恶性的比例是多少？

   约 90% 为良性，约 10% 为恶性。儿童胰岛素瘤非常罕见。

3. 胰岛素瘤的临床表现有哪些？

   多数表现为惠普尔（Whipple）三联征（禁食后诱发低血糖症状，血糖低于 2.8 mmol/L，静脉输注葡萄糖后症状缓解）。

   特征性表现为：禁食后低血糖，伴行为异常和神经系统后遗症，用葡萄糖治疗后缓解。

4. 胰岛素瘤确诊方法有哪些？

   禁食后低血糖再现，同时出现高胰岛素血症，血浆中胰岛素与葡萄糖之比超过 1.0（正常 < 0.4）。

5. 胰岛素瘤的治疗方案有哪些？

   如果肿瘤位于胰头或者胰体部，可行肿瘤摘除术。多数推荐行胰腺体积 80%～90% 的胰体尾部切除术，术中持续测定胰岛素水平以避免遗漏病灶。

   如果儿童有 MEN-1 综合征的家族史，胰岛素瘤常为多发性和多灶性，需要行全胰腺切除术。

   对不能手术或恶性肿瘤转移复发者，可辅以生长抑素治疗、化疗、同位素标记的生长抑素治疗。

6. 最常见的功能性胰腺肿瘤是什么？

   胃泌素瘤。

7. 胃泌素瘤的临床症状有什么？

   胃酸分泌过多，严重的消化道溃疡病，常伴有腹泻。

8. 胃泌素瘤的治疗措施有哪些？

　①内科治疗：减轻临床症状，抑制胃酸分泌和防止消化性溃疡。

　②外科治疗：手术切除胃泌素瘤是最佳治疗方法。

　③化疗：对恶性胃泌素瘤有不同的化疗方案，包括链佐星（链脲霉素）、链佐星加 5- 氟尿嘧啶，或两者合用再加阿霉素。化疗不能减少胃酸分泌，但可以缩小肿瘤体积，减轻肿瘤压迫。

9. 儿童胰腺良性原发性肿瘤有哪些？

　良性外分泌型肿瘤：浆液囊腺瘤、黏液囊腺瘤、导管内乳头状黏液腺瘤、成熟囊性畸胎瘤。

　良性内分泌型肿瘤：胰岛素瘤。

10. 儿童胰腺良恶性交界性肿瘤有哪些？

　①实性假乳头状瘤；

　②黏液囊腺瘤伴中度异型增生；

　③导管内乳头状黏液腺瘤伴中度异型增生。

11. 儿童胰腺恶性肿瘤有哪些？

　①恶性外分泌型肿瘤：导管腺癌（黏液性非囊性癌、印戒细胞癌、腺鳞癌、未分化癌）、浆液囊腺癌、黏液囊腺癌、腺泡状腺癌、胰母细胞瘤、导管内乳头状黏液癌、实性假乳头状癌。

　②恶性内分泌型肿瘤：胃泌素瘤、舒血管肠肽瘤、胰高血糖素瘤、生长抑素瘤、胰岛细胞瘤。

12. 儿童胰腺肿瘤中最常见的肿瘤类型有哪些？

　最常见的是低度恶性的胰腺实性假乳头状瘤、恶性的胰母细胞瘤。

13. 胰腺实性假乳头状瘤的临床表现有哪些？

　大部分患者无症状，部分患者仅表现为上腹或侧腹部隐痛、胀痛不适，有夜间加重的情况。当肿瘤增大时可以表现出压迫症状。

14. 胰腺实性假乳头状瘤的治疗方案有哪些？

　手术切除是最直接有效的治疗手段。

15. 胰母细胞瘤的好发年龄和性别比例是什么?
    好发于 1 ~ 8 岁的儿童,平均发病年龄为 5 岁。男女比为
    1.14 : 1。
16. 胰母细胞瘤的临床表现有哪些?
    最常见的临床表现是上腹部肿块、体重减轻、早饱、呕吐、
    便秘、腹痛;
    消化道出血、阻塞性黄疸、腹泻较少见;
    极少数患者合并有 Beckwith-Wiedemann 综合征(贝 - 维综合
    征)、库欣综合征。
17. 胰母细胞瘤的治疗方案有哪些?
    手术切除是最直接有效的治疗手段。化疗、放疗对于预防术
    后复发,以及对手术中残留、不能手术或已有远处转移的患
    儿有部分作用。
18. 胰母细胞瘤的预后怎么样?
    胰母细胞瘤 5 年生存率约 50%。已有转移的患儿或成人胰母
    细胞瘤患者预后较差,平均存活时间约 1.5 年。
19. 胰母细胞瘤预后的影响因素有哪些?
    年龄、肿瘤是否完整切除、术后是否复发及转移、复发及转
    移后的治疗等。

第八节　甲状腺肿瘤和甲状旁腺肿瘤

1. 15 岁以下儿童甲状腺孤立结节中恶性肿瘤的可能性有多少?
   20% ~ 30%。
2. 儿童甲状腺冷结节中可能的病理类型有哪些?
   甲状腺乳头状癌、滤泡样腺瘤或滤泡样癌、胶体样结节。
3. 儿童甲状腺癌的病理类型有哪些?
   绝大多数是乳头状癌,约 10% 为滤泡样癌,少数为髓样癌。
4. 儿童及青少年甲状腺癌的特点是什么?

发病率较低，但其肿块大、浸润性强，颈淋巴结及肺转移率均较高。

5. 儿童及青少年甲状腺癌的高危因素有哪些？

　　放射暴露史、家族史、慢性淋巴细胞性甲状腺炎（桥本病）等。

6. 儿童甲状腺乳头状癌的主要转移途径是什么？

　　淋巴系统转移（几乎总是转移至局部淋巴结）。

7. 甲状腺癌患儿初期最常见的表现有哪些？

　　颈部淋巴结肿大，可触及甲状腺结节。

8. 已有转移的儿童甲状腺乳头状癌患者应采取的治疗方案是什么？

　　双侧甲状腺全切除＋淋巴结清扫术＋放射性核素碘131治疗，预后比较好。

9. 在甲状腺全切除中，甲状旁腺应如何处理？

　　需至少保留一个甲状旁腺，或将一个甲状旁腺种植于前臂。

10. 儿童甲状腺滤泡状癌通常采取什么治疗方法？

　　双侧甲状腺全切＋淋巴结清扫术＋碘131治疗颈部及转移灶的残余肿瘤。

11. 甲状腺髓样癌的预后怎么样？

　　肿瘤常很早发生转移，预后较差，死亡率约50%。

12. 甲状腺功能亢进约占儿童所有甲状腺疾病的比例是多少？

　　约15%。

13. 甲状腺功能亢进患儿的常见临床表现有哪些？体检有什么发现？

　　临床表现：神经过敏、易怒、腹泻、体重下降、失眠、学习成绩差。

　　体检发现：眼球突出、收缩性高血压、心动过速、甲状腺弥漫性增大。

　　10岁前儿童，可加速生长发育和骨骼的成熟。

14. 可以明确诊断甲状腺功能亢进的方法有哪些？

　　通过放射性免疫法测定血清T3、T4水平来明确。

15. 儿童甲状腺功能亢进的治疗方案有哪些？

　　初期应用抗甲状腺药物（首选丙基硫尿嘧啶或甲巯咪唑）；

急性期加用 β 肾上腺素能阻滞剂普萘洛尔（心得安）；
药物治疗失败者采用碘 131 治疗或外科手术。

16. 甲状腺功能亢进患儿行甲状腺切除术前术后服用普萘洛尔（心得安）的目的是什么？

术前：抑制甲状腺功能亢进的症状。

术后：减少甲状腺危象的发生。

17. 为减少甲状腺功能亢进的术后复发，术中应保留多少甲状腺组织？

2 ～ 4 g。

18. 青春期前应用碘 131 治疗可能造成的风险有哪些？

可增加甲状腺功能低下的发生率，增加甲状腺癌的发生率。

19. 异位甲状腺的发病部位有哪些？

舌基底部、舌盲孔以下、舌骨上颏舌骨肌和下颌舌骨肌之间的区域，也可延伸至上纵隔或心包膜。

20. 异位甲状腺患者中正常甲状腺组织缺如的比例是多少？

> 60%。

21. 异位甲状腺是否需要治疗？

大多数异位甲状腺无需治疗。

22. 甲状腺炎的种类有哪些？

①慢性淋巴细胞性甲状腺炎：中年女性多见。

②亚急性肉芽肿样甲状腺炎：儿童很少发生。

③急性甲状腺炎：相当少见。

④亚急性甲状腺炎：儿童很少见。

23. 先天性甲状腺肿的发病原因是什么？

各种原因导致甲状腺不能产生足够的甲状腺激素，导致甲状腺代偿性肥大。

24. 甲状旁腺功能亢进是儿童甲状旁腺最常见的疾病，可分为哪几类类型？

原发性、继发性和特发性。

25. 新生儿甲状旁腺功能亢进是属于哪一类遗传性疾病？

属于常染色体的隐性遗传。

26. 新生儿甲状旁腺功能亢进的发生率和主要表现是什么?

    非常罕见。

    可表现为高钙血症。

    如不早期诊断和治疗,死亡率较高。

27. 甲状旁腺功能亢进的治疗措施是什么?

    甲状旁腺全切除,并将一个腺体移植至患者前臂。

28. 青少年期引起甲状旁腺功能亢进最常见的原因是什么?

    甲状旁腺腺瘤。

29. 甲状旁腺腺瘤常见的临床表现有哪些?

    多见于男孩,常见肾结石、高血压、头痛、便秘。

30. 甲状旁腺瘤的治疗措施是什么?

    腺瘤切除,所有 4 个甲状旁腺均手术探查 + 活检。

第九节 其他内分泌肿瘤

1. 除神经母细胞瘤外,内分泌肿瘤约占儿童所有恶性肿瘤的比例是多少?

    约 1%。

2. 与内分泌相关的肿瘤可发生于中枢神经系统的哪些部位?

    松果体、垂体和下丘脑。

3. 下丘脑神经胶质瘤可引起的临床表现有哪些?

    间脑综合征(消瘦、呕吐、面色苍白、眼球震颤)、青春期早熟。

4. 儿童下丘脑肿瘤导致的青春期性早熟与哪一种激素有关?

    促性腺激素。

5. 颅咽管瘤是儿童下丘脑垂体区最常见的肿瘤,可导致身材矮小和性腺功能减退的原因是什么?

    生长激素分泌不足。

6. 垂体腺瘤最突出的临床表现有哪些?

因生长激素分泌过多，引起巨人症；

因泌乳素释放过多，引起泌乳素瘤；

因促肾上腺皮质激素分泌过多，引起库欣综合征。

7. 肾上腺肿瘤主要发生的部位是什么？

　　> 90% 肾上腺肿瘤来源于肾上腺髓质。

8. 肾上腺皮质肿瘤分泌的激素产生的特异性临床表现有哪些？

　　女性男性化、库欣综合征、醛固酮增多症或女性化症状。

9. 良性肾上腺腺瘤的临床表现有哪些？

　　产生 Conn 综合征（原发性醛固酮增多症），表现为：高血压、
多尿症、低血钾。

10. 导致女性男性化的肾上腺肿瘤是哪一种激素分泌过多导致的？

　　肾上腺类固醇激素（包括睾丸激素、雄烯二酮、脱氢表
雄酮）。

11. 除肾上腺皮质肿瘤外，引起女性男性化最常见的原因是什么？

　　肾上腺增生。

12. 诊断肾上腺类固醇激素分泌过多的依据是什么？

　　测定血浆内睾丸激素水平；

　　测定血浆和尿液的脱氢表雄酮（DHEA）和 17- 甾酮类水平。

13. 库欣综合征可能与哪些疾病有关？

　　肾上腺皮质瘤、肾上腺增多症、垂体腺瘤、其他分泌促肾上
腺皮质激素的肿瘤。

14. 库欣综合征对儿童肿瘤部位判断有什么意义？

　　年幼儿中约 80% 有肾上腺肿瘤，年长儿中常见垂体腺瘤。

15. 库欣综合征的临床表现有哪些？

　　肥胖、满月脸、水牛背。

16. 肾上腺肿瘤的影像学检查有哪些？

　　腹部平片、腹部超声、腹部增强 CT、腹部增强 MRI。

17. 儿童肾上腺肿瘤的治疗方案有哪些？

　　外科手术完整切除肿瘤；

　　术前、术后类固醇激素的维持治疗。

18. 放疗、化疗对肾上腺皮质肿瘤的效果怎么样？

肾上腺皮质肿瘤对化疗及放疗均不敏感。

相对有效的药物：米托坦（一种杀虫剂 DDT 的异构体）。

19. 肾上腺皮质腺瘤和肾上腺皮质癌的预后怎么样？

肾上腺皮质腺瘤完全切除后可治愈；

肾上腺皮质癌完整切除后 5 年生存率约 67%；

肿瘤不能完整切除时，腺瘤的 5 年生存率约 57%，皮质癌的 5 年生存率几乎为 0。

20. 嗜铬细胞瘤可发生在哪些部位？

可起源于肾上腺髓质、颈至盆腔的交感神经链的任何部位。

肾上腺外的嗜铬细胞瘤又称副神经瘤（儿童中较常见）。

21. 嗜铬细胞瘤的良恶性比例是多少？

80% ~ 90% 的嗜铬细胞瘤是良性肿瘤。

22. 嗜铬细胞瘤的临床症状表现有哪些？

间隙性头痛、面色苍白、出汗、心悸、震颤、焦虑不安、忧虑、上腹痛、胸痛、虚弱、乏力等。

80% 以上的患者有高血压，约 15% 的患者可触及腹部肿块。

23. 嗜铬细胞瘤可分泌哪些激素？

可分泌肾上腺素（肾上腺肿瘤更常见）和去甲肾上腺素（肾上腺外肿瘤较常见）。

部分肿瘤可分泌生长激素抑制素、肠血管活性多肽（intestinal vasoactive polypeptide，VIP）、促肾上腺皮质激素和 P 物质等。

24. 诊断嗜铬细胞瘤最常用的诊断方法是什么？

I^{131} 碘苄基胍扫描法（meto-iodobenzyl guanidine，MIBG，最敏感）、增强 MRI、增强 CT。

25. 嗜铬细胞瘤的治疗方案是什么？

控制血压、扩充血容量、手术切除肿瘤。

26. 嗜铬细胞瘤的预后怎么样？

良性肿瘤患儿在手术完整切除肿瘤后即可治愈，恶性肿瘤的 5 年生存率约 44%。

第十节　纵隔肿瘤

1. 正常情况下前纵隔、中纵隔、后纵隔分别有哪些组织器官？
   前纵隔：胸腺、淋巴管、淋巴结、脂肪结缔组织。
   中纵隔：气管、主要支气管、食管、心脏和大血管。
   后纵隔：脊神经丛的胸段、交感神经链近端部分、结缔组织、
   　淋巴组织。

2. 纵隔囊肿的病理类型有哪些？
   支气管囊肿、胸腺囊肿、肠源性囊肿、神经管肠源性囊肿、
   皮样囊肿、囊性淋巴管瘤、心包囊肿。

3. 囊性水瘤最常见部位是什么？
   颈后三角区，来源于原始的颈部淋巴管囊。

4. 来源于前纵隔的囊肿有哪些？
   胸腺囊肿、皮样囊肿。

5. 来源于中纵隔的囊肿有哪些？
   肠源性囊肿、支气管囊肿、神经肠源性囊肿（位于中纵隔、
   后纵隔之间）、心包囊肿。

6. 纵隔肿瘤中最常见的实质性肿瘤是什么？
   淋巴瘤（霍奇金淋巴瘤和非霍奇金淋巴瘤）。

7. 除淋巴瘤外，纵隔其他常见的实质性肿瘤有哪些？
   胸腺瘤、神经源性肿瘤、畸胎瘤、脂肪母细胞瘤、胚芽细胞
   肿瘤。

8. 霍奇金淋巴瘤患儿在前纵隔发现肿块的比例是多少？其主要
   临床表现有哪些？
   40% ～ 60%。患儿表现为咳嗽、喘息，严重者可出现呼吸
   抑制。

9. 纵隔神经源性肿瘤可压迫交感神经链而产生霍纳综合征
   （Horner Syndrome）的表现有哪些？
   患侧上睑下垂、瞳孔缩小、患儿额部少汗、眼球凹陷、虹膜

异色。

10. 发生于后纵隔的实体肿瘤有哪些?

　　神经母细胞瘤、节细胞神经母细胞瘤、节细胞神经瘤、神经纤维瘤、神经鞘瘤等神经源性肿瘤。

11. 儿童前纵隔常见的实体肿瘤有哪些?

　　畸胎瘤、胸腺瘤。

12. 比较罕见的儿童纵隔肿瘤有哪些?

　　血管瘤、脂肪瘤、脂肪母细胞瘤、横纹肌肉瘤、神经外胚层肿瘤、骨肉瘤、纤维瘤、嗜铬细胞瘤。

第十一节　生殖细胞肿瘤

1. 生殖细胞肿瘤占全部儿童恶性肿瘤的比例是多少?

　　约 2%。

2. 胎儿期卵巢囊肿发生率较高,而新生儿期发生率较低的原因是什么?

　　胎儿期卵巢囊肿在怀孕晚期或出生后早期会自行退化或被吸收。

3. 卵巢单纯性囊肿需要手术干预的指征是什么?

　　囊肿直径 > 5 cm。

4. 新生儿巨大卵巢囊肿最佳治疗方式是什么?

　　腹腔镜下行囊肿去顶术。

5. 生理性卵泡囊肿的直径通常有多大?

　　< 2 cm。

6. 卵巢单纯性囊肿与复杂性囊肿有什么区别?

　　单纯性囊肿:壁薄、单囊、液性内容物。

　　复杂性囊肿:壁厚、有分隔、混合性(囊实性)肿块。

7. 发生黄体囊肿的患儿,其年龄有什么特点?

　　通常是十几岁的女孩,出现在排卵开始后。

8. 卵巢肿瘤中生殖细胞肿瘤占比是多少?

60% ~ 65%。

9. 囊性畸胎瘤和实性畸胎瘤在手术方式上有什么区别？

囊性畸胎瘤：切除肿瘤，保留正常卵巢组织。

实性畸胎瘤：常为未成熟畸胎瘤，需考虑肿瘤及患侧卵巢切除术。

10. 目前卵巢恶性生殖细胞肿瘤的生存率是多少？

> 90%。

11. 恶性生殖细胞肿瘤的病理类型有哪些？

卵黄囊瘤、无性生殖细胞瘤、胚胎细胞癌和绒癌。

12. 儿童生殖细胞肿瘤（性腺内和性腺外）如何分期？

Ⅰ期：肿瘤局限于卵巢、睾丸或性腺外，表面无肿瘤浸润，术后肿瘤标志物可恢复至正常水平。

Ⅱ期：肿瘤切除后镜下残留病灶，术前肿瘤破裂或术后肿瘤标志物水平居高不下。

Ⅲ期：术后肿瘤肉眼残留或仅作肿瘤活检后，或腹膜后淋巴结活检阳性。

Ⅳ期：肿瘤远处转移。

13. 卵巢无性细胞瘤的预后怎么样？

无性细胞瘤是低度恶性肿瘤，预后比较好，生存率超过 90%。

14. 胚胎癌可分泌的肿瘤标志物有哪些？

AFP、β-HCG。

15. 绒毛膜上皮癌分泌的肿瘤标志物是什么？

β-HCG。

16. 生殖母细胞瘤的来源是什么？

来源于发育不全的性腺。

17. 儿童性腺的非生殖细胞肿瘤类型有哪些？

①卵巢：上皮性肿瘤，性索 - 基质肿瘤（包括粒膜鞘瘤、支持细胞 - 间质细胞瘤、混合性肿瘤）。

②睾丸：性索 - 基质肿瘤（包括支持细胞肿瘤、间质细胞肿瘤、混合性肿瘤）。

18. 在儿童卵巢性索 - 基质肿瘤中最常见的是什么？其临床表现
　　有哪些？
　　最常见：粒膜 - 鞘瘤（约占 84%），通常为良性（> 90%）。
　　临床表现：腹部肿块、性早熟（与雌二醇分泌过多有关）。

19. 在所有恶性肿瘤中，睾丸肿瘤的比例是多少？
　　约 1%。

20. 最常见的儿童睾丸肿瘤是什么？
　　生殖细胞肿瘤（约占 75%）。

21. 儿童恶性睾丸生殖细胞肿瘤中最常见的病理类型是什么？
　　卵黄囊瘤。

22. 睾丸根治性切除手术的定义是什么？
　　于内环口水平结扎并切除精索及睾丸，即可完成根治性睾丸
　　切除术。

23. 睾丸畸胎瘤好发于什么年龄段？
　　< 3 岁。

24. 精原细胞瘤在哪一类患者中发病率最高？
　　腹腔型隐睾。

25. 精原细胞瘤对放疗及化疗的敏感性怎么样？
　　对放疗极其敏感；对化疗反应也良好。

26. 双侧睾丸白血病或淋巴瘤浸润时的最佳治疗方案是什么？
　　放疗。

第十二节　骨肿瘤

1. 儿童最常见的恶性骨肿瘤有哪些？
　　成骨肉瘤、Ewing 肉瘤（尤因肉瘤）。

2. 儿童恶性骨肿瘤最常见的症状有哪些？
　　最常见的症状是疼痛，其特点是：持续性、夜间加重，与活
　　动无关。

3. 恶性骨肿瘤在 X 线片上的改变有哪些？
   ①骨骼受损（骨破坏、虫蚀征）；
   ②骨损伤反应（如骨内膜和骨膜的阳光征、洋葱皮征）；
   ③特定特征（如新骨形成、钙化、玻璃样改变）。

4. 哪一项检查可有助于诊断肿瘤骨转移？
   ^{99m}Te 全身骨 ECT 扫描。

5. 血清碱性磷酸酯酶对骨肿瘤有什么临床意义？
   约 60% 的骨肉瘤和 100% 的成骨细胞型骨肉瘤患儿中，血清碱性磷酸酯酶升高，可以此评估患儿对化疗的反应。

6. 目前对局限性骨肉瘤的治疗方案有哪些？治愈率怎么样？
   治疗方案：新辅助化疗、外科治疗。
   治愈率约 70%。

7. 在恶性骨肿瘤中跳跃式转移的发生率有多少？应用术前新辅助化疗后其发生率有多少？
   跳跃式转移的发生率 < 10%。
   应用术前新辅助化疗后，其发生率几乎为 0。

8. 目前四肢骨肉瘤患儿的手术原则是什么？
   行保肢手术。

9. 骨肉瘤患儿行放疗的副作用有哪些？
   放射区域的骨组织变形、继发肿瘤（如骨肉瘤）、放疗后骨折。

10. 在长骨恶性肿瘤患儿中，放疗后骨折发生率是多少？
    约 60%。

11. 成骨肉瘤的好发部位有哪些？发病率男女比率是多少？
    骨生长旺盛的部位（如股骨远端、胫骨近端、肱骨近端），发病率男女比率是 2∶1。

12. 成骨肉瘤组织类型有哪些？
    成骨细胞肉瘤、成软骨细胞肉瘤、成纤维肉瘤、毛细血管扩张性骨肉瘤、巨细胞骨肉瘤、恶性纤维组织细胞样骨肉瘤、上皮样骨肉瘤。

13. 骨肉瘤、Ewing 肉瘤的肿瘤细胞形态学特征是什么？
    骨肉瘤的细胞呈梭形细胞，Ewing 肉瘤的细胞呈小圆细胞。

14. 骨肉瘤的 X 线片特有表现是什么？
   Codman 三角。

15. Ewing 肉瘤的 X 线片特有表现是什么？
   骨干的葱皮样改变。

16. 骨软骨瘤的临床表现有哪些？
   在肢体或者躯干可触及无痛性质硬肿块，可压迫周围组织，影响关节功能。

17. 成骨肉瘤预后不良的影响因素有哪些？
   股骨病变、年龄＜10 岁、男性、诊断时已转移、初次治疗后复发、新辅助化疗后无肿瘤缺血坏死等。

18. 成骨肉瘤最常见的转移部位是什么？
   肺转移。

19. 成骨肉瘤应采取什么治疗方案？
   新辅助化疗、保肢技术下完整切除肿瘤、应用放疗以局部控制肿瘤、切除肺转移灶。

20. 成骨肉瘤的化疗方案中常用的化疗药物有哪些？
   甲氨蝶呤、阿霉素、异环磷酰胺、依托泊苷、顺铂。

21. Ewing 肉瘤的好发部位有哪些？
   约 65% 的 Ewing 肉瘤发生在股骨、胫骨、肱骨、肋骨，大部分发生在管状骨的骨干处。

22. Ewing 肉瘤的好发年龄是什么？发病率男女比率是多少？
   好发于青少年，发病率男女比率为 2：1。

23. Ewing 肉瘤患儿血清乳酸脱氢酶水平升高有什么意义？
   提示预后不良。

24. Ewing 肉瘤 X 线片的表现有哪些？
   葱皮样征象：广泛骨皮质损伤伴随层状的皮质新生骨，皮质新生骨向外隆起，形成多层样结构。

25. Ewing 肉瘤转移的先后次序是什么？
   首先是肺部，其次是颅骨，再次是骨盆，最后是长管状骨。

26. 骨 Ewing 肉瘤和骨外 Ewing 肉瘤的转移途径有什么区别？
   骨外 Ewing 肉瘤可转移到局部淋巴结，骨 Ewing 肉瘤很少有淋巴结转移。

27. Ewing 肉瘤出现明显转移灶的高危因素有哪些？
骨盆肿瘤、血清 LDH 增高、发热、症状间歇性发作、年龄
< 3 个月或年龄 > 12 岁。

28. Ewing 肉瘤的治疗方法有哪些？
手术肿瘤切除、新辅助化疗（术前化疗可使肿瘤萎缩，瘤体
界限更清晰，有利肿瘤切除）、放疗（可减少肿瘤耐药，缓
解疼痛）。

29. 目前 Ewing 肉瘤的 5 年生存率和无病生存率是多少？
5 年生存率约 64%，无病生存率约 58%。
对辅助化疗敏感的患者有较高生存率（约 75%），对化疗不
敏感者生存率仅约 20%。

30. 常见的儿童良性骨肿瘤和肿瘤样病变有哪些？
骨软骨瘤、单房性骨囊肿、骨瘤、动脉瘤性骨囊肿、骨样骨
瘤、纤维皮质发育不良、成骨细胞瘤、非骨化性纤维瘤、成
软骨细胞瘤。

31. 儿童骨良性肿瘤中最常见的是什么？其恶变率有多少？
骨软骨瘤最常见，有 1% ~ 2% 的恶变率（软骨肉瘤）。

32. 儿童良性骨肿瘤和肿瘤样病变的治疗方式有哪些？
局部病灶切除、刮除术和植骨术。

第十三节 神经纤维瘤

1. 儿童时期最常见的神经组织肿瘤是什么？
神经纤维瘤。

2. 神经纤维瘤的发生率是多少？
约 1/3000。

3. 神经纤维瘤典型的皮肤表现是什么？
牛奶咖啡斑。

4. 神经纤维瘤的临床表型可分为哪些类型?

纤维瘤软疣、丛状神经纤维瘤、象皮肿神经中断症和四肢的神经纤维瘤、纵隔和胸腔的神经纤维瘤、涉及内脏的神经纤维瘤、脊柱后凸侧凸畸形、中枢神经纤维瘤、性早熟和发育减退、高血压、神经纤维肉瘤等。

第十四节　脑肿瘤

1. 最常见的儿童实体肿瘤是什么?

脑肿瘤。

2. 导致脑肿瘤的发病病因有哪些?

①胚胎残余组织(如颅咽管瘤);

②基因遗传(17号染色体异常引起神经纤维瘤Ⅰ型,见于视路胶质瘤);

③环境因素(辐射与胶质瘤发病有关);

④与其他癌症的关系(视网膜母细胞瘤患儿好发松果体母细胞瘤)。

3. 儿童脑肿瘤的临床表现有哪些?

头痛、恶心、呕吐、视力障碍、嗜睡、头围增大等。

4. 后颅窝最常见的肿瘤有哪些?

髓母细胞瘤、星形细胞瘤和室管膜瘤。

5. 髓母细胞瘤占儿童颅内肿瘤中的比例是多少?

约20%,占所有儿童后颅窝肿瘤的约30%。

6. 髓母细胞瘤起源于什么部位?

多位于小脑蚓部,可突入第四脑室,偶见于小脑半球。

7. 髓母细胞瘤的治疗手段包括哪些?

手术、放疗和化疗。

8. 髓母细胞瘤的5年生存期是多少?

30% ~ 70%。

9. 颅咽管瘤的临床表现有哪些?

视神经和视交叉受压迫引起的视力视野障碍、内分泌功能障碍、颅高压症状。

10. 头颅 CT 上可见蛋壳样钙化的脑肿瘤是哪一种肿瘤?

颅咽管瘤。

11. 颅咽管瘤的治疗方式包括哪些?

手术和放疗。

12. 颅咽管瘤的手术并发症有哪些?

垂体功能低下、下丘脑损伤(意识障碍、高热、尿崩、电解质紊乱)、视力视野受损、颅内血肿、颈内动脉假性动脉瘤。

13. 室管膜瘤好发于哪些部位?

第四脑室、幕上脑组织和脊髓。

14. 哪一种后颅窝肿瘤可在头颅 CT 中常见钙化灶?

室管膜瘤。

15. 哪一种后颅窝肿瘤可在头颅 CT 中常见囊性伴结节改变?

小脑毛细胞星形细胞瘤。

16. 松果体肿瘤的组织学类型有哪些?

生殖细胞瘤、松果体实质肿瘤(松果体细胞瘤、松果体母细胞瘤)、畸胎瘤、星形细胞瘤、松果体囊肿、皮样和表皮样囊肿。

第十五节 血管瘤

1. 脉管异常可分为哪两大类?

血管肿瘤、脉管畸形。

2. 血管肿瘤的主要病理表现是什么?

血管内皮细胞的异常增殖,以血管瘤为典型。

3. 婴幼儿时期最常见的良性肿瘤是什么?

血管瘤。

4．血管瘤常见的发病部位有哪些?

约 60% 位于头颈部，约 25% 位于躯干部，约 15% 位于四肢。

5．血管瘤的发病率是多少?

新生儿期发病率约 1%，婴儿期约 10%。

6．血管瘤生长迅速的时间段是什么?

一般生后 3 个月为生长加速期，6 个月后为减速期，完全消退要 1 ~ 2 年，甚至更长。腮腺血管瘤多可自然消退。

7．血管瘤发生的性别比例是多少?

女：男 = (3 ~ 5)：1

8．血管瘤治疗的急迫性主要取决于什么?

生长部位。

9．血管瘤最常见的并发症是什么?

溃疡。

10．局部侵袭或交界性血管肿瘤有哪些?

卡波西型血管内皮瘤（Kaposiform hemangioendothelioma，KHE）、网状血管内皮细胞瘤、乳头状淋巴管内血管内皮细胞瘤（Dabska 瘤）、复合性血管内皮细胞瘤、假肌源性血管内皮细胞瘤、多形性血管内皮细胞瘤、血管内皮细胞瘤、卡波西肉瘤。

11．恶性血管肿瘤有哪些?

血管肉瘤、上皮样血管内皮细胞瘤。

12．Kasabach-Merritt 现象（Kasabach-Merritt phenomenon，KMP）是指什么?

KMP 是指卡波西型血管内皮瘤和丛状血管瘤（tufted hemangioma，TA）所引起的严重血小板减少、微血管病性溶血性贫血、继发性纤维蛋白原降低和消耗性凝血功能障碍的一类临床表现。

13．KMP 的发病率是多少?

KMP 多发生于新生儿或婴幼儿，在小儿血管性疾病中，KMP 的发生率约 1/300，男女发病率相似。

14．KMP 的预后怎么样?

KMP 病程凶险，患者往往因凝血功能紊乱、败血症，以及重要器官损害而预后不佳，死亡率高达 20% ~ 30%。

15. **KMP 的临床表现有哪些？**

KMP 主要表现为血管肿瘤短期内突然迅速增大并向周围扩散，表面紫红、温热，质硬有触痛，局部有瘀斑。

16. **KMP 的发病部位有哪些？**

血管肿瘤多在出生时即存在，可位于皮肤、肌肉，也可位于腹膜后、纵隔、肝、脾等实质脏器，以及骨骼、眼眶和颅内等。

17. **KMP 的实验室检查有哪些异常表现？**

血小板明显减低，纤维蛋白原明显降低、纤维蛋白降解产物（FDP）或 D- 二聚体增高，同时有一定程度的微血管病性溶血性贫血。

18. **KMP 的治疗措施有哪些？**

①全身用药是目前 KMP 的首选治疗方法，包括：糖皮质激素（有效率在 35% ~ 54%）、长春新碱、普萘洛尔、西罗莫司（有效率约 96%）、干扰素 α。

②局部治疗：局部压迫治疗、网状缝扎治疗、介入栓塞治疗等。

③手术治疗：少数局限、表浅的病灶首选手术切除。

④介入栓塞：在血管造影辅助下对 KHE/TA 的主要滋养血管进行选择性的药物或材料栓塞，可暂时缩小病灶，缓解凝血障碍，为进一步的手术或药物治疗创造条件。

19. **血管瘤治疗方法有哪些？**

①观察或等待血管瘤自行消退；

②激光治疗；

③瘤体内注射治疗（如激素、博来霉素等）；

④口服药物治疗治疗（如激素、普萘洛尔）；

⑤干扰素 α；

⑥手术切除；

⑦其他药物（如环磷酰胺、长春新碱、平阳霉素等）。

20．哪个部位是血管瘤注射治疗的相对禁忌证?

眼周。

21．全身应用皮质激素治疗血管瘤的剂量是多少?

口服泼尼松，(2 ~ 5) mg/ (kg · d)。

22．普萘洛尔治疗血管瘤的方案是什么?

目前建议剂量为 (1.5 ~ 2) mg/ (kg · d)，分 2 次服用。有效率约99%。

23．干扰素 α 治疗血管瘤的适应证有哪些?

对危及生命或影响功能的重症血管瘤，激素治疗无效时。有效率约50%。

24．干扰素 α 治疗血管瘤的常见不良反应有哪些?

常见的不良反应：发热、流感样症状、暂时性神经系统症状、肝酶升高、血小板减少等。

不可逆的痉挛性双侧瘫痪是其最严重的不良反应，发生率约20%，尤其是 1 岁以下的婴儿应慎重使用。

25．婴儿期血管瘤手术切除指征有哪些?

①影响视力或声门梗阻；

②压迫眼球引起散光或弱视；

③出血；

④溃疡；

⑤病变会产生明显瘢痕。

26．脉管畸形是指什么?

由脉管结构异常发育而形成的疾病。

27．脉管畸形分类依据是什么?

主要是根据病变中主要的管腔结构、流经病变的血流速度来区分。

28．脉管畸形的分类有哪些?

慢流病变：静脉畸形、淋巴管畸形、淋巴管静脉混合畸形。

快流病变：动静脉畸形、动静脉瘘。

第十六节　淋巴管畸形

1. 淋巴管畸形分类有哪些？

   普通（囊性）淋巴管畸形（旧称淋巴管瘤）、泛发性淋巴管异常（general lymphatic malformation，GLA）（包括卡波西样淋巴管瘤病 Kaposiform lymphangiomaosis，KLA）、Gorham-Stout 综合征（Gorham-Stout disease，GSD）中的淋巴管畸形、管道型淋巴管畸形、获得性进行性淋巴管瘤、原发性淋巴水肿。

2. 普通（囊性）淋巴管畸形的分型有哪些？

   可分为大囊型（囊腔直径 > 2 cm）、微囊型（囊腔直径 < 2 cm）和混合型。普通（囊性）淋巴管畸形的发病率为 1/4 000 ～ 1/2 000，尚未发现有性别和种族的差异。

3. 淋巴管畸形的病理学特点有哪些？

   淋巴管畸形是由内皮细胞组成的壁薄、形态不规则及大小各异的淋巴管扩张而成，腔内充满淋巴液，周围则有大量的成纤维细胞、白细胞、脂肪细胞和肌细胞等。但是，在淋巴管畸形的整个病理过程中，无淋巴内皮细胞数量的增加，且其形态和功能也表现正常，仅淋巴管管腔直径发生变化。

4. 淋巴水肿是什么？

   由于淋巴管梗阻或发育不良而形成的肢体病变。

5. Gorham 综合征是指什么？

   Gorham 综合征（又称 Gorham-Stout 病、戈勒母病、骨消失、消失骨病、大块骨溶解）是一种原因不明的以进行性骨质破坏，伴脉管系统增生为特征的罕见疾病。许多患者有皮肤血管病变。

6. 蓝色橡皮疱样痣综合征（blue rubber bled nevus syndrome，BRBNS）是指什么？

   是一种罕见的疾病，特点为皮肤和胃肠道静脉畸形，其他内脏器官有时也会受累。诊断特点是可压缩结节，结节压之退缩，留下一个空的皱缩囊，松开后立即恢复原样。

7. 淋巴管畸形的临床表现有哪些？

多为质软囊性肿块，表面皮肤颜色正常。

8. 淋巴管畸形的诊断方法有哪些？

典型临床表现，结合超声、诊断性穿刺及 MRI 检查，必要时辅以 CT 检查及活检，基本可以确诊。

可行诊断性穿刺，若穿刺抽出淡黄色清亮淋巴液即可诊断为淋巴管畸形，若抽出陈旧性血液，结合细胞学检查，则可诊断为淋巴管瘤伴出血。

9. 囊性淋巴管畸形最常见的并发症有哪些？

瘤内出血，感染及炎症引起的疼痛、发热、红肿。在特殊部位，则可能导致毁容、畸形、压迫重要器官引起功能障碍，造成长期后遗症，甚至危及生命。

10. 淋巴管畸形与血管瘤的疾病进程上最主要的区别是什么？

淋巴管畸形很少发生自发性消退，而血管瘤有部分可自发消退。

11. 淋巴管畸形最主要的治疗方式是什么？

手术切除。

12. 目前淋巴管畸形手术指征有哪些？

①病灶较小，位置较好，可完全切除；

②有症状的微囊型淋巴管畸形；

③硬化治疗后仍有症状的巨囊型及混合型淋巴管畸形；

④有危及生命的并发症；

⑤对外观影响较大。

13. 淋巴管畸形术后的远期并发症有哪些？

术后长时间的引流、局部血肿、蜂窝织炎。

14. 淋巴管畸形术后复发率约有多少？

5% ～ 15%。

15. 对不能切除的或复发的淋巴管畸形可采用的治疗方法有哪些？

①注射治疗：瘤体内注射 OK-432、博来霉素、无水乙醇、聚多卡醇等。

②口服药物治疗：西罗莫司、阿培利司等。

16. **肠道淋巴管畸形好发于什么年龄段？**
    < 3 岁。

17. **肠道淋巴管畸形的常见症状有哪些？**
    因蛋白质丢失而导致患者出现腹泻、呕吐、生长迟缓。

18. **肠道的淋巴管畸形通过哪种方法可明确诊断？**
    手术活检。

19. **肠道淋巴管畸形的饮食疗法有哪些？**
    高蛋白质、低脂饮食，注意中链脂肪酸和维生素的供给。

20. **新生儿及婴儿期颈深部咽喉部淋巴管畸的主要表现是什么？**
    气道压迫。

21. **年长儿肺淋巴管畸形的临床表现有哪些？**
    杵状指、呼吸困难、咯血。

22. **肺淋巴管畸形的诊断方法是什么？**
    肺活检。

23. **肺淋巴管畸形的治疗方法有哪些？**
    支持治疗，必要时胸腔引流。

24. **骨淋巴管畸形的临床表现有哪些？**
    疼痛、畸形、病理性骨折。

25. **骨淋巴管畸形的治疗方法有哪些？**
    刮除病灶并在缺损处充填自体骨片，必要时可行西罗莫司或阿培利司治疗。

26. **儿童淋巴水肿最常见的病因是什么？**
    下肢原发性先天性淋巴水肿。

27. **根据发病年龄的不同，淋巴水肿可分为哪 3 类？**
    ①遗传性淋巴水肿，出生即有，也称为 Milroy 病（米尔罗伊病）；
    ②早发型淋巴水肿，在青春期早期出现；
    ③迟发型淋巴水肿，在 35 岁以后产生。

28. **淋巴水肿的发病机制是什么？**
    下肢淋巴管道的缺失、不发育或发育不良。

29. 淋巴水肿的并发症有哪些?

　　肢体水肿伴有皮肤增厚、脱色、蜂窝织炎、淋巴管炎。

第十七节　动静脉畸形

1. 静脉畸形是什么?

　　静脉畸形旧称海绵状血管瘤,包括静脉曲张、海绵样静脉团、肢体或器官弥漫性病变。

2. 静脉畸形常见的临床表现有哪些?

　　疼痛、肿胀。

3. 静脉畸形的辅助检查有哪些?

　　X 线片、B 超、MRI、瘤体造影、瘤体穿刺、选择性动脉造影。

4. 静脉畸形最常见部位有哪些?

　　头颈部最好发,可见明显外观畸形和器官移位,还可导致骨骼发育异常。

5. 静脉畸形主要治疗方法有哪些?

　　硬化剂注射治疗、手术切除。

6. 静脉畸形非手术治疗方式有哪些?

　　血管内硬化治疗、激光治疗、铜针留置术、电化学、患肢压迫治疗等。

7. 静脉畸形的常用手术方式有哪些?

　　①单纯手术切除;

　　②硬化后手术切除;

　　③热凝及其他治疗后手术;

　　④修复重建手术。

8. 动静脉畸形常见并发症有哪些?

　　出血、下游区缺血、高输出量心力衰竭。

9. 先天性动静脉瘘好发于什么部位?

　　四肢。

10. 动静脉畸形常见的临床表现有哪些？

　　皮肤的毁形、肢体肿胀、疼痛。

11. 新生儿肝动静脉畸形的最初症状是什么？

　　难治性充血性心力衰竭。

12. 动静脉畸形治疗方法有哪些？

　　手术切除；

　　非手术治疗（压迫治疗、栓塞治疗）。

13. Marfan 综合征（马方综合征）的临床表现有哪些？

　　高而细长的体型，高度扩展性的关节，伴细长指趾，眼睛晶状体脱位，婴幼儿期有腹股沟斜疝和鸡胸。可有自发性的气胸和升主动脉瘤。

14. Klippel-Trénaunay 综合征的临床特点有哪些？

　　①患肢大面积红斑；

　　②先天性静脉（淋巴管）畸形；

　　③骨和软组织增生肥大。

15. 葡萄酒色斑是指什么？

　　葡萄酒色斑最常见的毛细血管畸形，又称鲜红斑痣，系先天性皮肤毛细血管扩张畸形。

16. 葡萄酒色斑的发病率是多少？

　　0.3% ～ 0.5%。

17. 葡萄酒色斑的临床表现有哪些？

　　常在出生时发现，好发于头、面、颈部，也可累及四肢和躯干。表现为边缘清楚而不规则的红斑，压之褪色或不完全褪色。红斑颜色常随气温、情绪等因素而变化。随着年龄的增长，病灶颜色逐渐加深、增厚，并出现结节样增生。

第七章 头颅、神经外科疾病

1. 产生脊柱裂畸形的病因是什么？
   多数是怀孕第 4 周神经管闭合不全所致。
2. 脊柱裂畸形最常见类型是哪一种？
   脊髓脊膜膨出。
3. 颅脊柱裂畸形中最严重的是哪一种畸形？
   无脑畸形，系整个脊髓的神经板闭合不全。
4. 脊髓脊膜膨出的发病部位有哪些？
   发病部位可以是背部中线任何位置，通常在腰骶和骶尾部
   （约占 85%）。
5. 脊髓脊膜膨出的合并畸形及异常有哪些？
   可伴有小脑扁桃体下疝畸形、脑积水。还可有神经功能障碍，
   泌尿系统、骨骼系统畸形。
6. 脊髓脊膜膨出发病率是多少？
   0.05% ~ 0.1%。
7. 脊髓脊膜膨出发病有无性别差异？
   女孩略多于男孩。
8. 脊髓脊膜膨出患儿中有家族史的比例是多少？
   约 95%。
9. 脊髓脊膜膨出的发病原因是什么？
   缺乏叶酸。
10. 通过产前超声发现胎儿神经管闭合不全的比例是多少？
    90% ~ 95%。
11. 胎儿神经管闭合不全的确诊方法是什么？
    检测羊水中 AFP 及乙酰胆碱酯酶的水平，准确率约 97%。
12. 神经管闭合不全患儿智力落后的主要原因有哪些？
    ①脑积水未经治疗；
    ②反复中枢感染。

13. 神经管闭合不全的治疗原则是什么？
    早期积极治疗。

14. 神经管闭合不全的治疗方法是什么？
    手术修补缺损处。

15. 发生脑积水的原因有哪些？
    ①脑脊液产生过多；
    ②蛛网膜颗粒吸收脑脊液能力下降，导致脑脊液吸收障碍；
    ③脑脊液通路阻塞，致使脑脊液无法到达吸收部位。

16. 脑脊液的循环途径是指什么？
    侧脑室 -Monro 孔（室间孔）- 第三脑室 - 中脑导水管 - 第四脑室 - 经流出孔 Luschka 孔和 Magendie 孔流入枕大池。

17. 脑积水的分类有哪些？
    交通性脑积水、梗阻性脑积水。

18. 导致婴幼儿脑积水的常见原因是什么？
    脑脊液通路阻塞。

19. 婴幼儿脑积水的治疗措施有哪些？
    ①脑室腹腔分流术；
    ②内镜下第三脑室底造瘘术。

20. 脑积水术后的主要并发症有哪些？
    分流障碍（分流管阻塞）、感染、引流过度。

21. 脑积水术后最常见的分流障碍是什么？
    脉络丛阻塞脑室端引流管。

22. 脑室过度引流可导致的并发症有哪些？
    脑室裂隙综合征、硬膜下血肿、颅内低压、狭颅症等。

23. 脑积水术后发生感染的处理措施有哪些？
    拔除引流管、暂时性脑室外引流、静脉内或鞘内注射抗生素、感染控制后重新置入新的引流管。

24. 大多数脑积水术后感染的病原菌有哪些？
    表皮葡萄球菌、金黄色葡萄球菌。

25. 脑积水引流术后腹腔内并发症有哪些？
    腹腔囊肿，引流管折叠、打结，引流管刺入肠腔、膀胱或鞘状突等导致穿孔。

26．神经管缺陷的分类有哪些？
　　脑膨出、无脑畸形、脊柱裂。

27．显性脑膜膨出按膨出内容物可分为哪几种类型？
　　单纯脑膜膨出、脑膨出、脑膜脑膨出。

28．脑膨出和脑膜脑膨出有什么区别？
　　脑膨出内容物无脑脊液，脑膜脑膨出有脑脊液。

29．脊髓脊膜膨出的主要死亡原因是什么？
　　小脑扁桃体下疝畸形Ⅱ型。

30．小脑扁桃体下疝畸形Ⅱ型导致的解剖学改变是什么？
　　为小脑蚓部、颈髓交界部、脑桥、延髓和四脑室向尾侧移
　　位，并伴有小脑扁桃体下移到枕骨大孔处或下方，延髓呈折
　　叠状、枕大池消失以及小脑幕低位致后颅窝狭小。

31．小脑扁桃体下疝畸形Ⅱ型可导致严重并发症的原因是什么？
　　因严重的脑干功能障碍，致神经迅速退行性病变，通常在出
　　生后 9～12 周内死亡。

32．小脑扁桃体下疝畸形Ⅱ型的手术指征有哪些？
　　休息时喘鸣、反复发作的吸入性肺炎、严重的窒息、显著或
　　进行性增大的空间。

33．小脑扁桃体下疝畸形Ⅱ型的治疗方法有哪些？
　　放置脑室腹腔引流管，行颈颅交界处减压手术。

34．何谓脊髓栓系？
　　脊髓栓系是指由多种脊髓先天性发育异常导致的综合征。脊
　　髓栓系即脊髓下端（圆锥）各种原因受制于椎管的末端，
　　使其位置低于正常。

35．脊髓栓系的发病原因有哪些？
　　可由脊髓终丝紧张、脂肪脊髓脊膜膨出、隐性脊柱裂、脊髓
　　分裂畸形、潜毛窦及皮样囊肿等导致。

36．脊髓栓系的常见症状有哪些？
　　后背痛、膀胱紧张性改变、下肢感觉和（或）运动缺失、痉
　　挛和脊柱侧凸。

37. 脊髓栓系的首选诊断方法是什么？

磁共振（MRI）。

38. 脊膜膨出是指什么？

是硬脊膜在背侧未能融合，形成一个有皮肤覆盖的囊性肿块，脊髓发育正常，肿块内无神经组织。

39. 脊膜膨出与脊髓脊膜膨出有什么区别？

不伴有脑积水或小脑扁桃体下疝畸形。

40. 脂肪脊髓脊膜膨出是什么？

腰骶部皮肤覆盖的脂肪瘤，进入椎管中央缺损通过筋膜、椎弓及硬膜的缺损与发育异常低位栓系的脊髓融合。

41. 脂肪脊髓脊膜膨出的首选诊断方法是什么？

磁共振（MRI）。

42. 脂肪脊髓脊膜膨出的治疗方法有哪些？

松解栓系的脊髓，尽量切除脂肪瘤，并修补硬膜缺损处。

43. 脊柱裂的皮肤表现是什么？

背脊中线处有一皮肤浅凹陷，可发生于脊髓任何位置。

44. 脊柱裂好发于什么部位？

腰骶部。

45. 脊柱裂的发病特征有哪些？

通常都穿过脊柱裂，进入硬膜囊及蛛网膜下腔，末端常伴有皮样囊肿或表皮样囊肿。

46. 所有背部中线处有皮肤小凹的患者首选检查是什么？

磁共振（MRI）。

47. 骶尾部皮样囊肿或表皮样囊肿的治疗方法是什么？

手术切除。

48. 何谓狭颅症？

为一条或多条骨缝过早关闭。

49. 原发性狭颅症的特征是什么？

出生时即有，为一条或多条骨缝过早闭合，并可阻碍脑的生长发育。

50. 继发性狭颅症的特征是什么？

脑发育不良或脑萎缩，导致颅骨无法生长，多条骨缝闭合。

51．狭颅症的发生率是多少？

约 1/1900。

52．狭颅症的发生率有无性别差异？

男性较多，约占 63%。

53．狭颅症的首选诊断方法是什么？

通过触摸骨缝和囟门而诊断。

54．通常囟门何时闭合？

后囟在出生后约 3 个月才闭合，随后前囟约 12 个月闭合。

55．狭颅症的首选治疗方法是什么？

早期进行手术纠治。

56．狭颅症最常见是那一种颅缝早闭？

矢状缝早闭。

57．舟状头畸形是哪一种颅缝早闭？

矢状缝早闭。

58．短头畸形是哪一种颅缝早闭？

双侧冠状缝早闭。

59．三角头畸形是哪一种颅缝早闭？

额缝早闭。

60．体位性斜头需要和哪一种颅缝早闭畸形进行鉴别诊断？

人字缝早闭。

61．矢状缝早闭的手术方案是什么？

出生 3 个月内可行简单的闭合矢状缝切开术，6 月以后行颅盖骨成形术。

62．新生儿帽状腱膜下血肿和骨膜下血肿有什么区别？

帽状腱膜下血肿范围广泛，常超过骨缝的界限；

骨膜下血肿界限不超过骨缝，触之质硬无波动感。

63．生长性颅骨骨折的手术指征有哪些？

骨缝间距超过 4 mm，局部脑膨出明显，伴有神经系统定位体征者。

64．"凸透镜形"是哪一种颅内血肿的典型影像学表现？

硬膜外血肿。

65. 硬膜外血肿的出血来源是什么？

　　脑膜中动脉及其分支、静脉窦静脉血管等。

66. 颅内血肿的手术指征影响因素有哪些？

　　是否有颅内压增高、患儿意识状态和神经体征、血肿量大小
和部位、颅脑合并外伤的严重程度。

67. 儿童脑内血肿需手术治疗的血肿量标准有哪些？

　　幕上血肿 > 20 ml，幕下血肿 > 8 ml。

68. 急性和亚急性硬膜下血肿的区别是什么？

　　急性，外伤后 3 天内出现血肿；亚急性，外伤后 4 天 ~ 3 周
出现血肿。

69. Parinaud 症是指什么？

　　眼球上视困难、瞳孔散大或者不等大。

70. 根据病原菌来源分类，脑脓肿的分类有哪些？

　　临近感染灶的脑脓肿、血源性脑脓肿、外伤性脑脓肿、隐源
性脑脓肿。

71. 脑脓肿的形成分期有哪些？

　　早期脑炎期、晚期脑炎期、早期脓肿壁形成期、晚期脓肿壁
形成期。

72. 脑脓肿的临床表现有哪些？

　　颅内感染的症状、颅内占位性病变的症状、脑局灶定位
症状。

73. 脑脓肿典型的影像学表现是什么？

　　环形强化。

74. 脑脓肿的非手术治疗适应证有哪些？

　　①颅内感染早期；

　　②脓肿直径 < 2.5 cm 的小型脓肿；

　　③血源性多发性脑脓肿。

75. 脑脓肿的手术指征有哪些？

　　①脓肿直径 > 2.5 cm；

　　②明显的颅高压症状；

③可破入脑室的脓肿；

④外伤后脑脓肿伴有异物；

⑤药物治疗无效的脓肿；

⑥新生儿期脑脓肿。

76. 脑脓肿的手术方式有哪些？

脑脓肿穿刺抽吸、脑脓肿导管持续引流、脑脓肿切除术。

77. 脑脓肿使用抗生素治疗的疗程是多久？

持续治疗 4～6 周。

78. 儿童颅内血管畸形有哪些？

动静脉畸形、动脉瘤、海绵状血管瘤、Galen 静脉瘤、颅内动静脉瘘。

79. 脑血管诊断的金标准是什么？

全脑数字减影血管造影（digital subtraction angiography，DSA）。

80. 烟雾病因何得名？

烟雾病由于颅底异常血管网形成，在脑血管造影时呈烟雾状而得名。

81. 烟雾病的发病率有什么性别差异？

女性好发。

82. 烟雾病的临床表现有哪些？

脑缺血（早期、侧支循环未建立）和脑出血（晚期、侧支循环建立后）。

83. 大脑大静脉畸形治疗的目的有哪些？

闭塞动静脉瘘口，减少血流，降低静脉压，改善脑血流，促进神经发育，并不强求解剖学治愈。

第八章　颈部疾病

1. 颈后三角区囊性水瘤（淋巴管瘤）在新生儿中的发病率是多少？

   约 1/12000。

2. 出生时及 2 岁前发现囊性水瘤的比例是多少？

   50% ~ 60% 在出生时即可发现，80% ~ 90% 在 2 岁前被发现。

3. 囊性水瘤的好发部位有哪些？

   颈部（约 75%），腋窝（约 20%），纵隔、后腹膜及腹股沟区（约 5%）。

4. 颈部哪一侧囊性水瘤的发生率更高以及原因？

   左侧的发生率高于右侧两倍，因左侧颈内静脉和锁骨下静脉汇合处的左静脉角有胸导管汇入。

5. 囊性水瘤治疗方法有哪些？哪一种效果最好？

   囊内注射硬化剂（OK-432、博来霉素、无水酒精），穿刺抽吸或引流作临时性减压，手术切除。

   手术切除是永久性治疗囊性水瘤的最好方法。

6. 鳃裂异常的来源有哪些？

   约 75% 的鳃裂异常来源于第二鳃裂，约 20% 来源于第一鳃裂。

7. 第二咽囊瘘管的内外开口的部位在哪里？

   瘘管外口在胸锁乳突肌前缘的下 1/3 处；

   瘘管内口可见于扁桃体窝的咽侧壁。

8. 第一鳃裂异常的临床表现有哪些？

   第一鳃裂异常可导致腮腺后缘形成小囊肿，或在婴儿期发现耳前的窦道，或形成延伸至外耳道的瘘管。

9. 第二鳃裂异常的常见表现有哪些？

   颈部胸锁乳突肌前缘下 1/3 处皮肤或皮下有圆形囊性肿物，偶有一小孔，可挤出透明黏液，向下压迫肿物其上方可扪及一索状物直达下颌内侧。化脓感染后局部红肿，破溃流出脓液。

10. 第三鳃裂异常的临床表现有哪些？

少见，窦道可经舌下神经及舌咽神经之间，经过颈动脉穿过甲状舌骨膜进入梨形窝内。

11. 第四鳃裂异常的临床表现有哪些？

极少见，常表现为左侧颈部复发性脓肿。

12. 新生儿颈正中肿块的疾病有哪些？

囊性水瘤、血管瘤、畸胎瘤、甲状腺肿、异位甲状腺组织、皮样脓肿、皮脂腺囊肿等。

13. 超过 6 个月的婴幼儿颈正中肿块的常见类型有哪些？

甲状舌管囊肿、皮样囊肿、淋巴结肿大。

14. 皮样囊肿与表皮囊肿的区别是什么？

皮样囊肿内容物为皮肤深部成分，如皮脂腺、毛囊、结缔组织；

表皮囊肿内容物为皮脂样物。

15. 异位甲状腺在甲状舌管附近的发生率是多少？

25% ~ 35%。

16. 甲状舌管畸形的表现形式有哪些？

约 75% 表现为囊肿，约 25% 继发感染形成瘘管。

17. 甲状舌管囊肿继发感染的细菌来源于什么部位？

甲状舌管囊肿经舌盲孔与口腔交通，口腔内细菌可以导致甲状舌管囊肿感染。

18. 甲状舌管囊肿体检中的特征性表现是什么？

囊肿随吞咽或伸舌上下移动。

19. 甲状舌管囊肿的发病部位有哪些？

①大多数囊肿位于颈正中线或接近舌骨；

②约 3% 的甲状舌管囊肿位于舌部；

③约 7% 位于胸骨上窝；

④约 1/4 的囊肿可偏离正中。

20. 甲状舌管囊肿的治疗措施有哪些？

争取在感染发生前（建议 2 岁以前）行手术切除。

完整切除囊肿，并切除舌骨中段和通向舌基底部的瘘管，继续向上分离应达到或接近舌盲孔，全部切除囊肿或窦道以防复发。

21. 甲状舌管囊肿术后的复发率是多少？

3% ～ 4%。

22. 甲状舌管囊肿容易导致复发的常见原因是什么？

术中未切除舌骨中段，复发率约33%。

23. 新生儿斜颈的发病原因是什么？

由胸锁乳突肌的纤维化引起，肌肉挛缩形成一个纤维化的肿块。

24. 斜颈的临床表现有哪些？

颈部肿块、面部转向健侧、头倾斜向患侧，日久可形成脸部大小不对称。

25. 斜颈治疗措施有哪些？

头颈部被动拉伸训练 + 按摩。

保守失败，则需行手术治疗（切断胸锁骨乳突肌下 1/3）。

26. 颈部淋巴结炎最常见的原因是什么？

继发于咽或者扁桃体感染。

27. 无菌性淋巴结炎的常见临床表现有哪些？

一侧颈部一个或多个淋巴结持续性增大，伴有轻微全身症状。

28. "猫抓综合征"是非细菌性慢性淋巴结肿大最常见的原因之一，其特征性临床表现是什么？

首先表现为接触部位出现丘疹，2 周内出现局部淋巴结的肿大、疼痛。

第九章　胸部疾病

第一节　上呼吸道疾病

1. 喉头和气道阻塞最常见的症状是什么？
   喘鸣。
2. 喘鸣类型与气道异常的部位有什么关系？
   ①高音吸气相喘鸣：提示在声门下区域出现气道异常。
   ②高音吸气相喘鸣伴低音延长呼气相喘鸣：提示在喉头下气道阻塞。
   ③单纯性呼气相喘鸣：提示支气管受累。
3. 正常婴幼儿中最常见的气道狭窄在什么部位？
   声门。
4. 先天性声门下狭窄的原因是什么？
   声门下区域的软组织增厚，偶尔也涉及声带疾病。
5. 后天性声门下狭窄的原因是什么？
   气管插管过深所致的导管外伤。
6. 处理严重气道阻塞的方法是什么？
   需先行气管切开，必要时行喉气管成形术。
7. 婴幼儿喉部最常见的先天畸形是什么？
   咽喉软化。
8. 咽喉软化的临床表现有哪些？
   当患儿活动或者激动时，发生呼吸相高调喘鸣；当患儿仰卧位颈部伸展时，喘鸣改善。
9. 咽喉软化的症状是怎样产生的？
   是由吸气时患儿喉部声门上结构塌陷造成的。
10. 咽喉软化的确诊方法是什么？
    直接喉镜可见长的凸状伸延会厌弓，即"Ω形会厌"。
11. 气管软化产生的原因是什么？

气管缺乏软骨支持，在发育过程中出现气管外部压迫。

12. 气管软化外部压迫的最常见畸形有哪些？

食管闭锁、血管环状畸形。

食管闭锁中食管近端的盲袋可压迫气管，血管环状畸形中主动脉或肺动脉可压迫气管。

13. 气管软化的主要临床表现有哪些？

粗糙的犬吠样咳嗽、呼吸窘迫、发绀。

14. 气管软化的首选诊断方法是什么？

支气管镜检查。

15. 气管软化导致的严重后果是什么？

气管塌陷。

16. 气管塌陷的基本治疗原则是什么？

手术解除外在的压迫，然后进行支撑治疗，直到气管软骨达到正常的支撑力硬度。

17. 婴幼儿和儿童最常见的声门下狭窄的原因是什么？

气管内插管。

18. 气道狭窄的发生率是多少？

2%～3%。

19. 气管狭窄的治疗方法有哪些？

①轻度狭窄：全身应用类固醇和腔内球囊扩张。

②持续狭窄：二氧化碳激光、外科电切、冷冻治疗。

③发生2级及以上的狭窄时，行内镜下瘢痕切除，再用硅橡胶支架支撑。

④环状软骨环水平以下气管狭窄，需要狭窄段气管切除，行气管端端吻合术。

20. 新生儿和儿童进行喉镜检查的最常见指征是什么？

高调喘鸣。

21. 通过喉镜检查可发现婴幼儿和儿童的哪些病变？

喉软骨软化、声门下血管瘤、喉部乳头状瘤、先天性声门的瓣膜、异物、喉部囊肿等。

22. 喉镜最常见的并发症是什么？

喉部水肿。

23. 婴幼儿和儿童支气管镜最重要的治疗用途是什么？

清除异物。

24. 婴幼儿和儿童建立气道的基本方式有哪些？

喉罩气道、气管内插管和气管切开导管置入。

25. 喉罩的适应证是什么？

患者不能进行气管内插管。

26. 应用喉罩的相对禁忌证有哪些？

患者行腹腔内手术或腹腔镜手术，因为喉罩通气时有误吸的风险。

27. 需要进行气管内插管的适应证有哪些？

①通气或氧合作用失败；

②需要气道保护；

③预防性的气管插管。

28. 气管内插管的通路有哪些？

经鼻插管、经口插管。

29. 婴幼儿和儿童很少采用经鼻气管插管的原因是什么？

鼻插管比较困难，可能会出现相关并发症，如鼻出血、鼻窦炎、鼻翼糜烂。

30. 气管插管导管的尺寸应如何选择？

尺寸接近患儿小指的粗细。计算公式如下。

无袖带的导管尺寸（mm）=（16 + 年龄）/4

有袖带的导管尺寸（mm）= 3 +（年龄 /4）

31. 气管切开手术的切口的选择？

在胸骨切迹上一横指作一个横切口。

32. 气管切开以后继发性狭窄的原因是什么？

切除了气管软骨。

33. 判断气管切开导管是否漏气的持续充气压力是多少？

20 cmH₂O。

34. 气管切开手术的相关并发症有哪些？

出血、皮下气肿、纵隔气肿、气胸、气管损伤、气管套管异常、感染、吞咽困难、切口异常、气管套管意外、呼吸窘迫等。

第二节　先天性肺发育异常

1. 先天性肺部病变主要有哪些？
   先天性囊性腺瘤样畸形（亦称先天性肺气道畸形）、先天性肺气肿或过度扩张、肺隔离症。
2. 新生儿肺发育异常所导致症状的决定因素有哪些？
   肺发育的程度及受影响的肺泡数量。
3. 肺囊性腺瘤样畸形的病因是什么？
   没有肺泡的末端支气管结构过度增殖。
4. 肺囊性腺瘤样畸形的临床表现有哪些？
   临床表现多样，轻重不一。可无症状，也可在新生儿期出现呼吸窘迫。
5. 肺囊性腺瘤样畸形的治疗方法是什么？
   肺楔形切除、肺段切除、肺叶切除，如为多叶病变者行一侧全肺切除。手术原则为尽量保留健肺组织。
6. 先天性大叶性肺气肿在进行胸腔打开时，会出现哪种特征性的情况？
   会"突然冒出"一个非常大的过度膨胀的肺叶，而肺血管供应正常。
7. 先天性大叶性肺气肿的临床表现有哪些？
   突然出现的呼吸困难、患侧呼吸音减低、叩诊高度回响。
8. 先天性大叶性肺气肿的治疗方法是什么？
   肺叶切除。
9. 肺隔离症是什么？
   为异常的肺组织肿块，由异常的体循环动脉供血（85%隔离肺血供来自腹主动脉，15%为胸主动脉），其支气管与正常气管支气管树之间没有交通。

10. 肺隔离症的类型有哪些?
   叶内型肺隔离症（约占 85%），叶外型肺隔离症（约占 10%），叶内、叶外混合型。

11. 叶内型肺隔离症的特征是什么?
   在相同的部位反复发生肺炎，通常在肺下叶，多在 2 岁以后发生。

12. 叶外型肺隔离症常合并哪些先天畸形?
   先天性心脏病、先天性膈疝、肠重复畸形、异位胰腺等。

第三节　呼吸道及肺部疾病

1. 支气管扩张是指什么?
   为不可逆的气道扩张，与反复细菌感染、支气管和支气管周围组织的炎性破坏有关。

2. 引起支气管扩张最常见原因是什么?
   感染。

3. 支气管扩张的主要临床表现有哪些?
   咳嗽、痰分泌物多、喘息、胸痛。约 50% 可有杵状指。

4. 支气管扩张的主要检查方法有哪些?
   胸片（可见支气管扩张、支气管增厚以及图章戒指征象）、胸部 CT。

5. 支气管扩张的治疗有哪些?
   体位引流术、胸部物理治疗。

6. 脓胸形成的 3 个阶段是什么?
   ①渗出期，发病前 3 天；
   ②纤维化脓期，发病 3 ~ 7 天；
   ③机化期，发病 2 ~ 3 周。

7. 脓胸最常见的病原体有哪些?

金黄色葡萄球菌、嗜血流行杆菌、肺炎链球菌。

8. 儿童脓胸的临床症状有哪些？

呼吸时胸痛、发热、咳嗽后短期的肺部感染史、腹部及胸部或者肩膀疼痛。

9. 脓胸的主要治疗措施有哪些？

静脉内应用敏感有效的抗生素、胸腔穿刺、胸腔闭式引流、胸腔镜手术、脓腔胸膜剥脱术。

10. 对于引流不充分的包裹性积液应怎样处理？

行胸腔镜手术。

11. 导致自发性气胸的原因是什么？

通常是肺顶部胸膜下肺大泡或者肺实质内肺大泡的自发性破裂所引起。

12. 自发性气胸的典型表现有哪些？

同侧急性的胸肋间痛、干咳。

13. 张力性气胸患者应如何紧急处理？

必须立即在第 2 肋间隙（在锁骨中线）做胸腔穿刺减压。

14. 自发性气胸的治疗措施有哪些？

①小的自发性气胸：闭合性气胸积气量<该侧胸腔容积的 20% 时，可不必抽气，一般在 2 周内可自行吸收。

②大的自发性气胸：大量气胸须进行胸膜腔穿刺，抽尽积气，或行闭式胸腔引流术，以减轻积气对肺和纵隔的压迫，促进肺尽早膨胀，同时应用抗生素预防感染。

15. 青少年自发性气胸的复发率有多少？

40% ~ 60%。

16. 自发性气胸的手术治疗指征有哪些？

①气胸复发；

②持续性漏气；

③双侧气胸；

④巨大肺大泡。

17. 自发性气胸的手术治疗方法有哪些？

腋下小切口胸腔手术、视频辅助胸腔镜手术。

18. 置入胸腔引流管最常见的并发症有哪些？

    肋间血管的损伤、肺穿刺伤。

19. 气胸胸腔引流管应放置于什么位置？

    胸第 4 肋间腋中线。

20. 大龄儿童发生气胸的原因有哪些？

    纤维性囊肿伴感染、自发性肺气肿肺大泡破裂、哮喘、钝性外伤等。

21. 早期诊断儿童弥漫性肺部疾病的首选方法是什么？

    肺活检。

22. 穿刺肺活检的并发症有哪些？

    气胸、血胸。

23. 开胸肺活检的指征有哪些？

    有免疫缺陷、肺部渗出、呼吸衰竭的儿童。

24. 胸腔镜手术的指征有哪些？

    肺活检、胸膜固定术、肺叶切除术、纵隔肿块活检或者切除、食管失弛缓症的肌层切开术等。

第四节　胸壁畸形

1. 最常见的胸壁畸形有哪些？

   漏斗胸、鸡胸。

2. 漏斗胸的特征是什么？

   其特征是前胸的胸骨柄处明显的凹陷，通常包括胸骨的 1/2 ～ 2/3，最凹陷的点是位于胸骨与剑突交界处。

3. 漏斗胸的发病率是多少？

   约 1/400。

4. 漏斗胸 X 线片上的表现有哪些？

   胸部平片：心影左移，肺透亮度增加。

   胸部侧位片：胸骨下端向后凹入，与脊柱的距离缩短。

5．漏斗胸的典型体征有哪些？

　　胸骨体向背侧下陷，形成漏斗状。

6．漏斗胸的治疗方案有哪些？

　　轻型患儿可保守观察，有随生长发育而自行纠正的可能。

　　有明显畸形的患儿，应手术治疗，矫正畸形，改善心肺功能。

7．中 - 重度的漏斗胸行外科手术适宜年龄是什么？

　　3 ～ 4 岁。

8．目前常用的漏斗胸治疗方法是什么？

　　Nuss 手术：小切口进入，在电视胸腔镜辅助下，在胸骨凹陷最明显处后方通过双侧肋间隙放入特殊的钢板，把胸骨撑起来。

9．Nuss 术后什么时候拔除支撑条？

　　肋软骨重新塑形 Nuss 手术后，需满 2 年才能拔除支撑条。

10．Nuss 术的主要并发症有哪些？

　　心脏穿孔、明显的胸前凸畸形。

11．鸡胸的发病原因是什么？

　　肋软骨过度生长，向前屈曲并压在胸骨体上，发生继发性的变形。

12．胸壁前凸畸形的分型有哪些？

　　胸鸽凸：在胸骨上端隆起最高，胸骨体被向后牵拉，出现一个明显的碟形凹陷。

　　鸡胸：表现为胸骨体以下明显突出。

13．鸡胸手术原则是什么？

　　保留肋软骨膜的完整，切除畸形最严重的肋软骨。

第五节　乳糜胸

1．婴儿发生乳糜胸的原因有哪些？

　　先天性胸导管的异常、分娩时的损伤。

2. 大龄儿童的乳糜胸发生的原因有哪些?

外伤、心胸外科手术引起。

3. 乳糜胸的主要症状有哪些?

呼吸窘迫、胸膜渗出、胸膜内积液、叩诊音低顿、呼吸音降低、纵隔上抬。

4. 乳糜漏的定义是什么?

通常指引流液中脂肪总量超过 400 mg/dl，且蛋白质超过 5 g/L，淋巴细胞 > 80%。

5. 乳糜胸的治疗方法有哪些?

胸腔引流，并补充蛋白质和脂肪;

胸廓切开术，并行胸导管结扎手术。

6. 乳糜胸的手术指征有哪些?

胸腔引流 + 全胃肠外营养支持 + 生长激素抑制药物等长时间保守治疗效果不佳，乳糜胸仍然持续存在。

第六节 食管先天性畸形

1. 可威胁生命的食管先天性畸形有哪些?

食管闭锁、气管食管瘘。

2. 食管闭锁的发病率是多少?

约 1/3500。

3. 食管闭锁的解剖分型有哪些?

分五型。

Ⅰ型：食管闭锁的近远端均为盲端，无瘘管，两端距离远，约占 6%。

Ⅱ型：食管的近端有瘘管与气管相通，远端盲端，两端距离远，约占 5%。

Ⅲ型：食管近端盲端，远端距离大于 2 cm 称Ⅲa 型，两端距离小于 2 cm 称Ⅲb 型，约占 84%。

Ⅳ型：食管闭锁的近远端均有瘘管与气管相通，约占 1%。

Ⅴ型：无食管闭锁，但有瘘管与气管相通，约占 4%。

4. 食管闭锁合并先天性畸形的发病率是多少？

50% ~ 70%，其中合并心脏畸形最常见（约 25%），包括房间隔缺损、室间隔缺损。

5. 食管闭锁合并的 VACTERL 综合征包括哪些畸形？

包括脊柱（V）、肛门（A）、心脏（C）、气管（T）、食管（E）、肾（R）和四肢（L）畸形。

6. 食管闭锁合并的常见胃肠道疾病有哪些？

肛直肠畸形（约 14%）、肠旋转不良（约 4%）、十二指肠闭锁（约 2%）。

7. 食管闭锁的主要临床表现有哪些？

①有母亲羊水过多史；

②泡沫状的唾液增多，可从口鼻涌出；

③进食后出现反流、窒息和呛咳；

④明显的呼吸困难，鼻扇和青紫；

⑤伴食管气管瘘时可出现腹胀、化学性肺炎、肺功能损害等。

8. 食管闭锁的诊断方法有哪些？

①胸腹立位 X 线片：可于 1 ~ 3 胸椎水平见到下行受阻的弯曲胃管影。该部约近端食管盲端的位置。

②B 超检查：产前检查无或小胃泡的胎儿中 17% ~ 100% 为食管闭锁。

③上段食管造影：可用泛影葡胺或碘油造影。

④支气管镜：可用于Ⅱ、Ⅳ和Ⅴ型诊断困难的食管闭锁。

9. 食管闭锁术前主要并发症是什么？其产生的原因是什么？

肺炎。主要是食物吸入和反流性胃液进入气管所致。

10. 食管闭锁的术前治疗措施有哪些？

①体位（仰卧位并抬高 30° ~ 45°）；

②保暖；

③在近端食管盲袋保留胃管以清除唾液；

④使用广谱抗生素；

⑤维生素 K_1；

⑥补液（维持体液、电解质平衡）；

⑦呼吸管理（持续吸氧、超声雾化、定时翻身、拍背及吸痰，必要时使用呼吸机）。

11. 食管闭锁合并远端气管食管瘘的治疗措施是什么？

结扎食管气管瘘，行食管Ⅰ期吻合术。

12. 食管闭锁的治疗原则有哪些？

尽早手术治疗，并力争Ⅰ期吻合食管；同步治疗可能存在的肺炎。术前尽早诊断有无合并畸形（如消化道梗阻、心血管畸形等）。应综合考虑食管闭锁的手术与合并畸形的矫治。

13. 食管闭锁手术采用胸膜外径路的优点有哪些？

对肺的损伤小，术后肺炎恢复快。如有吻合口瘘，不易形成脓胸，经禁食、肠外营养及抗感染治疗 1～2 周可自愈。

14. 食管闭锁食管吻合的方式有哪些？

食管单层端端吻合、端侧吻合。

15. 食管闭锁的术后并发症有哪些？

早期并发症：吻合口瘘、吻合口狭窄、食管气管瘘的复发。

晚期并发症：胃食管反流、气管软化、远期生活质量下降。

16. 食管吻合时应如何减少吻合口张力？

可行上段食管的环形肌层切开。

17. 食管闭锁合并远端气管食管瘘而无合并畸形患儿的生存率是多少？

约100%。

18. 长间距食管闭锁如何定义？

X线片测量食管近端远端两个盲端间的距离＞3 cm，即在胸片上＞3个椎体。

19. 长间距食管闭锁的延期修补的成功率有多少？

约70%。

20. 食管替代手术的手术方式有哪些？

结肠间置、胃管间置、空肠间置、胃壁转移。

21. 延期食管吻合术的步骤有哪些？

胃造瘘术 - 扩张上下两端食管盲袋 - 食管吻合术。

22. 分期食管吻合术的方法有哪些？

传统方法：行颈部食管造瘘术（最好左颈部造瘘，以便行食管替代手术），并在 12 ～ 18 个月后采用结肠或者胃进行食管替代手术。

目前方法：直接上提胃底部行胃食管替代术。

23. 食管闭锁的高危患儿有哪些指标？

出生体重 < 2000 g 的患儿，或者合并严重畸形的患儿。

24. 食管闭锁术后吻合口狭窄的治疗方法是什么？

行食管扩张术。

25. 食管闭锁术后猝死的常见原因是什么？

气管软化。

26. 食管闭锁术后气管软化的临床表现有哪些？

呼气性喉鸣、犬吠样咳嗽、猝死发作、反复肺炎，可有危及生命的呼吸暂停。

27. 支气管镜诊断气管软化的典型发现是什么？

呼气时在主动脉弓水平出现"鱼嘴"样改变或气管塌陷。

28. 食管闭锁术后胃食管反流的发生率是多少？

30% ～ 70%。

29. 单纯性或者 H 型食管气管瘘患儿选择右侧胸腔入路的原因是什么？

避免损伤胸导管。

30. 喉气管食管分裂是什么？

为一种少见的畸形，表现为喉、气管和食管中间出现分裂。

31. 喉、气管、食管分裂的分型有哪些？

Ⅰ型，局限于喉后部；

Ⅱ型，气管和食管部分分裂（从环状薄层延伸至颈气管）；

Ⅲ型，从咽喉延伸至隆突的完全分裂；

Ⅳ型，裂口超过隆突，累及一个或两个主支气管。

32. 喉气管食管分裂常见的临床表现有哪些？

呼吸困难（进食后加剧）、声嘶、哭声微弱、喘鸣、青紫、喂食后反复的吸入和窒息，可伴发肺炎。

33. 诊断喉气管食管分裂的首选检查有哪些?

　　喉镜、支气管镜检查。

34. 喉气管食管分裂的术后生存率是多少?

　　50% ～ 75%。

第七节　食管狭窄

1. 食管先天性狭窄的常见类型有哪些?

　　隔膜或者蹼膜的形成、纤维肌性肥厚、食管壁内残存气管支气管组织。

2. 食管先天性狭窄的主要临床表现有哪些?

　　慢性吞咽困难、餐后呕吐。

3. 婴儿食管先天性狭窄的初始症状是什么?

　　吸入性肺炎。

4. 食管先天性狭窄的诊断方法有哪些?

　　食管镜、X 线检查。

5. 先天性食管狭窄的治疗方法有哪些?

　　①食管扩张。

　　②食管镜下激光或电烙切开术。

　　③中段食管狭窄：采用右侧开胸，切除食管狭窄处，并行端端吻合术。

　　④下段食管狭窄：采用左侧开胸，切除食管狭窄处，并行端端吻合术。

6. 食管获得性狭窄最常见的原因是什么?

　　反流性食管炎。

7. 食管侵蚀性损伤好发的年龄段是什么?

　　< 5 岁。

8. 导致食管侵蚀性损伤最常见的化学物有哪些?

碱性的家用漂白剂、洗碗机洗涤剂和其他清洁剂。

9. 食管侵蚀性损伤的临床表现有哪些？

呕吐、吞咽困难、流涎、发热以及前胸疼痛。

如果损伤了喉或气管，可以产生喉痉挛、严重喘息，可伴有呼吸困难。

10. 食管侵蚀性损伤后多长时间才会形成食管狭窄？

损伤后 3 ～ 4 周。

11. 应该在食管损伤后多久进行食管造影？

损伤后 10 ～ 14 天。

12. 食管侵蚀性损伤后，食管造影的目的是什么？

评估食管运动，预测食管损伤的僵硬程度以及狭窄的范围，以指导后续治疗。

13. 食管侵蚀性损伤的最初治疗有哪些？

保持气道通畅、吸氧、维持循环稳定。

14. 食管腐蚀性损伤后发生食管狭窄的比例是多少？

约 1/3。

15. 食管狭窄的治疗方法有哪些？

食管扩张术、食管支架置入、食管替代手术。

16. 目前常见的食管替代方式与哪些？

①结肠间置；

②全胃经后纵隔向上移位；

③胃管间置；

④空肠替代。

17. 食管替代手术的常见适应证有哪些？

获得性食管狭窄、长间距食管闭锁。

18. 食管替代的辅助手术措施有哪些？

迷走神经切断术、幽门成形术。

19. 结肠间置后，近端吻合口漏的发生率是多少？

30% ～ 50%。

20. 食管替代要进行迷走神经切断术和幽门成形术的原因是什么？

避免结肠胃吻合口溃疡和狭窄，防止颈部食管 Barrett 化生。

21. 胃移位术后近端吻合口漏的发生率是多少?
12% ~ 36%。

第八节　食管破裂和穿孔

1. 新生儿最常见的食管医源性穿孔的原因是什么?
早产儿留置鼻胃管。

2. 食管穿孔的主要临床症状有哪些?
呼吸困难、吞咽困难、皮下气肿、胸骨后疼痛,严重时出现败血症休克。

3. 食管穿孔的治疗方法有哪些?
大多数需行开胸手术,关闭或修补食管穿孔处,行纵隔清创和引流术。可用心包或肋间肌瓣加强缝合,修补术后 7 天行食管造影进行评估。

第九节　胃食管反流

1. 胃食管反流的影响因素有哪些?
食管下端的括约肌、食管正常蠕动、食管黏膜的抵抗力、腹腔内食管段的长度和 His 角度、胃的因素(胃排空、扩张及胃内容物的变化)。

2. 胃食管反流最常见的临床症状有哪些?
呕吐、反流性食管炎、反复的呼吸道感染。

3. 何谓 Barrett 食管炎?
由慢性反流性食管炎引起,食管黏膜发红、溃疡,远端的食管发生化生,柱状上皮替代鳞状上皮,是一种癌前病变。

4. 诊断胃食管反流的金标准是哪项检查?

24 小时 pH 检查。

反流指数（reflux index，RI）：24 小时内发生 pH < 4 的时间
超过 5 分钟。

诊断灵敏度为 87% ~ 93%，特异性达 93% ~ 97%。

5．初期评估胃食管反流最常用的检查是什么？

上消化道造影（GI）。

6．胃食管反流在 X 线上如何分级？

0 级：无胃内容物返入食管下段。

Ⅰ级：少量胃内容物返入食管下段。

Ⅱ级：反流至食管中段，相当于主动脉弓部位。

Ⅲ级：反流至咽部。

Ⅳ级：频繁反流至咽部，且伴有食管运动障碍。

Ⅴ级：反流至咽部，且有造影剂吸入呼吸道。

7．胃食管反流的主要治疗方法有哪些？

①体位：半卧位或抬高头部的左侧卧位。

②饮食喂养：稠厚糊状食物，少量多餐。

③药物治疗：促胃动力剂、止酸剂、胃黏膜保护剂。

④手术治疗：术式常用有胃底折叠术（Nissen 360° 胃底折叠
术、Thal-Ashcraft 180° 胃底折叠术、Boix-Ochoa 胃底折叠术）
及胃固定术（Boerema 胃前壁固定术）。

8．Nissen 手术后的复发率是多少？

2.5% ~ 10%。

9．胃食管反流的手术指征有哪些？

①内科非手术治疗 6 周后失败者；

②食管炎，尤以出血、溃疡和纤维化狭窄者；

③食管炎致梗阻或裂孔疝嵌顿、有裂孔疝者；

④反复肺炎、窒息及婴儿猝死综合征；

⑤进餐后呕吐，难以维持正常生长发育；

⑥存在客观依据，证实为病理性胃食管反流。

第十节 贲门失弛症

1. 贲门失弛症的发病原因是什么?

   由食管下端括约肌松弛失常，蠕动波传递失败所致。导致不能随吞咽而松弛开放，并非真性狭窄，食管镜或食管探条通过也无明显阻力。

2. 贲门失弛症的主要临床表现有哪些?

   呕吐未消化的食物、严重的口臭、明显吞咽困难、胸骨下烧灼性疼痛、反复发作的咳嗽以及肺炎、体重下降。

3. 贲门失弛症的主要诊断方法有哪些?

   钡餐造影、食管测压、食管 pH 测定、放射性核素检查、食管镜检查。

4. 贲门失弛症的钡餐造影表现有哪些?

   食管扩张、迂曲、蠕动差。立位食管内有液平面或食物潴留，远端扩大的食管在贲门食管连接处变窄，如"鸟嘴状"。

5. 贲门失弛症的食管测压的典型表现有哪些?

   ①多数患儿显示食管体的原发蠕动波，波幅低、不延续或缺如；

   ②下食管括约肌静息压明显升高（> 30 mmHg）；

   ③下食管括约肌不随吞咽而松弛。

6. 贲门失弛症的食管 pH 测定表现有哪些?

   无酸性反流。

   口服苹果汁（pH 3.0 ~ 4.0）排空 > 3 小时。

7. 贲门失弛症的放射性核素检查表现是什么?

   食管排空延迟。

8. 贲门失弛症的食管镜检查表现有哪些?

   食管扩张，食物存积，黏膜增厚水肿，贲门处狭小，但镜筒易于通过。可取材做病理检查。

9. 贲门失弛症的治疗方法有哪些?

食管扩张术：以食管镜或扩张探条扩张、球囊导管扩张术。

经胸部或腹部入路，行食管黏膜外 Heller 肌层切开术。

第十一节　先天性膈疝

1. 先天性膈疝的分类有哪些?

   胸骨后疝、膈后外侧疝（Bochdalek 裂孔疝）。

2. 最常见的先天性膈疝类型是什么?

   膈后外侧疝（Bochdalek 裂孔疝）。

3. 第一例新生儿膈疝修复手术是在哪一年完成的? 由谁完成?

   1946 年由 Gross 成功完成。

4. 先天性膈疝的发病率是多少?

   1/5 000 ～ 1/4 000。

5. 先天性膈疝哪一侧多见?

   左侧（85% ～ 90%）。

6. 左侧先天性膈疝的内容物可包括哪些?

   小肠、脾、胃和结肠，偶尔可见肝左叶。

7. 右侧膈疝的内容物可包括哪些?

   肝右叶、小肠。

8. 先天性膈疝的生存率与哪些因素密切相关?

   肺发育不全的程度、右向左分流和肺高压的严重程度。

9. 先天性膈疝存在疝囊的比例有多少?

   10% ～ 20%，易在手术中遗漏。

10. 膈疝导致肺的病理生理学特点有哪些?

    肺发育不全、肺高压。

11. 肺高压的潜在危害是什么?

    可导致持续性胎儿循环分流，即血液从动脉导管和卵圆孔从右向左分流。

12. 先天性膈疝病例出生时的主要临床表现有哪些?

多数有严重呼吸窘迫，伴高碳酸血症和低氧血症。少数病例出生时可无症状。

13. 先天性膈疝体检可见哪些阳性体征？

可见舟状腹、患侧胸部突起、胸腔呼吸音减弱、心音偏向对侧胸腔。

14. 先天性膈疝在胸片上可见哪些改变？

胸腔内可见充气肠袢，纵隔向对侧偏移。

15. 膈疝的鉴别诊断有哪些？

囊性腺瘤样畸形，肺下叶的叶内型肺隔离症。可行上消化道造影和 CT 来鉴别诊断。

16. 膈疝合并先天性畸形的发生率有多少？

15% ～ 25%。

17. 膈疝常见的合并先天性畸形有哪些？

最常见为心血管畸形，包括室间隔缺损、血管环、主动脉狭窄。还可见染色体异常（13 三体综合征）、中枢神经系统畸形（脊髓脊膜膨出、无脑畸形和脑膨出）和肺隔离症。

18. 膈疝手术效果的决定因素有哪些？

肺发育不良严重程度、肺动脉高压严重程度。术前积极处理对提高手术效果有积极作用。

19. 对出现呼吸窘迫的膈疝患儿，术前常用的处理措施有哪些？

胃肠减压、机械通气（纠正肺高压、低氧血症）、纠正酸中毒、血管扩张剂（缓解肺动脉高压）。

20. 术前通气无法改善膈疝患儿情况时应采取什么措施？

采用体外膜肺氧合（extracorporeal membrane oxygenation，ECMO）支持。

21. 膈疝患儿应用体外膜肺氧合（ECMO）的指征有哪些？

吸入氧气浓度（FiO_2）100% 的情况下，动脉导管前氧分压（PO_2）仍 < 50 mmHg，PCO_2 > 50 mmHg。

22. 目前在 ECMO 支持下的先天性膈疝的总体生存率有多少？

约 80%。

23. 先天性膈疝修复术中膈肌缺损太大而无法一期缝合时的应急

措施是什么?

可用腹壁肌瓣来修补缺损。如果肌瓣不足以关闭缺损,则必须使用补片(如 Gore-Tex 补片)。

24. 人工补片修补膈肌缺损的主要并发症有哪些?

膈疝复发、患侧持续性胸膜积液。

25. 先天性膈疝修复手术的时机是什么?

建议等到肺高压缓解,动脉导管前后分流减少,生命体征相对平稳后再手术。

26. 针对先天性膈疝的新兴技术有哪些?

子宫内修复胎儿膈疝、肺移植。

27. 先天性膈疝的总体生存率是多少?

出生后数小时即出现症状的总体生存率约 50%,在使用 ECMO 等支持治疗后可达 80% 以上。

28. 先天性胸骨后疝是什么?

发生在胸骨后,膈肌前部与胸骨相连处的缺损。

29. 先天性胸骨后疝的发生率是多少?

比较罕见,在膈疝中占比 < 2%。

30. 先天性胸骨后疝发病年龄在什么时候?

常见于出生后几个月龄的婴幼儿,偶见于年长儿。

31. 先天性胸骨后疝最常见的症状是什么?

肠梗阻。

32. 先天性胸骨后疝典型的疝囊内容物有哪些?

肝或横结肠,偶见胃与小肠。

第十二节 膈膨升

1. 膈膨升的发病原因有哪些?

先天性膈膨升是膈肌薄弱、肌纤维发育不良、膈肌肌化缺陷导致的。

后天性膈膨升为分娩损伤颈 3、4、5 神经根，由膈神经麻痹所致。

2. 膈膨升的临床表现有哪些？
①有难产或臂丛麻痹史；
②吮吸无力，体重不增；
③左侧膈肌膨出，胃向上移位，常有呕吐史；
④严重者面色灰暗，呼吸增快，患侧胸部叩诊呈鼓音，心脏向健侧移位，呼吸音减低。

3. 先天性膈膨升哪一侧更常见？
左侧更多见，约 8：1。

4. 膈膨升的首选诊断依据是什么？
X 线检查。可见膈肌阴影明显升高，心脏向健侧移位。胸部 X 线透视膈肌有矛盾运动。

5. 膈膨升的治疗原则是什么？
如横膈上移超过 2 肋间，患儿呼吸窘迫明显者，应考虑行膈肌折叠缝合术。首选胸腔镜下修补术。

6. 膈膨升保守治疗的指征是什么？
无临床症状。

7. 膈膨升手术的最主要注意事项是什么？
防止膈神经损伤。

第十三节　食管裂孔疝

1. 食管裂孔疝的定义？
胃通过异常宽大的食管裂孔突入到胸腔内，可伴有疝囊，可发生消化道梗阻。

2. 食管裂孔疝的发生率有无性别差异？
男女比例约 3：1。

3. 食管裂孔疝的常见临床表现有哪些？

呕吐、便秘、吞咽困难、贫血。

4. 食管裂孔疝的首选诊断方法是什么？

上消化道造影检查。

5. 食管裂孔疝合并畸形有哪些？

幽门肥厚性狭窄、偏头痛、周期性发作综合征、声门或气管异常、智力发育迟缓。

6. 先天性食管裂孔疝的分型有哪些？

滑动型疝、食管旁疝、混合型、多器官型（巨大型）。

7. 滑动性食管裂孔疝的临床表现有哪些？

咳嗽、气促、反复呼吸道感染、肺炎和发育营养不良、慢性失水、贫血、胸部不适或烧灼感。食管下段继发性狭窄时，可出现吞咽困难。

8. 食管旁疝的临床表现有哪些？

呼吸急促、慢性呼吸道感染、胸部疼痛、呕吐、黑便、呕血及贫血等。

9. 食管旁疝的食管钡餐造影表现是什么？

贲门位置正常。

胃底、胃大弯及部分胃体沿食管旁向上疝入后纵隔、心脏后方。

食管有不同程度的扩张，甚至迂曲，透视下可见钡剂反流至食管下段。

10. 食管滑动疝的治疗方案有哪些？

＜1 岁婴幼儿，有胃食管反流症状，但无明显食管溃疡和狭窄者，可先行体位、饮食等非手术疗法。

有以下情况之一者，应手术治疗：

①保守疗法无效；

②反流性食管炎合并溃疡、出血、狭窄；

③有呼吸暂停或吸入性肺炎。

11. 食管旁疝的治疗原则是什么？

应尽早手术治疗，以防胃扭转；并发胃扭转者应急诊手术。

12. 食管裂孔疝手术治疗的指征有哪些？

①内科治疗不能控制症状，体重持续下降，严重贫血；

②大的胸腔胃；

③严重的食管炎，伴有溃疡形成；

④食管狭窄，吞咽困难。

13. 食管裂孔疝手术治疗最常用的手术方式是什么？

Nissen 手术（胃底折叠术）。

第十四节　心血管系统疾病

1. 先天性心脏病的发生率是多少？

6‰~ 8‰。

2. 先天性心脏病的分类和命名方法主要有哪几种？

根据患儿临床表现是否有青紫，将先天性心脏病分为发绀型或非发绀型两种。

根据心脏的节段解剖，病变分类和病变描述等三级系统作为分类定义。

后一种方法更为专业和统一，是目前临床较为推崇的命名方法。

3. 根据心脏畸形是否可以获得纠治，可以将先天性心脏病的手术方式分为哪几种类型？

姑息性手术、根治性手术。

4. 姑息性心脏手术的目的是什么？

减轻患者症状。

5. 姑息性手术的类型有哪些？

①增加肺血流量的手术；

②减少肺血流量的手术；

③增加体肺循环血流混合的手术；

④复合姑息手术。

6. 增加肺血流量的姑息手术主要术式有哪些？

①体肺动脉分流术，最常应用的是改良锁骨下动脉 - 肺动脉分流术（B-T shunt）；

②右心室流出道疏通术；

③腔静脉 - 肺动脉吻合术（又称 Glenn 手术）。

7. 减少肺血流量的姑息手术是什么？

肺动脉环缩术。

8. 减少肺血流量的姑息手术的适应证有哪些？

①大的或多发性肌部室间隔缺损，患儿发育和营养状态差，不适宜根治术；

②肺血流增多的单心室，需保护肺血管床，不至于肺动脉压力升高而影响做 Glenn 或 Fontan 手术；

③对大年龄的大动脉错位患儿，减少肺血流量手术，为根治手术创造条件。

9. 先天性心脏病生理性纠治手术是什么？

有些复杂先天性心脏病畸形无法做双心室纠治术，如三尖瓣闭锁、各类功能性单心室等，只能选择做单心室纠治术，又称做 Fontan 手术或称全腔静脉 - 肺动脉吻合术。

这类手术的基本方法是将上、下腔静脉与肺动脉连接，完全旷置了右心室（或左心室），提高动脉血氧饱和度，改善心功能，达到生理性纠治目的。

10. 先天性心脏病的介入治疗是什么？

介入治疗主要是采用心导管技术，结合一些特殊的装置来治疗一些相对简单的先天性心脏病：如采用球囊导管扩张肺动脉狭窄，应用弹簧圈封堵动脉导管未闭，应用封堵伞关闭房间隔缺损和室间隔缺损。

11. 先天性心脏病的镶嵌治疗是什么？

镶嵌治疗是采用心外科手术和心内科介入治疗技术相结合的方法，治疗一些更为复杂的先天性心脏病，如室隔完整型肺动脉闭锁、左心室发育不良综合征等。

12. 体外循环是什么？

是指人为将机体的静脉血引流到体外，经氧气交换、二氧化碳排出后再输回体内，部分或全部替代患者自身心肺功能的过程。

13. 体外循环设备主要由哪些组成？

主要包括人工心肺机、氧合器、变温装置、血液回收系统、管道、插管、滤器及与之相应的微机信息处理系统，安全监测系统等。

14. 体外循环基本技术有哪些？

全转流灌注、部分转流、深低温停循环技术、超滤技术等。

15. 体外循环中如何选择转流温度？目的是什么？

根据体外循环时间长短进行选择，主要有常温（＞35℃）、浅低温（＞30℃）、中低温（＞25℃）、中深低温（＜25℃）、深低温（＜18℃）。

温度的变化是通过对环境温度、氧合器内血液温度的调节达到改变患者体温，目的是减少机体代谢，保护脏器功能。

16. 体外循环中常用抗凝剂和拮抗剂有哪些？

肝素和鱼精蛋白。

17. 动脉导管未闭有哪些类型？

管型、漏斗型、窗型、哑铃型及动脉瘤型，前2种多见，后3种少见。

18. 差异性青紫是什么？

动脉导管未闭造成严重肺动脉高压，致使分流方向由原来的左向右转变为右向左，患儿下半身的血供混有来自肺动脉的静脉血，从而使下半身血氧饱和度低下，出现发绀，即为差异性青紫。

19. 动脉导管未闭的心脏听诊典型杂音特征是什么？

胸骨左缘第2肋间闻及粗糙响亮连续性机器样杂音。

20. 动脉导管未闭外科结扎术常见并发症有哪些？

喉返神经损伤、高血压、乳糜胸、残余分流或导管再通、假性动脉瘤形成

21. 动脉导管未闭介入治疗主要有哪两种方法？

导管弹簧圈填塞术和 Amplatzer 蘑菇伞堵塞术。

22. **继发孔房间隔缺损的病理解剖分型有哪些类型?**
中央型（卵圆窝型）、下腔静脉型、上腔静脉型（静脉窦型）、混合型。

23. **房间隔缺损的手术方式?**
介入封堵术、小切口微创手术（介入或体外循环）、常规正中切口体外循环手术。

24. **继发孔房间隔缺损介入治疗适应证主要是什么?**
仅适用于中央型房间隔缺损，直径一般 < 3 ~ 4 mm，且缺损边缘距腔静脉、冠状静脉窦、房室瓣等毗邻结构 > 5 mm。

25. **室间隔缺损的病理分型有哪些?**
临床上通常分为 3 种类型，即膜周部缺损、漏斗部缺损、肌部缺损。

26. **Eisenmenger 综合征是什么?**
室间隔缺损由于左右心室相沟通，引起血液左向右分流，使肺动脉血流量增加，致使肺血管由痉挛等功能性改变向管壁中层肌肉肥厚、内膜增厚、管壁纤维化和管腔变细等器质性改变方向发展，使肺血管阻力日益增高，产生肺动脉高压。随着病理生理演变，左向右分流量逐渐减少，进而双向分流，最终形成右向左分流，后者使体循环动脉血氧含量降低，出现口唇和指趾发绀，体力活动加重，即所谓 Eisenmenger 综合征。

27. **膜部小型室间隔缺损可以不急于手术吗?**
可以。因分流量小，且有自然闭合的可能性，所以一般不主张过早手术，可于学龄前期行外科手术或介入封堵手术。

28. **大型室缺手术时机选择在什么时候?**
一经确诊，应及早手术。因为大型室缺可引起持续性充血性心力衰竭、反复呼吸道感染、肺动脉高压及生长发育不良。

29. **肺动脉瓣下型室间隔缺损的最佳手术时机在什么时候?**
因无法自然闭合，且易引起主动脉瓣脱垂形成关闭不全，宜在 1 岁内及时手术治疗。

30. **室间隔缺损手术禁忌证有哪些?**

①静止或轻度活动后出现发绀，或已有杵状指（趾）。

②杂音不明显或已消失，但出现因肺动脉高压产生的 P2 亢进或肺动脉瓣关闭不全的舒张期杂音。

③动脉血氧饱和度明显降低（＜ 90%），或静止时为正常临界水平，稍加活动即明显下降。

④超声多普勒检查示：心室水平呈以右向左为主的双向分流或右至左分流。

⑤右心导管检查，示右心室压力与左心室持平或反而高出；肺总阻力 10 Wood 单位，肺循环与体循环血流量比值 1 ： 2；或肺循环阻力 / 体循环阻力比值 0.75。

婴幼儿手术指征可适当放宽。

31. 食管超声引导下小切口室间隔缺损封堵术的优点有哪些？

创伤小、恢复快、无 X 线辐射，可避免外周血管损伤，通常无须输血。

32. 室间隔缺损介入封堵术后需要抗凝治疗多长时间？

术后常规给予小剂量阿司匹林口服抗凝，时间为 6 个月。

33. 最常见的青紫型先天性心脏病是那一种心脏畸形？

法洛四联症。

34. 法洛四联症的病理解剖特征有哪些？

室间隔缺损、主动脉骑跨、肺动脉狭窄、右心室肥厚。

35. 法洛四联症最主要的病理改变有哪些？

肺动脉狭窄和室间隔缺损。

36. 法洛四联症的临床表现有哪些？

发绀、蹲踞、心脏杂音、杵状指、缺氧发作。

37. 缺氧发作的临床表现是什么？

重症法洛四联症患者可有缺氧发作，表现为面色苍白、四肢无力、阵发性晕厥，甚至有抽搐等症状，多在清晨、排便或活动后出现。

38. 法洛四联症的 X 线胸片心脏形态典型表现是什么？

心脏形态呈"靴型心"，即心尖上翘圆钝，心脏扩大以右心房右心室为主。

39. **法洛四联症行早期纠治手术的好处有哪些？**

可减少和消除先天畸形对心脏本身的损害；

可促进心脏以外的其他器官正常发育，特别是中枢神经系统和肺血管本身的发育。

40. **法洛四联症根治手术的决定因素有哪些？**

取决于肺动脉分支发育、左心室发育情况和冠状动脉情况。

41. **评估肺动脉分支发育情况的常用参考指标有哪些？**

① McGoon 比值（即左右肺动脉发出第一分支前血管的直径之和除以降主动脉横膈膜水平直径）；

② 肺动脉指数（又称 Nakata 指数，左右肺动脉的截面积之和除以体表面积）。

42. **法洛四联症行根治手术的肺动脉分支发育情况的参考指标值是什么？**

① McGoon 比值 > 1.2 ~ 1.3；

② Nakata 指数 > 150 mm^2/m^2。

43. **法洛四联症术后常见并发症有哪些？**

低心排综合征、残余右室流出道梗阻、残余室间隔缺损、心律失常、肺动脉瓣关闭不全。

44. **室间隔完整型肺动脉闭锁的主要病理特征是什么？**

右心室-肺动脉无直接连接，室间隔完整，均合并继发孔房间隔缺损或卵圆孔未闭。

45. **室间隔完整型肺动脉闭锁患儿出生后生存的条件是什么？**

保持动脉导管开放，因为这是肺血的唯一来源。

46. **评估室间隔完整型肺动脉闭锁的冠状动脉解剖和确定是否存在右室心肌窦状隙交通的可靠检查方法是什么？**

心导管检查。

47. **新生儿室间隔完整型肺动脉闭锁一经确诊，首要治疗措施有哪些？**

尽快建立静脉通路输注前列腺素 E_1，保持动脉导管开放，改善缺氧，纠正代谢性酸中毒。

48. **室间隔完整型肺动脉闭锁的手术原则是什么？**

保证肺动脉血流的适宜供应,改善低氧血症和纠正代谢性酸中毒以维持生存,同时做右心室减压术,促使右心室发育,为以后的二次根治术创造条件。

49. 室间隔完整型肺动脉闭锁一期根治术的适应证有哪些?

   轻度发育不良型:右心室发育良好,流入道、心尖小梁部、流出道三部分均存在,流出道发育良好;右心室腔及三尖瓣直径大小约正常对照的 2/3 以上;三尖瓣 Z 值在 0 ~ 2。

50. 室间隔完整型肺动脉闭锁二期手术的原则是什么?

   经一期姑息手术后如果右心室发育良好,则二次手术采用双心室修补术;若姑息手术后右心室发育仍较差,仅能做生理纠正术或改良 Fontan 术或 1½ 心室修补。

51. 室间隔完整型肺动脉闭锁行右心室减压术的禁忌证是什么?

   存在依赖右心室的冠状动脉循环者,右心室减压术可引起冠状动脉灌注不足,产生严重后果,只能行单心室类手术。

52. 完全性肺静脉异位引流病理解剖分几种类型?各类型分别占比多少?

   按肺静脉引流位置分为 4 型:心上型(约 45%)、心内型(约 25%)、心下型(约 25%)、混合型(约 5%)。

53. 完全性肺静脉异位引流的病理生理变化主要与什么有关?

   主要与房间隔缺损或卵圆孔未闭的分流口大小有关。

54. 心上型完全性肺静脉异位引流的典型 X 线检查心影特征是什么?

   心影呈"8"字形或雪人形。

55. 完全性肺静脉异位引流急诊手术的适应证有哪些?

   肺静脉回流梗阻,伴肺动脉高压,发生急性充血性心力衰竭。

56. 新生儿期最常见的青紫型先天性心脏病是哪一种?

   完全性大动脉转位,约占先天性心脏病总数的 7% ~ 10%。

57. 完全性大动脉转位通常分为哪三大类型?

   ①合并室间隔完整,约占 50%;

   ②合并室间隔缺损,约占 25%;

③合并室间隔缺损和肺动脉狭窄，约占 25%。

58. 完全性大动脉转位两根大血管通常处于什么位置？
   前后位，即主动脉在前、肺动脉在后。

59. 完全性大动脉转位的冠状动脉解剖分类最常用方法是什么？
   Leiden 分类标准。

60. 出生后完全性大动脉转位患儿能够生存依赖于什么？
   依赖于体循环和肺循环间的交通，如房间隔缺损或卵圆孔未
   闭，动脉导管未闭。

61. 室间隔完整型的完全性大动脉转位的手术时机是什么？
   主张在生后四周内完成大动脉转换术。

62. 合并室间隔缺损的完全性大动脉转位的手术时机是什么？
   需要在 6 个月内完成纠治手术。

63. 室间隔完整型的完全性大动脉转位出生后患儿可以高浓度吸
   氧吗？
   不能。高浓度氧气吸入可促使动脉导管关闭，危及生命。

64. 静脉应用前列腺素 E₁ 保持动脉导管开放时应注意什么？
   该药可能会抑制呼吸，所以应密切注意患儿呼吸状况，必要
   时气管插管，呼吸机支持。

65. 大动脉转位的姑息性手术方式有哪些？
   房间隔球囊造口术、肺动脉环缩术、体肺动脉分流术。

66. 大动脉转位的生理性血流转位手术有哪些？
   心房水平的血流转换手术，包括 Senning 术和 Mustard 术两种。

67. 大动脉转位的解剖学血流转位手术有哪些？
   两大动脉水平的血流转换手术，有 Switch 术、Rastelli 术、
   Lecompte 术、Nikaidoh 术等。

68. 选择大动脉转位具体手术方式的主要依据有哪些？
   患儿的解剖条件、年龄及合并的心内畸形。

69. 新生儿和小婴儿期的大动脉转位，若左心室发育良好，且无左室
   流出道梗阻或肺动脉瓣狭窄，最适合的手术方式是哪一种？
   Switch 术，即大动脉转换术。

70. 一期 Switch 术的最佳手术年龄是什么？

生后 2 周内，一般不超过 1 个月。

71．Switch 术最重要的高危因素是什么？

存在冠状动脉解剖畸形。

72．大动脉转位伴室间隔缺损和左心室流出道梗阻者可以选择的
手术方式有哪些？

Rastelli 术、Lecompte 术或 Nikaidoh 术。

73．Switch 术远期并发症有哪些？

肺动脉瓣上狭窄、主动脉瓣上狭窄、主动脉瓣关闭不全。

第十章　腹部疾病

第一节　腹壁缺损

1. 腹裂是指什么？

   腹裂是一种先天性前腹壁的缺损，位于脐的一侧，肠管通过缺损疝出体外，没有囊膜覆盖。因胚胎期羊水浸泡，故肠壁水肿、肥厚、肠袢间严重粘连。肠管明显短缩。

2. 腹裂通常位于脐带的什么位置？

   通常位于脐带的右侧，约占 80%。

3. 腹裂患儿的脐带是否完整？

   脐带完整。

4. 腹裂的发病率是多少？

   1996—2000 年调查报告中显示，我国腹裂的发生率约 2.56/10 000。

5. 腹裂的发生率有什么性别差异？

   男女发生率相当。

6. 腹裂患儿常见的腹壁缺损的大小是多少？

   直径 2 ~ 4 cm。

7. 腹裂是否常合并其他先天性畸形？

   合并畸形并不常见，可伴有肠旋转不良、梅克尔憩室、肠闭锁。

8. 治疗腹裂常用的 Silo 技术是什么？

   Silo 技术是用储袋（Silo 袋）临时容纳疝出于体外的脏器，待腹腔增大，脏器逐渐回纳后再二期关闭腹壁缺损。

9. 腹裂常用的外科处理方法有哪些？

   超过 50% 的患儿可以进行回纳疝出的肠管，一期关闭腹壁缺损。有 40% ~ 50% 的患儿需要硅胶 Silo 袋分期关腹。

10. 腹裂可能的并发症有哪些？

    低体温、酸中毒、多器官功能衰竭、麻痹性肠梗阻、败血

症、吸入性肺炎、坏死性小肠结肠炎、全胃肠外营养相关的
胆汁淤积等。

11．腹裂患儿关闭腹壁时，张力太大可能导致的并发症有哪些？
　　腹腔间室综合征，通气障碍、回心血量减少、心输出量减少
　　和少尿。

12．出现腹腔间室综合征时可采取的措施有哪些？
　　立即拆除筋膜缝线，缓解腹腔压力，可只缝合皮肤。如皮肤
　　缝合困难，可于两侧腹壁皮肤做减张切口以便腹壁缺损处能
　　够关闭皮肤。也可应用补片临时关闭腹壁缺损处，留待二期
　　关闭腹壁缺损。

13．腹裂合并肠闭锁的比例有多少？
　　约 10%。

14．目前腹裂患儿的生存率有多少？
　　目前在有经验的小儿外科诊治中心，腹裂患儿的生存率 > 90%。

15．脐膨出是指什么？
　　指一种先天性腹壁缺损，在脐环处腹腔内肠管疝出体腔外的
　　一种畸形。其疝出部分由三层膜状结构覆盖：腹膜、华通氏
　　胶和羊膜。

16．脐膨出患儿的脐带是否完整？
　　脐膨出患儿的脐带不完整，真正缺损部位是腹壁脐部肌层。

17．脐膨出常见的腹壁缺损大小是多少？
　　直径 2 ~ 10 cm。

18．脐膨出的发病率是多少？
　　1/4 000 ~ 1/3 000。

19．脐膨出的发病率是否有性别差异？
　　男孩多于女孩。

20．脐膨出是否经常合并其他先天性畸形？
　　合并畸形发生率较高，有的报道可高达 74%，这些合并畸
　　形中约 20% 是先天性心脏病，最常见是法洛四联征和房间
　　隔缺损。

21．脐膨出常见的合并综合征有哪些？

①Beckwith-Wiedemann 综合征（脐膨出 - 巨舌 - 巨体综合征）；

②13-15 三体综合征；

③16-18 三体综合征；

④低中线综合征（包括膀胱外翻、结直肠外翻畸形、无肛、结肠闭锁、骶椎异常和脊膜膨出），Cantrell 五联症（包括脐膨出、膈疝、胸骨缺陷、心脏畸形、心包缺失）。

22. 脐膨出其他常见的合并畸形有哪些？

有肠旋转不良、巨舌、内脏肥大等。

23. 脐膨出的初期处理有哪些？

胃肠减压、静脉补液、温盐水纱布覆盖缺损处、广谱抗生素治疗。

24. 脐膨出的常用外科处理措施有哪些？

小型脐膨出（腹壁缺损＜ 5 cm），可一期手术关闭缺损。

巨型脐膨出（腹壁缺损≥ 5 cm），肝、脾、胰腺和肠管等均可突至腹腔外，尤其是肝，这是巨型脐膨出的重要标志，可采用人工补片分期修复缺损。

25. 产前检查什么时候可发现脐膨出？

常规产前 B 超检查在孕 14 周时即可发现胎儿是否有脐膨出。

26. 脐膨出的预后怎么样？

小型脐膨出预后很好，巨型脐膨出目前生存率仍较差。

27. 脐膨出患儿总体生存率的决定因素有哪些？

腹壁缺损大小，是否早产、囊膜破裂，合并先天性畸形的数量及严重程度。

28. 导致脐膨出患儿死亡的主要原因是什么？

合并畸形的严重程度。

29. 脐膨出修补术后腹腔间室综合征可导致的并发症有哪些？

少尿、肠黏膜酸化，继而可出现肠缺血、肾衰、败血症、伤口裂开、坏死性小肠结肠炎、短肠综合征等。

第二节　脐部疾病

1. 脐疝是什么？
   脐部腹壁筋膜缺损，缺损处有正常皮肤覆盖。

2. 脐疝的发生率是多少？
   黑人约 23%，白人约 19%，大部分均可自行缓解。

3. 出生体重与脐疝的关系怎么样？
   出生体重 < 1200 g 的新生儿，超过 80% 会有暂时性脐疝；
   出生体重 > 2500 g 的新生儿，仅 21% 会有暂时性脐疝。

4. 脐疝的发生率是否有性别差异？
   男女脐疝发生率相同。

5. 导致脐疝的主要风险因素是什么？
   早产 （> 60% 的脐疝发生在早产儿）。

6. 脐疝常见的合并综合征有哪些？
   唐氏综合征（21 三体综合征）、先天性甲状腺功能减退症（呆小症）、黏多糖病和 Beckwith-Wiedemann 综合征（脐膨出 - 巨舌症 - 巨体综合征）。

7. 脐疝的预后怎么样？
   大多数脐疝会在 3 岁内自然闭合。

8. 影响脐疝自然闭合的主要因素是什么？
   有脐肠管残留。

9. 脐疝的手术指征有哪些？
   ①腹腔内脏器嵌顿（发生率 < 1%）；
   ②有腹痛或其他症状；
   ③美容考虑；
   ④ 2 ~ 3 岁仍未闭合者（脐环缺损直径 > 1.5 cm）。

10. 脐疝的治疗措施有哪些？
   脐环缺损 < 1 cm，可不必作任何处理。但脐环缺损 > 2 cm，特别是有增大趋势，年龄 > 2 岁，或保守 3 ~ 6 个月不闭合者，建议外科手术。

11. 脐疝的并发症有哪些？

脐疝的并发症罕见。< 1% 的脐疝会发生嵌顿。

第三节　腹股沟管疾病

1. 腹股沟斜疝是什么？

是指通过腹股沟内环的腹膜异常突出形成的鞘状囊袋。鞘状突的开放和腹腔压力的增高使腹腔内脏器进入鞘状突便形成腹股沟疝。

2. 婴儿腹股沟斜疝的发病率是多少？

足月儿为 3% ~ 5%，早产儿为 9% ~ 11%。

3. 两侧腹股沟斜疝的发生率有什么差别？

约 60% 为右斜疝，约 25% 为左斜疝，约 15% 为双侧疝。

4. 斜疝的发生率是否有性别差异？

男孩比女孩常见。

5. 腹股沟斜疝的最常见症状是什么？

腹股沟出现一个圆形有弹性的可复性肿块。

6. 腹股沟斜疝的主要并发症有哪些？

肠管嵌顿、肠管绞窄、肠梗阻，膀胱或卵巢也可进入疝囊内。

7. 腹股沟斜疝的常用治疗方法有哪些？

可回纳疝：择期手术（包括传统的疝囊高位结扎术、腹腔镜下疝囊高位结扎术）。

嵌顿疝：静脉补液＋急诊手术探查，如肠坏死，则需行肠切除肠吻合手术。

8. 腹股沟斜疝的手术要点有哪些？

①疝囊高位结扎；

②注意保护精索血管输精管（男性患儿）；

③如内环口较大，需作腹股沟内环口的修补术。

9. 嵌顿性腹股沟斜疝如何解释？

是指脏器进入疝囊后由于疝环狭窄发生箝闭而不能自行还纳，如不及时处理往往造成绞窄性肠梗阻，甚至肠坏死。

10. 腹股沟斜疝嵌顿的发生率是多少？

< 1 岁的嵌顿疝发生率约 30%，1 ~ 12 岁的发生率约 12%。

11. 双侧疝嵌顿的发生率哪一侧更高？

左侧明显更高。

12. 疝嵌顿以后的并发症有哪些？

并发症发生率 > 10%，主要为伤口感染、输精管和精索血管损伤、斜疝复发。可有肠梗阻、肠坏死，远期可发生睾丸萎缩、回缩、生殖腺梗死等。

13. 疝嵌顿的急诊手术指征有哪些？

①嵌顿时间超过 12 小时；

②有血便；

③手法复位不成功；

④手法复位成功疑有肠穿孔（腹胀、腹膜刺激症状，膈下游离气体等）。

14. 何谓鞘膜积液？

鞘状突部分未闭合时形成一狭窄的管腔，腹腔内脏器难以进入，但腹腔中的液体可以进入其中，从而形成多种类型的鞘膜积液。

15. 鞘膜积液的鉴别诊断方法有哪些？

透光试验、B 超检查。

16. 鞘膜积液的类型有哪些？

交通型：鞘膜通路未闭，根据患儿的体位，腹腔液体流入鞘膜囊内。

非交通型：液体在鞘膜内，呈充盈状。

17. 哪种类型的鞘膜积液通常可自然吸收消退？

非交通型。

18. 鞘膜积液自然吸收消退的时间通常在什么时候？

出生后 1 年内。

19. 鞘膜积液常用外科治疗方法?

    行鞘膜外翻或切除术。如合并腹股沟疝,则需做疝囊高位结扎术。

20. 隐睾症的定义是什么?

    指睾丸未能按正常发育下降到阴囊底部,而停留在腹腔、腹股沟区、阴囊入口处或其他部位。隐睾症包括睾丸下降不全、睾丸异位、睾丸缺如。

21. 隐睾的发生率是多少?

    0.8% ~ 1.3%,其中 > 80% 为单侧隐睾。

22. 隐睾的发病机制是什么?

    可能与母体促性腺激素不足、睾丸对该激素无反应、引带牵引不够等因素有关。

23. 阴囊空虚的常见原因有哪些?

    真性隐睾(约 89%)、睾丸发育障碍或萎缩性睾丸(约 5%)、异位睾丸(约 3%)、睾丸缺如(约 3%)。

24. 如何做隐睾症的激素试验(绒毛膜促性腺激素 HCG 试验)?

    主要用于双侧不能触及的睾丸。先测血浆睾酮基础值以及促卵泡素、促黄体素,肌注 HCG 后复查睾酮,如浓度上升,提示存在功能性睾丸,再作定位检查。

25. 隐睾症的激素治疗方案有哪些?

    出生后 10 个月仍为隐睾者,应开始激素治疗,目的是促进睾丸发育及下降。

    绒毛膜促性腺激素(HCG)疗法:根据年龄及体重确定剂量为 500 ~ 1 000 U,每周肌注两次,共 10 次,总量为 5 000 ~ 10 000 U。

    促黄体素释放激素疗法:采用鼻黏膜喷雾给药,剂量 1 ~ 2 mg/d,可分为 3 次,连用 4 周。

26. 隐睾手术治疗的原则是什么?

    手术应在 1 岁左右进行,采用肉膜囊外固定法。

27. 高位隐睾的手术方法有哪些?

    ① Fowler-Stephens "长泮输精管"睾丸固定术;

②分期两次睾丸下降固定手术；

③萎缩睾丸切除术 + 植入假体。

28．睾丸下降固定术的并发症有哪些？

①输精管损伤（约 1%）；

②精索血管损伤导致睾丸萎缩（1% ～ 8%）；

③睾丸缩回至外环上方（3% ～ 10%）。

29．隐睾发生恶性变的概率有多少？

约 5%，是正常睾丸恶性变的 30 ～ 50 倍。

30．萎缩性睾丸和腹腔内睾丸发生恶性变的概率有多少？

20% ～ 30%。

31．隐睾对生育能力的影响怎么样？

未经治疗的单侧隐睾患者生育力为 30% ～ 60%。

在 9 岁前手术的单侧隐睾患者生育力接近 85%。

双侧隐睾患儿：5 岁前手术的有 50% 生育能力，> 13 岁手

术的只有约 12% 生育能力。

32．导致阴囊急诊的常见原因有哪些？

睾丸扭转、附件扭转、附睾炎和睾丸炎。

33．不同年龄阶段阴囊急诊的发病原因有什么区别？

< 6 岁的儿童：大多数为睾丸附件扭转。

青春期儿童：最常见的是睾丸扭转、附睾炎和睾丸炎。

34．睾丸扭转的原因有哪些？

先天性精索过长，附睾、睾丸连接不全，引带发育不良等。

35．睾丸扭转的分型有哪些？

鞘膜内型（常见型）和鞘膜外型。

36．睾丸扭转的诊断方法有哪些？

多普勒 B 超检查：患侧睾丸明显肿胀，动脉血供消失；如果

是附睾炎，则病变侧睾丸、附睾血运丰富。

核素扫描：血管期减低，实质期减退或消失，并出现"炸

圈征"。

37．睾丸扭转的手术探查指征是什么？

有睾丸扭转特征的患儿，或尚未出现睾丸扭转特征但症状持

续 6 个小时以上。

38. 睾丸扭转的治疗方案有哪些？

扭转复位后观察睾丸血供，可用温热生理盐水湿敷数分钟，复查睾丸血供情况。如有睾丸附件扭转可行手术切除。如睾丸血供良好，可行睾丸固定术。如睾丸呈黑色，确定睾丸已缺血坏死，应作睾丸切除术。

39. 睾丸扭转预后的关键影响因素是什么？

睾丸扭转的时间。在扭转 2 小时内的几乎都能保留睾丸，扭转 24 小时后的睾丸几乎都坏死。

40. 睾丸附件和附睾附件扭转的治疗方法有哪些？

手术切除睾丸附件、卧床休息、镇痛及精神安慰。必要时预防性使用抗生素。

41. 阴囊急诊手术探查的指征有哪些？

对不能排除睾丸扭转、镇痛无效的患者，需要行阴囊探查，并切除发生扭转的睾丸附件。

42. 附睾炎的常见病因有哪些？

①全身性感染经血行播散，或盆腔脏器感染经淋巴管扩散；

②外伤；

③导尿管留置时间过久或不洁导尿；

④尿道输精管反流（如继发于尿道狭窄、前列腺囊）。

43. 附睾炎体检的特征性表现有哪些？

睾丸无触痛，附睾位于睾丸的正后方，体积增大，有触痛且质地坚硬。

44. 年长儿最常见的泌尿生殖器急症是什么？

睾丸扭转。

45. 发生睾丸扭转的年龄高峰段是什么时候？

14 ~ 15 岁。

46. 需与睾丸扭转鉴别的疾病有哪些？

睾丸附件扭转、睾丸附睾炎、腹股沟嵌顿疝。

47. 睾丸扭转最常见的症状是什么？

突发的阴囊区疼痛，并向腹股沟放射。

48. 睾丸扭转与其他疾病相鉴别的要点是什么？

腹股沟区疼痛逐渐增强，持续时间通常 > 12 小时。

49. 无法明确诊断的阴囊急诊应如何处理？

建议急诊阴囊探查。

50. 睾丸扭转预后的影响因素有哪些？

扭转的程度、持续时间、扭转的方式（持续性扭转、间歇性扭转）。

51. 影响睾丸扭转的睾丸抢救成功率的主要影响因素是什么？

发生扭转到手术的时间。6 小时内手术的，有 70% ~ 80% 的睾丸抢救成功率。如 > 24 小时，则只有 < 10% 的睾丸抢救成功率。

52. 精索静脉曲张的好发部位在哪一侧？

左侧。主要原因是精索静脉缺少瓣膜，而且左精索内静脉较长，几乎呈直角进入肾静脉。

53. 精索静脉曲张可导致的并发症有哪些？

疼痛、睾丸萎缩、创伤性血肿、生育力下降。

54. 精索静脉曲张的临床分级有哪些？

Ⅰ度：触诊不明显，患者屏气增加腹压时，才能摸到曲张静脉。

Ⅱ度：触诊即可摸到曲张静脉，但外观正常。

Ⅲ度：曲张静脉如成团蚯蚓，视诊及触诊均显而易见。

55. 精索静脉曲张的治疗方案有哪些？

Ⅰ度：如睾丸体积正常则不需治疗。

Ⅱ度：如睾丸体积正常可随访观察睾丸体积变化。

Ⅲ度：建议手术治疗。内环口上方分离并双道结扎扩张的精索静脉。也可在腹腔镜下腹膜后间隙结扎精索静脉和动脉。

56. 精索静脉曲张的手术指征有哪些？

临床症状明显，局部疼痛不适，睾丸萎缩，肉眼可见的精索静脉曲张（Ⅲ度）。

57. 精索静脉曲张术前最重要的检查是什么？

后腹膜超声检查。肾积水或左肾肿瘤压迫精索血管，也可导致精索静脉曲张。

第四节　腹膜和腹膜腔疾病

1. 何谓胎粪性腹膜炎？
   出生前肠道穿孔导致胎粪漏出引起强烈的化学性腹膜炎。
2. 胎粪性腹膜炎的发病率是多少？
   1/40 000 ～ 1/20 000。
3. 胎粪性腹膜炎的类型有哪些？
   假囊肿型、局限型、全腹型。
4. 假囊肿型胎粪性腹膜炎的钙化分布方式是什么？
   钙化沉着物沿着囊壁排列。
5. 局限型胎粪性腹膜炎的钙化分布方式是什么？
   钙化沉着物到处分布。
6. 全腹型胎粪性腹膜炎的钙化斑分布方式是什么？
   整个腹腔内均可见到钙化斑。
7. 胎粪性腹膜炎的常见病因是什么？
   肠道血供受损，引起肠壁坏死穿孔和胎粪溢出。
8. 胎粪性腹膜炎合并肠闭锁的原因是什么？
   坏死的肠段吸收后，近端肠管末端封闭，形成典型的肠闭锁。
9. 胎粪性腹膜炎其他可能的病因是什么？
   可继发于胎粪性肠梗阻（胎粪团块对肠壁压力过高引起局部肠坏死）。
10. 肠梗阻性肠穿孔的原因有哪些？
    梅克尔憩室、胎儿阑尾炎、羊水诊断后医源性肠穿孔、肠系膜血管发育不全等。
11. 胎粪性腹膜炎的产前超声检查的早期表现有哪些？
    羊水过多、扩张梗阻的肠袢。
12. 胎粪性腹膜炎的产前超声检查的后期表现有哪些？

胎儿腹水、腹腔内钙化斑。

13．胎粪性腹膜炎常见的穿孔部位有哪些？

回肠、空肠。

14．胎粪的组成有哪些？

羊水、脂肪酸、鳞状细胞、胆盐、色素、胰酶和肠酶等，可对腹膜产生强烈的刺激。

15．出现腹腔内钙化斑通常是在什么时候？

肠穿孔 2～6 天后。进入腹腔的游离脂肪酸在胰酶及皂化作用下发生钙化。

16．胎粪性腹膜炎常见的临床表现有哪些？

腹胀（约 70%）、胆汁性呕吐（约 60%）。

17．胎粪性腹膜炎患儿中排出胎便的比例是多少？

约 10%。

18．胎粪性腹膜炎患儿的阴囊可出现哪些改变？

鞘膜积液、阴囊内钙化斑块。

19．囊性纤维化伴胎粪性腹膜炎的患者很少发现腹腔内钙化的原因是什么？

囊性纤维化患者胰酶分泌减少，抑制了钙沉淀。

20．胎粪性腹膜炎典型的腹部 X 线表现有哪些？

肠襻扩张、腹内钙化灶。

21．胎粪性腹膜炎钙化灶分布的方式是什么？

钙化灶呈线性排列，分布于肠道和腹腔内脏器的外表面。

22．胎粪性腹膜炎腹膜钙化灶的鉴别诊断有哪些？

肠腔内胎粪钙化、肾上腺出血、腹部肿瘤。

23．胎粪性腹膜炎的手术指征有哪些？

肠梗阻、腹腔内游离气体、腹部肿块、腹壁蜂窝织炎、败血症等。

24．哪些情况应高度怀疑胎粪性腹膜炎？

出生后数天内发病，主要症状为呕吐、腹胀和便秘。偶然发现胎粪性腹水、阴囊内或腹腔内钙化灶。

25．胎粪性腹膜炎的手术原则有哪些？

①大量气腹时应首选腹腔穿刺减压，缓解呼吸困难；

②腹膜炎型，以腹腔引流手术为主；

③如找到穿孔处，应修补肠穿孔处或行肠切除肠吻合术；

④肠梗阻型，如保守治疗无效应及早手术；

⑤手术应以单纯分离肠粘连和解除肠梗阻为主；

⑥不宜剥离与肠梗阻无关的钙化斑块以免损伤肠管。

26. 儿童最常见的网膜和肠系膜囊肿类型是什么？

囊性淋巴管畸形（旧称淋巴管瘤）。

27. 网膜和肠系膜囊肿发病率有什么性别差异？

男孩多见。

28. 网膜和肠系膜囊肿还有其他哪一种类型？

真性间皮囊肿。

29. 真性间皮囊肿的发病特点是什么？

较少见，且多见于女性。

30. 肠系膜和网膜囊肿的常见临床表现有哪些？

腹痛、呕吐、腹部肿块。

31. 肠系膜和网膜囊肿的鉴别诊断有哪些？

胰腺假性囊肿、肠重复畸形、其他假性囊肿、真性间皮囊肿。

32. 肠系膜囊肿的常见部位在哪里？

常见于肠系膜，尤其是回肠末段。

33. 网膜和肠系膜囊肿的其他好发部位有哪些？

空肠肠系膜、网膜、结肠系膜、后腹膜。

34. 网膜和肠系膜囊肿的治疗方法有哪些？

完整切除囊肿，可能需要肠切除肠吻合术。

35. 脑室腹腔分流术后导致的假性囊肿的治疗方法是什么？

行囊肿去顶术，重新放置脑室腹腔分流的腹腔部分。

36. 导致儿童腹水的常见原因有哪些？

心源性腹水、肝胆源性腹水、胰性腹水、肾源性腹水等。

37. 腹水的诊断方法有哪些？

腹腔穿刺，抽腹水行常规、生化检查、细菌培养＋药敏检验。

38. 胰性腹水的常见病因是什么？

胰腺炎。腹水是假性囊肿形成的早期病变。

39. 对小儿外科有特殊临床意义的腹水有哪些？
胎源性、乳糜性、尿性和胆源性腹水。

40. 发生肠梗阻的最常见原因是什么？
腹腔内手术后的粘连性肠梗阻。

41. 肠粘连中儿童与成人的发病率有什么区别？
儿童发病率比成人低。

42. 最常见的可引起粘连性肠梗阻的手术是什么？
溃疡性结肠炎行结肠切除术。

43. 引起粘连性肠梗阻的常见因素有哪些？
①水分蒸发暴露干燥对腹膜表面的损伤；
②腹膜及肠管表面的擦伤；
③异物如滑石粉造成的刺激；
④肠壁浆膜层的剥离等。
上述因素均可导致强烈的成纤维反应，引起粘连性肠梗阻。

44. 开腹手术后即刻发生的肠梗阻最常见原因是什么？
小肠套叠。

45. 如何诊断高位小肠梗阻？
腹部立位平片显示近端肠道明显扩张，造影剂无法进入远端肠道。

46. 新生儿肠梗阻术前确定结肠发育情况的检查方式是什么？
经肛门钡剂灌肠造影（barium enema，BE）。

47. 肠梗阻的治疗方法有哪些？
保守治疗：经鼻胃管胃肠减压、静脉补液和应用广谱抗生素。
保守治疗无效时需尽早行剖腹探查手术。

48. 目前防止肠粘连最有效的治疗方法是什么？
手术治疗，切除肠壁粘连处及表面严重粗糙的肠管。

第五节　肥厚性幽门狭窄

1. 何谓肥厚性幽门狭窄?

   由幽门环肌肥厚引起的胃出口梗阻。

2. 肥厚性幽门狭窄的发病率是多少?

   约 1/400（美国）、1/3000 ~ 1/1000（中国）。

3. 肥厚性幽门狭窄的发病率有什么性别差异?

   男女比例约 5 ：1。

4. 肥厚性幽门狭窄的发病原因有哪些?

   病因不清楚。目前有四种学说,分别与遗传因素、神经丛发育、胃肠激素、肌肉功能性肥厚有关。

5. 肥厚性幽门狭窄合并的先天性畸形发生率是多少?

   约 7%。

6. 肥厚性幽门狭窄常见的合并畸形有哪些?

   食管裂孔疝、腹股沟疝。

7. 典型的幽门肥厚梗阻的特点有哪些?

   喷射状非胆汁性呕吐,可触及幽门区包块,常可见胃蠕动波。

8. 典型的肥厚性幽门狭窄常见的年龄段是什么时候?

   出生后 2 ~ 4 周龄。

9. 肥厚性幽门狭窄的诊断方法有哪些?

   ①患儿体检：70% ~ 90% 的患儿在右上腹可扪及“橄榄样肿块”。

   ②超声检查。

   ③上消化道造影检查。

10. 常用的肥厚性幽门狭窄的超声检查诊断标准有哪些?

    幽门肌厚度 ≥ 4 mm、幽门管直径 ≥ 15 mm、幽门管长度 ≥ 16 mm。狭窄指数（SI）≥ 50%,SI = [（肌层厚度 ×2）÷ 幽门直径] ×100%。

11. 肥厚性幽门狭窄上消化道造影检查的表现有哪些?

①胃扩张；

②胃蠕动增强；

③幽门管细长如线状、双轨样或鸟嘴状；

④胃排空延迟。

12. 肥厚性幽门狭窄的鉴别诊断有哪些？

胃食管反流、十二指肠或幽门瓣膜、幽门痉挛、胃排空延迟、肠旋转不良。

13. 肥厚性幽门狭窄患儿水电解质紊乱的特征有哪些？

低钾、低氯、代谢性碱中毒。

14. 肥厚性幽门狭窄非手术治疗的效果怎么样？

多数无效。

15. 肥厚性幽门狭窄常用的治疗方法是什么？

纠正水电解质紊乱后，行幽门肌层切开术。

16. 肥厚性幽门狭窄手术的并发症有哪些？

十二指肠损伤或穿孔，肥厚的幽门肌层切开不完全。

17. 肥厚性幽门狭窄术中检查十二指肠黏膜完整性的方法是什么？

完成幽门环肌切开操作后，给患儿胃部注入空气，看十二指肠黏膜膨出处是否有漏气。

18. 肥厚性幽门狭窄术后什么时候开始喂养？

术后 6 ~ 12 小时。

19. 肥厚性幽门狭窄术后持续性呕吐的常见原因有哪些？

胃炎、胃食管反流。

20. 肥厚性幽门狭窄术后出现少量反流性呕吐的患儿比例是多少？

< 20%。

21. 肥厚性幽门狭窄的预后怎么样？

预后良好，并发症很少。手术相关的死亡率 < 0.4%。

第六节　十二指肠梗阻

1. 新生儿十二指肠梗阻的常见原因有哪些?
   十二指肠闭锁、十二指肠狭窄、十二指肠隔膜、环状胰腺、十二指肠重复畸形、十二指肠外在压迫。

2. 十二指肠闭锁和狭窄的可能原因是什么?
   十二指肠胚胎发育期间的管腔空化失败。

3. 十二指肠梗阻的常见部位有哪些?
   约 90% 在壶腹部远端,约 10% 在壶腹部近端。

4. 十二指肠闭锁的分型有哪些?
   闭锁Ⅰ型:肠管外形连续,腔内有隔膜。
   闭锁Ⅱ型:肠管两端为闭锁盲端,两端由纤维索条连接。
   闭锁Ⅲ型:肠管两端闭锁分离,无奈带相连。
   闭锁Ⅳ型:为多发性闭锁,可以前三种闭锁类型组合存在。

5. 十二指肠狭窄的分型有哪些?
   狭窄Ⅰ型:肠腔内隔膜中央有孔。
   狭窄Ⅱ型:"风袋型"隔膜中央有孔。
   狭窄Ⅲ型:肠管管状狭窄。

6. 十二指肠闭锁的产前表现是什么?
   母亲羊水过多(30% ~ 59%)。

7. 产前超声能否可以确诊十二指肠狭窄?
   通常不能确诊。

8. 十二指肠闭锁的常见临床表现有哪些?
   ①高位肠梗阻(呕吐、上腹胀和便秘),生后 1 ~ 2 天内出现呕吐,进行性加重;
   ②呕吐物呈黄绿胆汁样,可含咖啡色;
   ③通常胎粪排出正常;
   ④数日后出现脱水、电解质紊乱、体重下降和精神萎靡等。

9. 十二指肠狭窄的常见临床表现有哪些?

①间歇性呕吐；

②可有上腹膨胀，可见胃肠形及蠕动波；

③可有慢性脱水、便秘、贫血、营养不良和生长发育障碍等。

10. 十二指肠狭窄是否有胎粪排出？

通常有正常胎粪排出。

11. 十二指肠闭锁常见的合并畸形有哪些？

先天愚型（约 30%）、肠旋转不良（约 20%）、环状胰腺、食管闭锁、肛门直肠畸形、梅克尔憩室、心血管畸形和泌尿系畸形等。

12. 十二指肠闭锁中 X 线片的典型表现有哪些？

①X 线片可见典型的十二指肠梗阻双泡征（"双泡影"）；

②其余腹部无或极少气体影；

③上消化道钡餐可见胃、幽门管和近端十二指肠明显扩张、蠕动增强；

④结肠正常。

13. 十二指肠狭窄的常见症状有哪些？

部分病例没有症状；

部分病例可有不全性梗阻，可表现为反复呕吐、生长迟缓和误吸。

14. 十二指肠部分梗阻患儿的鉴别诊断方法是什么？

上消化道造影检查。

15. 十二指肠瓣膜常用的手术方式有哪些？

十二指肠端端或旁路吻合。如远端十二指肠梗阻，可行空肠 - 十二指肠吻合术。

16. 十二指肠蹼常用哪种手术？

十二指肠纵向切开，行十二指肠蹼切除术。需术中探查，防止术后吻合口远端梗阻。

17. 切除十二指肠蹼时手术要点是什么？

防止损伤 Vater 乳头，可行蹼部分切除术，需保留含有 Vater 乳头的中间部分。

18. 环状胰腺的手术方式是什么？

十二指肠 - 十二指肠吻合术。

19. 十二指肠闭锁或狭窄的常见原因有哪些?

环状胰腺 (约 36%)、肠旋转不良 (约 36%)、十二指肠前门静脉 (约 4%)、十二指肠第 2 段远端蹼 (约 3%)。

20. 环状胰腺的临床表现有哪些?

①胆汁样呕吐;

②生后有胎粪排出;

③喂奶后可有上腹胀满、胃型、蠕动波及振水音;

④营养不良和生长发育滞后。

21. 环状胰腺的影像学检查的表现有哪些?

① X 线检查腹部立位平片见 "双泡征";

②上消化道造影可见十二指肠球部及降部上段扩张,降段下方呈线形狭窄,钡剂排空延迟;

③必要时可行钡灌肠检查,以除外先天性肠闭锁及肠旋转不良。

22. 十二指肠畸形的生存率是多少?

> 90%,死亡原因多数与合并的严重心脏畸形有关。

23. 十二指肠畸形手术并发症的发生率是多少?

12% ~ 15%。

24. 十二指肠畸形常见的并发症有哪些?

盲袢综合征、肠动力异常、十二指肠胃反流、食管炎、胰腺炎、胆囊炎、胆结石。

25. 巨十二指肠的治疗方法有哪些?

十二指肠裁剪成形术、折叠缝合术。

26. 十二指肠闭锁术后早期喂养的措施有哪些?

胃造瘘、放置空肠喂养管。

27. 十二指肠闭锁预后的影响因素有哪些?

①早产或低体重儿;

②合并畸形的严重程度;

③确诊时间;

④肠管发育程度。

第七节　肠旋转不良和肠扭转

1. 何谓肠旋转不良？

   肠管在胚胎期以肠系膜上动脉为轴心的旋转运动不完全或异常，使肠管位置发生变异和肠系膜附着不全而导致肠旋转不良。

2. 肠旋转不良的基本病理特征有哪些？

   ①中肠扭转；

   ②空肠上段膜状束带和腹膜束带压迫肠管；

   ③十二指肠及空肠上段梗阻。

3. 最重要的中肠旋转有哪些？

   十二指肠空肠袢的旋转、盲肠结肠袢的旋转。

4. 正常的中肠如何旋转？

   以肠系膜上动脉为轴心逆时针旋转 270°。

5. 肠旋转不良的类型有哪些？

   Ⅰ型：没有旋转。结肠在左侧，小肠在右侧，回盲部在中线，十二指肠未过中线。

   Ⅱ型：旋转不彻底。结肠在左侧，小肠大部分在右侧，回盲部在左上腹，十二指肠未过中线。

   Ⅲ型：结肠系膜内疝。小肠或结肠旋转不彻底，合伴左侧或右侧结肠系膜与后腹膜融合不良，致内疝形成。

6. Ladd 束带是指什么？

   Ladd 束带是致密的纤维束带，从回盲部到后腹膜，尤其在右上腹多见。

7. 小肠固定最重要的因素是什么？

   肠系膜的宽度。它起于回盲部右髂窝，斜向上跨越腹部到达左上腹 Treitz 韧带。

8. 哪些人群好发急性中肠扭转？

   婴儿。

9. 急性中肠扭转的好发年龄是什么？

约 30% 在出生后 1 周内发病，超过 50% 在出生后 1 个月内发病。

10. 急性中肠扭转常见的临床表现有哪些？

胆汁性呕吐（约 95%）、肉眼血便（约 30%）、腹胀（约 50%）。

11. 导致急性中肠扭转的原因是什么？

Ladd 束带压迫或中肠旋转不良引起肠梗阻。

12. 诊断中肠扭转的方法是什么？

上消化道造影检查，通常显示空肠起始位置异常。

13. 急性中肠扭转中空肠起始位置异常的表现有哪些？

十二指肠和空肠可位于脊柱右侧，整个小肠位于右侧腹部。部分十二指肠可以跨越脊柱，然后向下走行，而不是向上定位于 Treitz 韧带左侧。

14. 急性中肠扭转的腹部立位平片的表现有哪些？

腹部立位平片可见典型的"双泡征"或"三泡征"，其余腹部少见气体影，有肠梗阻表现。

15. 急性中肠扭转超声检查的典型表现是什么？

旋涡征（小肠及其系膜围绕肠系膜上动脉顺时针旋转）。

16. 急性中肠扭转的术前准备有哪些？

置鼻胃管，胃肠减压，快速静脉输液，纠正水电解质平衡，使用广谱抗生素。

17. 急性中肠扭转的 Ladd 手术操作步骤有哪些？

①急诊剖腹，逆时针旋转复位扭转的肠管；

②分开 Ladd 束带，将十二指肠和回盲部彻底分离，拓宽系膜基底部；

③排除十二指肠梗阻；

④将结肠及回盲部放在左侧腹，十二指肠及小肠置于右侧腹；

⑤切除阑尾。

18. 中肠扭转手术治疗的原则是什么？

迅速复位扭转的肠管，最大限度保留肠管长度。

19. 引起短肠综合征最常见的原因是什么？

肠扭转、坏死性小肠结肠炎。

20. 急性中肠扭转常见的合并畸形有哪些？
    十二指肠闭锁或狭窄、空肠闭锁或狭窄、环状胰腺、肥厚性
    幽门狭窄、胃食管反流、直肠肛门畸形、先天性巨结肠、胆
    道闭锁、先天性心脏病、内脏异位综合征和无脾综合征。

21. 发生肠系膜裂孔疝的原因有哪些？
    胚胎期因各种原因导致肠系膜缺损。

22. 常见的肠系膜裂孔疝部位是什么？
    小肠系膜，尤其是回肠系膜。

23. 肠系膜裂孔疝的诊断方法是什么？
    临床症状、腹部平片、B超、增强CT。

24. 成人发病的肠旋转不良的临床表现有哪些？
    反复发作的腹痛、呕吐。

25. 成人发生的中肠扭转伴并肠坏死的比例有多少？
    10%～15%。

26. 儿童发生的中肠旋转不良的临床表现有哪些？
    间断呕吐（约30%），常含有胆汁；腹部绞痛（约20%）。
    部分病例可有腹泻、吸收不良综合征、发育迟缓。

27. 肠旋转不良的手术指征有哪些？
    间歇性腹痛、呕吐、慢性脱水、体重下降、生长发育迟缓。

28. 肠套叠和肠旋转不良的相关性怎么样？
    约98%的肠套叠患者有盲肠游离。缺乏正常的肠旋转和肠固
    定是肠套叠的一个重要原因。

第八节　其他上消化道疾病

1. 新生儿及婴幼儿胃部常见外科疾病有哪些？
   幽门闭锁、幽门前和窦部蹼状瓣膜、幽门重复畸形、自发性
   胃穿孔、先天性小胃、胃扭转、消化性溃疡。

2. 新生儿幽门闭锁在消化道闭锁中的占比有多少？

约 17%。

3. 幽门闭锁的遗传特点是什么？
   常染色体隐性遗传。

4. 常见的消化道闭锁有哪些？
   食管闭锁、十二指肠闭锁、空肠闭锁、回肠闭锁。

5. 产前诊断幽门闭锁的方法是什么？
   产前超声检查。

6. 幽门闭锁的特征性临床表现是什么？
   非胆汁性呕吐。

7. 幽门闭锁的腹部立位平片表现有哪些？
   上腹部单个气泡影，胃腔以外没有气体影，胃腔内有大的气液平。

8. 幽门闭锁的腹部超声特征性表现是什么？
   幽门管明显扩张。

9. 幽门闭锁的患儿水电解质平衡紊乱的特征是什么？
   脱水、低氯性碱中毒。

10. 幽门闭锁的分类有哪些？
    Ⅰ型幽门闭锁（约58%），最常见，胃和十二指肠正常。
    Ⅱ型幽门闭锁（约34%），幽门被纤维索带分隔。
    Ⅲ型幽门闭锁（约8%），胃远端和十二指肠闭锁端之间完全分离。

11. Ⅰ型幽门闭锁的手术方式是什么？
    将幽门纵行切开，切除幽门瓣膜。同时需排除远端是否有蹼状瓣膜或闭锁。

12. Ⅱ型和Ⅲ型幽门闭锁的手术方式是什么？
    胃十二指肠吻合术。

13. 幽门闭锁的预后怎么样？
    预后良好，除非患儿伴有严重的其他先天性畸形。

14. 导致幽门闭锁患儿的死亡因素有哪些？
    伴有多发严重畸形，或患有遗传性大泡性表皮松解症。

15. 幽门窦或幽门前蹼状瓣膜的发生率是多少？

非常罕见。

16. 幽门窦或幽门前蹼状瓣膜特征性的临床表现是什么？
　　非胆汁性呕吐。

17. 诊断幽门窦或幽门前蹼状瓣膜的方法是什么？
　　上消化道造影检查。可见蹼样瓣膜的间接征象，远端胃窦部
　　显示蠕动波，造影剂喷射样通过环形区域。

18. 确诊幽门窦或幽门前蹼状瓣膜的方法是什么？
　　内镜检查。

19. 幽门窦或幽门前蹼状瓣膜的手术方法是什么？
　　胃前壁切开，切除瓣膜，或者通过内镜切除。

20. 幽门窦或幽门前蹼状瓣膜的预后怎么样？
　　预后良好。

21. 新生儿自发性胃穿孔的好发人群有哪些？
　　好发于需要复苏或有低氧发作的患儿。

22. 新生儿自发性胃穿孔发病率有什么性别差异？
　　男性多发。

23. 新生儿自发性胃穿孔病死率较高的主要原因是什么？
　　先天性胃壁肌层缺损。

24. 新生儿自发性胃穿孔的发病率是多少？
　　约 1/2 900。

25. 新生儿自发性胃穿孔的发病原因有哪些？
　　出生前应激性溃疡导致胃壁缺血，生后进展为胃穿孔、胃
　　膨胀。

26. 新生儿自发性胃穿孔常见发病时间是什么时候？
　　出生后 1 ~ 3 天。

27. 新生儿自发性胃穿孔特征性临床表现是什么？
　　整个腹部突然膨胀。

28. 新生儿自发性胃穿孔常见临床表现有哪些？
　　明显腹胀、心动过速、嗜睡、腹膜炎、膈肌抬高、呼吸
　　困难。

29. 新生儿自发性胃穿孔诊断方法是什么？

腹部立位 X 线片：可见横膈升高，膈下大量游离气体，全腹大的气液面，肝被压回中腹，胃泡影明显减小或消失。

30. 新生儿自发性胃穿孔的鉴别诊断有哪些？

消化性溃疡穿孔、坏死性小肠结肠炎穿孔、机械通气导致的大量气腹等。

31. 新生儿自发性胃穿孔快速鉴别诊断的方法是什么？

腹腔穿刺。

32. 胃或十二指肠穿孔时的腹水表现是什么？

清亮的胃内容物伴有少量胆汁的腹水。

33. 小肠或结肠穿孔时的腹水表现是什么？

含较多胆汁或粪汁样腹水

34. 新生儿自发性胃穿孔的术前准备有哪些？

经口置胃管，胃肠减压，迅速静脉输液，应用广谱抗生素，必要时气管插管呼吸机支持，腹胀严重时行腹腔穿刺减压。

35. 新生儿胃穿孔最常见的部位在哪里？

胃大弯处。

36. 婴儿消化性溃疡穿孔通常发生的部位在哪里？

幽门十二指肠连接部。

37. 新生儿自发性胃穿孔常用的手术方式有哪些？

如果胃穿孔周围组织有活力，则切除穿孔周围组织，行胃壁两层缝合关闭；如果胃远端坏死，需行远端胃切除。

38. 胃切除的首选方式是什么？

首选 Billroth Ⅰ 型（毕 1 式）：胃十二指肠吻合术。

39. 胃穿孔后组织进一步坏死的临床表现是什么？

持续性酸中毒。

40. 婴儿胃穿孔的生存率是多少？

约 80%。

41. 先天性小胃是什么？

是原始前肠远端相对少见的一种先天性畸形。

42. 先天性小胃的特点有哪些？

小的管样胃、巨食管、胃旋转不完全。

43. 先天性小胃常见的合并畸形有哪些？
    中肠不旋转、十二指肠瓣膜、回肠重复畸形、胆囊缺如、内脏反位、无脾症、心脏畸形、胸椎半锥体、小颌畸形、桡骨尺骨发育不良。

44. 先天性小胃的临床表现有哪些？
    生长迟缓、胃容积显著减少、食管远端异常扩张、胃食管反流。

45. 先天性小胃产生类似"倾倒综合征"的原因是什么？
    胃排空迅速。

46. 先天性小胃最有效的检查手段是什么？
    上消化道钡餐造影检查

47. 先天性小胃造影检查的表现有哪些？
    异常扩张蠕动减弱的食管、胃食管反流、小胃。

48. 先天性小胃的内科治疗是否有效果？
    通常没有效果。

49. 先天性小胃常用的手术方式是什么？
    空肠代胃手术。

50. 先天性小胃手术治疗的时机是什么？
    暂时性空肠造瘘置管喂养 6 个月。如果胃容量没有明显增大，则需行空肠代胃手术。

51. 儿童急性胃扭转的好发年龄是什么？
    平均发病年龄为 2.4 岁。

52. 儿童急性胃扭转发病率有什么性别差异？
    男性多发。

53. 儿童急性胃扭转的主要原因是什么？
    胃固定异常导致的胃旋转异常。

54. 急性胃扭转的其他原因有哪些？
    与膈疝或膈膨升有关的胃移位、胃韧带延长或缺如、先天性索带或粘连。

55. 按照胃旋转平面进行的胃扭转分类有哪些？
    系膜轴型（常见）、器官轴型（少见）以及两种混合型。

56. 儿童期最常见的一种胃扭转类型是什么？

系膜轴型扭转。

57. 胃扭转的程度分类有哪些？

完全扭转（整个胃）、部分扭转（仅限幽门部）。

58. 胃扭转导致临床表现的决定因素有哪些？

取决于胃旋转的程度、梗阻程度。

59. 胃扭转的临床表现有哪些？

急性发作的上腹痛、胃扩张、呃逆、鼻胃管通过困难。

60. 胃扭转的诊断方法是什么？

腹部 X 线片。

61. 胃扭转 X 线片的表现有哪些？

胃局限性扩张伴随远端气体稀少。可见胃壁呈发夹样结构，其切迹指向右上腹。

62. 胃扭转上消化道造影检查的表现是什么？

可见胃食管连接部呈"鸟嘴样"表现。

63. 急性胃扭转的治疗方式是什么？

急诊手术。

64. 急性胃扭转的手术方式有哪些？

开腹后，套管针穿刺扩张的胃腔迅速减压，将胃扭转复位。复位后，检查是否有合并畸形，并行胃固定术。

65. 急性胃扭转中需要胃切除的手术指征是什么？

胃出现局限性缺血坏死区。

66. 目前急性胃扭转的生存率是多少？

> 90%。

67. 胃的哪个部位可有异位胰腺组织？

幽门部。

68. 胃出现异位胰腺组织的临床表现是什么？

非胆汁性呕吐。

69. 幽门部有异位胰腺组织的鉴别诊断有哪些？

肥厚性幽门狭窄、幽门重复畸形。

70. 胃出现异位胰腺组织的鉴别诊断方法有哪些？

上消化道造影、腹部超声。

71. 胃出现异位胰腺组织时上消化道造影特征性表现是什么？

幽门不对称性增厚。

72. 胃出现异位胰腺组织的常用手术方法有哪些？

完全切除异位胰腺组织＋幽门成形术、胃十二指肠吻合术。

73. 胃石的类型有哪些？

毛石、植物石、新生儿的乳块石。

74. 胃毛石的好发人群是哪些？

有行为异常的、有心理退化的儿童。

75. 胃毛石的临床表现有哪些？

呕吐、生长迟缓。

76. 胃毛石体检时的发现有哪些？

可触及上腹部包块，通常有胃型。

77. 胃毛石的确诊方法是什么？

上消化道造影或胃镜检查。

78. 胃毛石的治疗方式有哪些？

多数需行开放手术取出胃石，必要时行胃造口术。少数可通过胃镜取出。

79. 植物石的组成是什么？

主要是未消化的蔬菜纤维。

80. 形成乳块石的可能原因有哪些？

①配方奶粉混合不适当；

②早产儿配方奶被浓缩；

③乳清与酪蛋白比例不当。

81. 乳块石的常见临床表现有哪些？

非胆汁性呕吐、脱水。

82. 胃石导致梗阻的治疗方法有哪些？

先行保守治疗：停止喂养、静脉输液和盐水洗胃。

如肠梗阻加重或者有穿孔，则需急诊手术。

83. 儿童急性消化道溃疡的病因有哪些？

幽门螺旋杆菌感染、药物性溃疡、应激性溃疡等。

84. 消化道溃疡穿孔的临床表现有哪些？

突发急性上腹痛，随后出现腹膜炎症状。体检时有剧烈的上腹部触痛、肌紧张。

85. 消化道溃疡穿孔的确诊方法是什么？

腹部立位平片可见膈下游离气体。

86. 胃溃疡穿孔的治疗方法是什么？

行胃穿孔处修补缝合术。

第九节　肠闭锁和肠狭窄

1. 正常新生儿的小肠长度是多少？

成熟儿为 250 ～ 300 cm，未成熟儿 160 ～ 240 cm。

2. 肠闭锁患儿小肠长度是多少？

仅 100 ～ 150 cm，甚至更短

3. 小肠闭锁和狭窄的病因有哪些？

宫内肠道血管损伤，包括肠扭转、内疝、肠套叠、肠管受压。

4. 肠闭锁发病率有多少？

1/5 000 ～ 4 000。

5. 肠闭锁发病率是否有性别差异？

男女比例相当。

6. 小肠闭锁和狭窄的发病部位有哪些？

闭锁多于狭窄，按发生频率依次为回肠、十二指肠、空肠，结肠闭锁罕见。

肠狭窄以十二指肠最多见，空肠、回肠次之。

7. 小肠闭锁是否有合并的先天性畸形？

有，相对较低。

8. 新生儿肠梗阻的常见表现有哪些？

母亲有羊水过多史（＞ 2 000 ml），患儿有胆汁性呕吐、腹胀、出生后 24 小时不能排出正常量的胎粪。

9. 新生儿肠梗阻产前超声检查的异常发现有哪些？
　　肠闭锁、肠扭转、胎粪性腹膜炎等。

10. 小肠闭锁的一个常见特征是什么？
　　出生时胃内吸出液含有胆汁。

11. 呕吐物含胆汁通常提示肠梗阻的发病部位在哪里？
　　梗阻水平在十二指肠 Vater 壶腹远端。

12. 空肠闭锁时患儿出现胆汁性呕吐的比例是多少？
　　约 85%。

13. 黄疸在小肠闭锁中的发生率有多少？
　　空肠闭锁中约 30%，回肠闭锁中约 20%。

14. 出生时即可发现新生儿腹胀的可能原因是什么？
　　巨大囊肿性胎粪性腹膜炎。

15. 新生儿胎粪不能正常排出的常见病因有哪些？
　　远端小肠梗阻、肛门闭锁、先天性巨结肠、胎粪栓综合征、
　　小左结肠综合征、结肠神经元发育不良。

16. 空肠回肠闭锁的诊断方法是什么？
　　腹部 X 线检查。

17. 高位空肠闭锁的腹部 X 线检查的表现有哪些？
　　①可见"三泡征"；
　　②上腹部有多个气液平，下腹部没有气体；
　　③闭锁部位越靠远端，腹胀越明显，扩张的肠袢及气液平就
　　　越多；
　　④侧位片中可见结肠及直肠内无气体。

18. 巨大囊肿性胎粪性腹膜炎患儿的腹平片表现是什么？
　　有巨大的气液平。

19. 有远端肠梗阻的患儿首选什么检查？
　　钡灌肠造影。肠闭锁患儿可见胎儿型结肠。

20. 远端肠梗阻行钡灌肠造影的意义有哪些？
　　鉴别肠管扩张的部位，判断是否有小结肠，评估回盲部的
　　位置。

21. 发生小结肠的原因是什么？

胎儿肠液不能通过梗阻区，结肠缺乏被动扩张。

22. 肠闭锁中肠旋转不良的发生率是多少？

约 10%。

23. 肠闭锁术后患儿行上消化道造影检查的指征是什么？

有不全性肠梗阻表现。

24. 空肠回肠闭锁的鉴别诊断有哪些？

肠旋转不良伴或不伴肠扭转、肠重复畸形、内疝、肠动力缺乏、胎粪性肠梗阻、结肠闭锁、全结肠无神经节细胞症等。

25. 新生儿期引起远端肠梗阻的常见原因有哪些？

回肠闭锁、胎粪性肠梗阻。

26. 钡灌肠造影可以排除哪些新生儿期疾病？

结肠闭锁、肠无神经节细胞症。

27. 单纯性胎粪性肠梗阻 X 线检查的表现有哪些？

可见肠腔显著扩张，很少有气液平。可见右上腹部毛玻璃样改变（"肥皂泡"征）。

28. 单纯性胎粪性肠梗阻保守治疗的成功率有多少？

> 50%。

29. 单纯性胎粪性肠梗阻保守治疗的方法有哪些？

高渗性造影剂（如泛影葡胺）保留灌肠。

30. 空肠回肠闭锁患儿中发生囊性纤维化的比例有多少？

约 10%。

31. 空肠和回肠闭锁的发生率有什么差异？

空肠闭锁多发。

32. 空肠回肠闭锁中多发性肠闭锁的比例是多少？

< 10%。

33. 空肠回肠闭锁的类型有哪些？

Ⅰ型闭锁，为黏膜瓣膜或隔膜，有完整的肠壁和系膜。

Ⅱ型闭锁，为两个闭锁肠管盲端之间有一纤维索带相连，系膜完整。

Ⅲa 型闭锁，为闭锁肠管盲端完全分离，中间系膜呈"V"型缺损。

Ⅲb 型闭锁，为"苹果皮样"畸形。

Ⅳ型闭锁，为多发闭锁，呈"香肠串样"或"串珠样"，约占 10%。

可呈Ⅰ、Ⅱ、Ⅲ型肠闭锁并存。通常肠管长度明显缩短。

34．回肠闭锁的最常见类型是哪一种？

Ⅲa 型。

35．回肠闭锁的手术治疗方式有哪些？

切除闭锁扩张的肠管，行端侧吻合术。术中需排除是否有多发肠闭锁。

36．回盲瓣的作用是什么？

①防止结肠菌落定植在回肠内；

②促进末段回肠吸收脂肪和维生素 B_{12}；

③促进胆汁肝肠循环。

37．回肠闭锁手术中是否需要保留回盲瓣？

应尽量保留回盲瓣。

38．回肠闭锁手术后，肠吻合口的功能恢复需要多长时间？

至少需要 10 天。

39．空肠回肠闭锁术后的支持治疗有哪些？

胃管减压、胃肠外营养、静脉补液、应用广谱抗生素。

40．回肠闭锁手术后开始喂养的指征是什么？

已经排便，胃肠减压量减少，胃液变白变清亮。

41．除肠闭锁外，新生儿期小肠梗阻的原因有哪些？

小肠内在性狭窄，包括隔膜型狭窄、短段管状狭窄。

42．小肠狭窄可能的病因是什么？

肠壁缺血损伤。

43．小肠狭窄患儿的临床表现有哪些？

腹胀、胆汁性呕吐。钡灌肠造影可正常，生后 24 小时内可排出胎粪。

44．内在性小肠狭窄的手术指征是什么？

持续性小肠不全性梗阻。

45．空肠结肠闭锁患儿常见的死亡原因有哪些？

肺炎、腹膜炎、败血症。

46. 空肠结肠闭锁的术后常见并发症有哪些？

吻合口梗阻、吻合口漏。

47. 空肠结肠闭锁的预后影响因素有哪些？

呼吸窘迫、早产儿、短肠综合征、肠扭转伴肠坏死。

48. 空肠结肠闭锁患儿的预后怎么样？

生存率为 85%～90%。回肠闭锁预后相对较好。

49. 结肠闭锁和狭窄的发病率是多少？

1/20 000～1/15 000。

50. 结肠闭锁和狭窄常见的合并畸形有哪些？

骨骼畸形（如并指/趾、多指/趾、畸形足、桡骨缺损）、眼、
心脏、胃肠道畸形和腹壁缺损（如腹裂、脐膨出、膀胱或泄
殖腔外翻）等。

51. 结肠闭锁和狭窄的病因是什么？

宫内结肠缺血损伤。

52. 宫内结肠系膜血管受累的部位有哪些？

右侧结肠、横结肠、乙状结肠。

53. 结肠闭锁的分类有哪些？

Ⅰ型闭锁，为黏膜瓣膜或隔膜，有完整的肠壁和系膜。

Ⅱ型闭锁，为闭锁肠管盲端之间有一纤维索带相连，系膜
完整。

Ⅲ型闭锁，为闭锁肠管盲端完全分离，中间系膜呈"V"型
缺损。

Ⅳ型闭锁，为多发闭锁，呈"香肠串样"或"串珠样"。

54. 结肠闭锁常见临床表现有哪些？

出生后 24 小时未排胎粪、腹胀、胆汁性呕吐。

55. 结肠闭锁患儿腹部立位和卧位 X 线片表现有哪些？

可见扩张的肠襻伴气液平，在梗阻部位尤为明显。

56. 结肠闭锁的确诊方法是什么？

可通过钡灌肠造影确诊，可显示有一个盲端的小结肠。

57. 结肠闭锁的最常见类型是哪一种？

Ⅲ型，闭锁盲端之间有"V"型系膜缺损。

58．结肠闭锁的手术方式有哪些？

一期结肠造口术。患儿满 6 月以后再行空肠结肠端侧吻合术或结肠结肠吻合术，术后满 1 个月以后再关闭结肠造口。

59．肠闭锁患儿行肠造瘘术的方法有哪些？

①近远端作端侧吻合术，远端肠造瘘术（Bishop 法）；

②近远端作侧端吻合术，近端肠造瘘术（Santulli 法）。

60．单纯结肠闭锁的预后怎么样？

生存率＞90%。

61．结肠闭锁的死亡原因有哪些？

合并严重畸形；延误时间过长，并发肠穿孔和腹膜炎。

第十节　梅克尔憩室

1．梅克尔憩室是什么？

又称回肠远端憩室，是胚胎期卵黄管退化不全所致的残留物。

2．梅克尔憩室的动脉血供来源是什么？

来自残留的原始右侧卵黄动脉，该动脉起源于肠系膜。

3．梅克尔憩室的发病率是多少？

约 2%。

4．梅克尔憩室常见的合并畸形有哪些？

心脏畸形、脐膨出、食管闭锁、肠旋转不良、先天性巨结肠、十二指肠闭锁、唐氏综合征。

5．梅克尔憩室顶部有异位胃黏膜的比例是多少？

约 70%。

6．梅克尔憩室有关的"2 原则"有哪些？

通常 2 岁时出现症状，约 2% 患病率，发病部位距回盲瓣 2 英尺（60.96 cm）内，约 2 英寸（5.08 cm）长，2 种类型异位组织（异位胃黏膜、胰腺组织）。

7. 梅克尔憩室出现临床症状的比例是多少？

　　8% ~ 22% 可出现临床症状。其中：出血（约 40%）、肠梗阻（约 35%）、炎症（约 17%）。

8. 新生儿梅克尔憩室最常见的临床表现是什么？

　　肠梗阻。

9. 婴幼儿梅克尔憩室最常见的表现是什么？

　　下消化道无痛性大出血。

10. 婴幼儿梅克尔憩室出血的病因是什么？

　　异位胃黏膜成消化性溃疡，继发出血。

11. 梅克尔憩室出血的临床特点有哪些？

　　下消化道无痛性出血，褐色大便，不伴有呕吐或呕血，间断发作。

12. 梅克尔憩室出现典型症状的比例有多少？

　　约 2%。

13. 梅克尔憩室的手术指征有哪些？

　　有临床症状，如下消化道无痛性大出血、肠梗阻、肠穿孔等。

14. 梅克尔憩室的常见发病部位在哪里？

　　距离回盲瓣约 60 cm 的回肠段，肠系膜的对侧。

15. 梅克尔憩室的常见并发症有哪些？

　　下消化道出血、肠梗阻、肠穿孔、慢性腹痛、肠套叠、肠扭转。

16. 梅克尔憩室导致肠梗阻的常见原因有哪些？

　　①开放的卵黄管脱垂；

　　②肠管围绕索带发生扭转；

　　③内疝形成；

　　④继发的回结肠型肠套叠。

17. 梅克尔憩室继发的肠套叠采用空气灌肠复位能否成功？

　　通常不能成功。

18. 梅克尔憩室引起炎症的临床症状有哪些？

　　与阑尾炎相似，如右下腹压痛、发热、呕吐等。

19. 手术中探查梅克尔憩室的指征是什么？

阑尾炎手术中发现阑尾正常，应仔细探查是否有梅克尔憩室炎。

20. 梅克尔憩室出现炎症的原因是什么?
憩室内有异位胃黏膜或胰腺组织，可导致炎症。

21. 梅克尔憩室炎的治疗原则是什么?
行梅克尔憩室切除术。

22. 儿童引起下消化道大出血的常见外科疾病有哪些?
梅克尔憩室、肠重复畸形。

23. 梅克尔憩室中还可见到哪些异常组织?
异位胃黏膜、胰腺组织、十二指肠黏膜。

24. 发生在梅克尔憩室的最常见的肿瘤是什么?
类癌。

25. 发生在梅克尔憩室中的类癌有哪些特征?
通常是小的、非对称的、单发。

26. 发生在梅克尔憩室中的类癌的治疗原则是什么?
切除梅克尔憩室及相邻回肠。

27. 卵黄管退化不全的诊断方法有哪些?
侧位 X 线造影、脐部超声。

28. 脐部渗液的鉴别诊断有哪些?
脐肉芽肿（脐茸）、脐尿窦、脐尿管未闭、脐窦、脐肠瘘等。

29. 新生儿最常见的脐部病变是什么?
脐肉芽肿（脐茸）。

30. 新生儿脐肉芽肿（脐茸）的治疗方法有哪些?
局部涂硝酸银溶液、电烫、手术切除等。

31. 卵黄管退化不全的侧位 X 线下造影的表现是什么?
可见造影剂沿腹膜外通道向下通向膀胱甚至直接进入膀胱内。

32. 梅克尔憩室的特异性检查是什么?
放射性核素 99m 锝憩室显像，可显示异位胃黏膜。

33. 可以增强放射性核素锝扫描显像的药物是哪一种?
五肽胃泌素。在注射放射性核素 99m 锝前 20 min 给药。

34. 钡剂灌肠和小肠造影对梅克尔憩室诊断有意义吗?

没有意义。对梅克尔憩室显影不可靠，而且还会影响放射性核素扫描准确性。

35. 放射性核素憩室显像诊断梅克尔憩室的准确率有多少？

70% ~ 80%。

36. 同位素扫描出现假阳性的原因有哪些？

导致黏膜充血或出血的疾病，包括肠重复畸形、肠套、肠梗阻、溃疡、动静脉畸形、尿路畸形等。

37. 如果放射性核素扫描检查结果为阴性，下一步应如何处理？

如果临床高度怀疑梅克尔憩室，则应再次行同位素扫描检查。或者行胃十二指肠镜和结肠镜检查寻找出血部位。

38. 幽门螺旋杆菌与梅克尔憩室炎症和出血之间有什么相关性？

暂时没有发现两者之间有相关性。

39. 梅克尔憩室手术治疗的指征有哪些？

出现临床症状、并发症；

偶尔发现的梅克尔憩室。

40. 梅克尔憩室手术治疗的方式有哪些？

基底部比较狭窄的憩室，可用肠钳楔形钳夹后切除，肠壁做斜形吻合。必要时行肠切除肠吻合术。

41. 梅克尔憩室患儿行肠切除的指征有哪些？

①憩室的基底部宽广，直径大于肠腔；

②回肠壁有广泛的迷生组织；

③憩室附近有炎性肿胀，明显增厚；

④憩室基底穿孔或憩室引起肠绞窄或扭转。

42. 梅克尔憩室继发的肠套叠空气灌肠复位的成功率有多少？

很少能够成功。通常需切除套叠的肠管，行回肠端端吻合术。

43. 梅克尔憩室切除手术最常见的并发症是什么？

粘连性肠梗阻，发生率约 5%。

44. 梅克尔憩室出现并发症时的死亡率有多少？

约 1%。

第十一节 胃肠道重复畸形

1. 胃肠道重复畸形的全身分布情况是什么?
   可发生在消化道任何部位。约 75% 在腹部，约 20% 在胸腔，约 2% 在胸腹部，还有一些罕见部位，如舌底等。

2. 肠源性囊肿在所有胃肠道重复畸形中的比例有多少?
   约 75%，和消化道并不相通。

3. 管状重复畸形在所有肠重复畸形中所占的比例有多少?
   约 25%，一般和空腔脏器相通。

4. 所有肠重复畸形的组织学特征有哪些?
   有发育良好的平滑肌层，一般和邻近的消化道有共同的侧壁。

5. 典型的肠重复畸形的特征有哪些?
   正常消化道紧密附着的囊状或管状的空腔组织，位于肠系膜侧，和肠道有共同的肠系膜及血供，内壁黏膜可有异位胃黏膜。

6. 肠重复畸形的形状和大小有哪些?
   多数为圆形或者呈囊状，大小为 2 ~ 4 cm。

7. 肠重复畸形通常发病部位在哪里?
   回盲部。

8. 消化道重复畸形的病理类型有哪些?
   囊肿型、管状型；胸腔内消化道重复畸形、颈部消化道重复畸形。

9. 结肠或直肠出现管状重复畸形时，可能合并的其他畸形有哪些?
   可有生殖器重复畸形、直肠尿道瘘、直肠阴道瘘、尿道重复畸形等。

10. 肠重复畸形的发病时间是什么?
    约 1/3 在新生儿期间，约 1/3 在 2 岁以内，约 1/3 在 2 岁以后。

11. 肠重复畸形最常见的临床表现是什么?

不全性肠梗阻。

12. 重复畸形其他可能的临床症状有哪些？

主要是肠重复畸形压迫导致的症状，例如腹痛、消化道出血、肠坏死及穿孔，可诱发肠套叠、肠扭转等。压迫气管和肺，可造成呼吸困难；压迫食管，可导致吞咽困难。

13. 腹部胃肠道重复畸形诊断的方法有哪些？

腹部 B 超、腹部增强 CT。

14. 腹部胃肠道重复畸形的 B 超表现通常有哪些？

可见囊状病变，扩张的管状病变。

15. 胸腔的重复畸形的诊断方法有哪些？

胸部增强 CT 检查、上消化道造影。

16. 在增强 CT 和 MRI 中重复畸形的特征性表现是什么？

可见囊状重复畸形的外壁，但非实质性肿块。

17. 有异位胃黏膜的长管状囊性重复畸形诊断方法是什么？

放射性核素 99m 锝扫描，可见含有异位胃黏膜的重复畸形。

18. 多发性重复畸形所占比例有多少？

约 10%。

19. 胃重复畸形的合并畸形有哪些？

肠闭锁、肠旋转不良、梅克尔憩室、直肠肛门闭锁、脐膨出、脊柱裂、泌尿生殖器官畸形等。

20. 上消化道钡餐造影检查中，胃重复畸形的特征性表现是什么？

可见胃大弯侧一个边缘光滑的充盈缺损。

21. 新生儿胃重复畸形的临床表现有哪些？

腹部扩张、巨大肿块、呕吐。

22. 胃重复畸形的治疗方法有哪些？

完整切除胃重复畸形，关闭胃腔。如胃重复畸形过大，可作重复畸形部分切除术，剥离共壁的重复畸形黏膜组织。或者行重复畸形囊肿 - 胃吻合术（内引流术）。

23. 十二指肠重复畸形的表现形式有哪些？

表现为囊肿型或憩室型，会压迫十二指肠第 1 部和第 2 部，导致不全性肠梗阻。

24．十二指肠重复畸形通常发病部位在哪里？

大多数位于系膜侧，此时不易完整切除重复畸形。

25．十二指肠重复畸形的手术方式有哪些？

据重复畸形的种类、部位和大小选择不同手术方法，如重复畸形的囊肿切除、重复畸形与附着肠管一并切除并行肠吻合术重建消化道、重复畸形黏膜剥离术、重复畸形开窗术或间隔切除术及单纯管状重复畸形切除术等。

26．小肠重复畸形的好发部位有哪些？

回肠、空肠。

27．小肠重复畸形最常见的症状有哪些？

不全性肠梗阻，有时可有严重的消化道出血。

28．小肠重复畸形合并胸腔重复畸形的比例有多少？

约 10%。

29．小肠重复畸形的手术方式是什么？

完整切除，行肠管端端吻合术。

30．小肠重复畸形中常见有异位胃黏膜的好发部位在哪里？

回肠。

31．结肠和直肠重复畸形常见的合并畸形有哪些？

一穴肛畸形、尿道和阴道重复畸形、脊柱分裂、脐膨出及其他泌尿生殖道畸形。

32．结肠和直肠重复畸形的临床表现有哪些？

不全性肠梗阻，伴有腹痛。

33．结肠和直肠的重复畸形的手术方式有哪些？

经腹或经后矢状入路，完整切除结肠和直肠的重复畸形，通常需行结肠造口术。

34．长管状结肠重复畸形的手术方式是什么？

在重复畸形远端行内引流手术。

35．胸腔内重复畸形的主要类型有哪些？

多数为囊性病变，位于前纵隔，可出现在舌底部或沿食管分布。

36．胸腔内重复畸形的好发部位在哪里？

位于食管下段。

37. 胸腔内重复畸形合并有异位胃黏膜的比例有多少？

约 30%。

38. 食管的重复畸形手术方式是什么？

完整切除重复畸形。

39. 食管重复畸形手术中发生食管损伤后的处理方式有哪些？

原位修补食管，留置胃管持续吸引，全胃肠外营养，使用广谱抗生素。

第十二节　坏死性小肠结肠炎

1. 坏死性小肠结肠炎的好发年龄段是什么？

新生儿期，大部分在出生后 2 周。

2. 坏死性小肠结肠炎的死亡率有多少？

20% ~ 30%。

3. 坏死性小肠结肠炎的发病率有多少？

新生儿体重低于 1 500 g 时发病率约 6%，约占出生后 1 周内死亡原因的 15%。

4. 坏死性小肠结肠炎发病的主要原因是什么？

肠道的缺血和感染。

5. 坏死性小肠结肠炎的发病机制是什么？

不清楚，通常的理论如下。

①肠系膜缺血导致不完的肠道损伤。

②感染：梭状芽孢杆菌、病毒、大肠埃希菌或克雷伯菌等。

③中毒：甲基黄嘌呤、维生素 E、吲哚美辛或母亲使用可卡因。

6. 坏死性小肠结肠炎的高危因素有哪些？

①未成熟儿；

②围产期窒息；

③呼吸窘迫综合征（50% ~ 60%）；

④脐部插管（25% ~ 60%）；

⑤低体温（35% ~ 87%）；

⑥休克；

⑦缺氧；

⑧动脉导管未闭（10% ~ 30%）；

⑨青紫型先天性心脏病（10% ~ 15%）；

⑩红细胞增多症；

⑪血小板增多症；

⑫贫血；

⑬换血（15% ~ 45%）；

⑭先天性胃肠道畸形；

⑮慢性腹泻；

⑯非母乳喂养；

⑰鼻空肠喂养；

⑱高渗乳配方；

⑲喂养太多太快；

⑳医院内流行；

㉑坏死杆菌细菌流行。

7. 坏死性小肠结肠炎的病理学特征是什么？
   黏膜片状出血，可发展成肠壁全层坏死。

8. 坏死性小肠结肠炎好发部位有哪些？
   末端回肠、升结肠。

9. 坏死性小肠结肠炎中同时累及结肠和小肠的比例有多少？
   约44%。

10. 坏死性小肠结肠炎单一病灶的占比有多少？
    单一病灶约占50%，累及多段小肠的概率约为50%。

11. 爆发性大范围坏死性小肠结肠炎中发生病变的肠管范围有
    多少？
    > 75%。

12. 这种爆发性大范围坏死性小肠结肠炎所占比例有多少？
    约占全部坏死性小肠结肠炎的19%。

13. 爆发性大范围坏死性小肠结肠炎的死亡率有多少？

接近 100%。

14. 坏死性小肠结肠炎发生肠壁积气症的原因是什么？

由于肠黏膜破坏，产气的细菌侵入肠壁并繁殖，产生肠壁积气（氢气）。首先出现在黏膜下层，然后进入肌层以及浆膜下。

15. 坏死性小肠结肠炎愈合后肠腔狭窄的原因是什么？

肠壁上皮肉芽组织的高度增生及纤维化。

16. 坏死性小肠结肠炎愈合后发生肠腔狭窄的比例有多少？

5% ~ 10%。

17. 坏死性小肠结肠炎最常见的腹部体征有哪些？

腹胀、可及扩张肠袢、腹壁捻发音。

18. 坏死性小肠结肠炎患儿出现胆汁性呕吐的比例有多少？

约 75%。

19. 坏死性小肠结肠炎患儿中发生休克的早期表现有哪些？

生命体征不稳定，出现嗜睡、体温不稳定、呼吸暂停、心动过缓。

20. 坏死性小肠结肠炎患儿提示严重感染预后不良的指标是什么？

白细胞计数明显下降。

21. 坏死性小肠结肠炎提示病情进展最有效的指标是什么？

血小板计数持续性下降。

22. 坏死性小肠结肠炎是否有特异性的检查方法？

没有。

23. 坏死性小肠结肠炎常见临床表现有哪些？

腹胀、呕吐、胃潴留、腹泻、便血。也会发生嗜睡、呼吸暂停、血容量降低等。

24. 诊断坏死性小肠结肠炎的主要方法是什么？

影像学诊断。

25. 坏死性小肠结肠炎常见的影像学表现有哪些？

肠壁积气、门静脉积气、气腹症、腹腔积液、持续扩张的肠袢。

26. 坏死性小肠结肠炎比较有特征性的影像学表现是什么？

　　肠壁积气。约 98% 的患儿均会出现，肠壁积气非常短暂，通常出现在疾病早期。

27. 爆发性大范围坏死性小肠结肠炎出现肠壁积气的部位有哪些？

　　大部分的小肠和结肠。

28. 坏死性小肠结肠炎肠壁积气的常见类型有哪些？

　　囊状、线状。

29. 坏死性小肠结肠炎中门静脉积气的特征是什么？

　　右上腹出现分支状积气。

30. 坏死性小肠结肠炎中出现门静脉积气的原因是什么？

　　肠壁积气经肠系膜静脉聚集在门静脉内。门静脉积气出现时间短暂，概率较低（仅 10%）。

31. 坏死性小肠结肠炎患儿出现门静脉积气的临床意义是什么？

　　预后不良。

32. 爆发性大范围坏死性小肠结肠炎中出现门静脉积气的比例有多少？

　　约 60%。

33. 坏死性小肠结肠炎患儿中发生消化道穿孔的比例有多少？

　　10% ～ 20%。

34. 坏死性小肠结肠炎并发肠穿孔时 X 线片上出现膈下游离气体的比例有多少？

　　约 2/3。

35. 坏死性小肠结肠炎并发肠穿孔时出现腹水的比例有多少？

　　约 1/4。

36. 坏死性小肠结肠炎患儿 X 线片上出现固定肠袢征的表现有哪些？

　　可及一个或几个扩张的小肠袢，持续 24 ～ 48 小时，不随体位变化而变化。

37. 坏死性小肠结肠炎出现固定肠袢征的临床意义是什么？

　　提示肠管全层坏死，缺乏蠕动。

38. 坏死性小肠结肠炎患儿行消化道造影的意义是什么？

不仅可鉴别中肠扭转和坏死性小肠结肠炎，还可鉴别是否有肠狭窄。

39. 坏死性小肠结肠炎行消化道造影的风险是什么？
有造成肠穿孔的风险。

40. 坏死性小肠结肠炎行消化道造影常用的造影剂是什么？
等渗非离子水溶性造影剂。

41. 在消化道造影检查中强烈提示坏死性小肠结肠炎的表现有哪些？
肠道穿孔、黏膜溃疡或斑块形成、肠道痉挛、肠壁增厚、细微的肠壁积气、造影剂进入肠壁肌层。

42. 坏死性小肠结肠炎 B 超检查特征性表现有哪些？
门静脉积气、肠壁积气。

43. 坏死性小肠结肠炎的 Bell 临床分期有哪些？
Ⅰ期（疑诊期）：有坏死性小肠结肠炎的部分表现，呼吸暂停，精神萎靡。
Ⅱ期（确诊期）：明确诊断的病例，有轻度代谢性酸中毒，轻度血小板降低。
Ⅲ期（进展期）：有肠坏死证据，低血压，重度呼吸暂停，有重度酸中毒。

44. 坏死性小肠结肠炎早期保守治疗的方式有哪些？
持续低负压胃肠减压，纠正水电解质酸碱平衡紊乱，静脉应用广谱抗生素，口服万古霉素，高压氧治疗，早期使用全静脉营养。

45. 坏死性小肠结肠炎的粪便中常见的微生物有哪些？
大肠埃希菌、克雷伯菌、阴沟肠杆菌、假单胞菌属、凝固酶阴性的葡萄球菌。

46. 坏死性小肠结肠炎的血液中常见的微生物有哪些？
大肠埃希菌、克雷伯菌、金黄色葡萄球菌、凝固酶阴性的葡萄球菌、梭状芽孢杆菌。

47. 坏死性小肠结肠炎常用的抗生素需哪些？
美罗培南和万古霉素联用。

48. 坏死性小肠结肠炎行抗生素治疗的时间需多久？
   至少 10 天。

49. 坏死性小肠结肠炎中最明确的手术指征有哪些？
   膈下游离气体，提示有肠坏死和肠穿孔。

50. 坏死性小肠结肠炎中相对的手术指征有哪些？
   ①积极保守治疗后患儿情况仍持续恶化；
   ②持续性的酸中毒；
   ③进行性的血小板减少；
   ④腹壁水肿和红斑；
   ⑤腹部出现包块；
   ⑥固定扩张的肠袢；
   ⑦腹穿检查有阳性结果；
   ⑧门静脉积气；
   ⑨无法解释的进行性血小板减少、败血症等。

51. 坏死性小肠结肠炎的手术原则有哪些？
   只切除肠穿孔和明确坏死的组织，尽可能保留肠管，尽量保留回盲瓣，行腹腔引流。

52. 如何测量小肠的长度？
   从肠系膜边缘测量小肠的长度。

53. 坏死性小肠结肠炎患儿单纯行腹腔引流术的意义是什么？
   有部分患儿因此获得治愈。

54. 坏死性小肠结肠炎愈合后发生肠狭窄的常见部位有哪些？
   结肠（约 70%）、末端回肠（约 15%）。结肠狭窄中约 60% 出现在左半结肠，最常见的部位为结肠脾曲（约 21%）。

55. 坏死性小肠结肠炎愈合后发生肠狭窄的特征是什么？
   大多数是单一狭窄。

56. 坏死性小肠结肠炎愈合后发生肠狭窄的时间是什么？
   4～6 周后。

57. 坏死性小肠结肠炎中发生肠狭窄的治疗方式是什么？
   肠狭窄段切除，行肠端端吻合术。

58. 目前坏死性小肠结肠炎的生存率有多少？

65% ～ 70%。

第十三节　短肠综合征

1. 短肠综合征最简单的定义是什么？

   功能性肠道的长度不足，导致不能维持正常的肠内营养需求。

2. 短肠综合征最常见的致病原因有哪些？

   坏死性小肠炎、肠扭转、肠闭锁。

3. 短肠综合征患儿肠道功能的决定因素是什么？

   小肠长度。

4. 短肠综合征患儿的临床表现有哪些？

   严重腹泻、水电解质紊乱、体重下降、生长迟滞。

5. 吸收大多数的营养物质和矿物质的肠道部位在哪里？

   空肠。

6. 胆汁酸、维生素 B_{12} 以及脂溶性维生素 A、D、E、K_1 的吸收部位在哪里？

   回肠。

7. 切除全部回肠之后的可能并发症有哪些？

   可导致维生素 B_{12} 以及脂溶性维生素缺乏，腹泻。

8. 回盲瓣的功能有哪些？

   增加结肠和回肠的压力梯度，防止结肠内含有大量细菌的粪便反流至回肠内。

9. 切除回盲瓣以后对吸收功能影响最小的部位在哪里？

   结肠。

10. 结肠的主要功能有哪些？

    吸收水分和电解质，还可分泌钾及碳酸氢盐。

11. 什么是肠道适应？

    人体丢失大量小肠之后发生肠道生理及解剖学上的变化，称为肠道适应。

12. 肠道适应的主要变化有哪些?

肠绒毛的增生、绒毛变长、肌层变厚、肠腔直径增大。

13. 肠道适应的完成时间有多长?

肠切除后立即开始肠道适应,2年后全部完成。

14. 肠道适应最重要的部位在哪里?

小肠。

15. 短肠综合征的早期治疗有哪些?

维持水和电解质的平衡,全静脉营养。

16. 早期肠内喂养的作用是什么?

促进肠道适应的进程。

17. 早期肠内喂养的注意事项有哪些?

渗透压、体积、成分、方法(持续性输注)。

18. 耐受性良好的肠内营养物有哪些?

以肽类为主的蛋白质,以多糖为主的糖类。

19. 减少肠蠕动和增加肠道适应的影响因素有哪些?

剩余小肠的长度、结肠的长度、有无回盲瓣。

20. 短肠综合征外科治疗的目的有哪些?

减慢肠内容物的转运时间、增加吸收面积、提高吸收能力。

21. 目前短肠综合征常用的外科治疗方法有哪些?

①置入反向蠕动的肠段;

②循环肠袢;

③人工回盲瓣;

④结肠间置;

⑤小肠变细术;

⑥小肠延长术;

⑦肠道起搏器和小肠移植。

22. 进行小肠移植的指征有哪些?

①短肠综合征患者无法适应短肠;

②患者出现全胃肠外营养相关的肝病,而肠内营养无法维持;

③患者失去静脉通路,无法进行全胃肠外营养。

23. 导致小肠移植中肠功能衰竭的主要原因是什么?

发生免疫排斥反应。

24. 移植小肠发生免疫排斥反应的诊断金标准是什么?
    移植小肠的活检。

25. 小肠移植患者的生存率有多少?
    1 年生存率为 65% ~ 70%,3 年生存率为 50% ~ 55%。

26. 儿童与成人小肠移植的生存率之间有什么差异?
    儿童成功率更高。

27. 目前短肠综合征患儿的生存率有多少?
    25% ~ 80%。

第十四节　肠套叠

1. 什么是肠套叠?
   肠管一部分连同相应的肠系膜套入邻近肠腔内,是最常见的
   婴幼儿急腹症。

2. 肠套叠的发病率有多少?
   1.9/1 000 ~ 4/1 000。

3. 肠套叠发生率有什么性别差异?
   男婴好发。

4. 原发性肠套叠常见于什么年龄段?
   6 ~ 10 月龄。

5. 肠套叠发病的季节性特征是什么?
   有两个发病高峰季:①春夏季;②冬季的中间段。

6. 肠套叠发病原因与其他疾病有什么相关性?
   与病毒性胃肠炎、呼吸道感染发病高峰时间相对应。

7. 肠套叠的发病诱发因素有哪些?
   肠壁损伤、肠壁增厚而导致淋巴组织增生(病毒感染),梅克
   尔憩室、息肉或淋巴瘤。

8. 导致肠套叠的最主要病因是什么?

肠道病毒感染后末端回肠黏膜下淋巴结（派伊尔氏淋巴结）增生。

9. 肠套叠最常见的类型是什么？

回盲部肠套，回盲末端的一部分通过回盲瓣套入结肠。

10. 肠套叠按套入部的最近端和鞘部最远端的肠管进行分类有哪些类型？

①回结型：以回肠末端为出发点，回肠通过回盲瓣内翻套入结肠中，盲肠与阑尾不套入鞘内，此型最多，占 70% ~ 80%。

②回盲型：以回盲瓣出发点，盲肠、阑尾随之套入鞘内，约占 10%。

③回回结型：即复套，回肠套入回肠后再套入结肠，占 10%。

④小肠型：即小肠套入小肠，比较少见，占 5% ~ 10%，包括空空型、回回型、空回型。

⑤结肠型：结肠套入结肠，极少见。

⑥多发型：在肠管不同区域内有分开的 2 个、3 个或更多的肠套叠。

11. 肠套叠相关的风险有哪些？

长时间肠套可导致肠套中心部位水肿、缺血，导致渗出、肠坏疽、肠穿孔。

12. 肠套叠患儿出现各种症状的比例有多少？

约 100% 有腹痛，约 95% 有血便，约 80% 有呕吐。

13. 婴儿肠套叠的常见临床表现有哪些？

阵发性哭闹（腹痛）、呕吐、果酱样大便、腊肠样腹部肿块。

14. 肠套叠患儿体检时典型的体征有哪些？

①腊肠样腹部肿块，右上腹最典型，约 85% 的患儿可以触及；

②直肠检查可及果酱样大便（出血，黏液样大便）；

③偶尔可及 Dance 征（回盲部肠套可致右下腹空虚）。

15. 肠套叠的诊断方法有哪些？

空气灌肠、腹部 B 超。

16. 肠套叠的鉴别诊断有哪些？

细菌性痢疾、过敏性紫癜、梅克尔憩室、蛔虫肠梗阻、肠梗阻肠坏死、直肠脱垂。

17. **肠套叠空气灌肠可见到的典型表现是什么?**

螺旋弹簧征。

18. **肠套叠非手术治疗措施有哪些?**

①钡剂灌肠复位术：由肛门缓缓注入 25% 硫酸钡生理盐水溶液，压力为 60 ~ 90 cmH$_2$O 透视下可见钡剂在结肠的套入部受阻，呈杯状或钳状阴影。

②空气灌肠复位术：在 X 线透视下，经肛门注气，套叠顶端致密的软组织肿块呈半圆形，向充气的结肠内突出，气柱前端形成杯口影、钳状阴影或球形阴影。空气灌肠压力小婴儿 80 mmHg，年长儿 ≤ 120 mmHg。

19. **肠套叠灌肠复位的成功率有多少?**

钡剂灌肠复位术：40% ~ 80%；

空气灌肠复位术：约 90%。

20. **肠套叠复位成功的标志有哪些?**

X 线透视下可见肿块逐渐消失，气体突然进入回肠，随即中腹部小肠迅速充气。复位后，患儿安然入睡，不再哭闹，腹胀减轻，肿块消失。

碳剂试验：口服 1 g 活性炭，约 6 小时后由肛门排出黑色炭末。

21. **肠套叠的手术指征有哪些?**

①有灌肠禁忌证者；

②灌肠复位失败者；

③肠套叠复发达 3 次以上，疑有器质性病变者；

④疑为小肠套叠者。

22. **肠套叠空气灌肠的禁忌证有哪些?**

①病程超过 48 小时，便血超过 24 小时；

②全身情况不良，有高热、脱水、精神萎靡及休克等中毒症状者；

③腹胀明显，腹部有明显压痛、肌紧张，疑有腹膜炎或疑有

肠坏死者；

　　④立位平片显示完全性肠梗阻者。

23. 肠套叠空气灌肠成功后的治疗措施有哪些？

　　留观、静脉补液、观察、恢复正常饮食。

24. 肠套叠空气灌肠复位后的复发率有多少？

　　约 5%。

25. 复发性肠套叠的治疗措施有哪些？

　　再次灌肠，必要时手术治疗。

26. 肠套叠的死亡率有多少？

　　＜ 1%。

27. 肠套叠的常见死亡原因有哪些？

　　诊断延误、补液不足、水电解质紊乱、抗生素使用不足、肠
　　套叠未能完全复位，以及外科手术并发症。

第十五节　克罗恩病

1. 克罗恩病发病率是否有性别差异？

　　男女发病率相同。

2. 克罗恩病发病的高峰在什么年龄段？

　　在 10 ～ 20 岁。约 5% 的患儿年龄 ＜ 5 岁。

3. 克罗恩病的病因是什么？

　　目前尚不清楚。

4. 克罗恩病的病理特点有哪些？

　　淋巴管扩张，肠系膜淋巴结病，黏膜表面溃疡呈铺路石样
　　改变。

5. 克罗恩病的好发部位有哪些？

　　回肠末段、结肠。

6. 克罗恩病早期症状有哪些？

　　体重减轻（约 90%）、腹痛（约 70%）、腹泻（约 67%）、发

热（约 25%）、肠外表现（如关节炎）。

7. 克罗恩病患者的肠外表现有哪些？

生长停滞、体重减轻、性征发育缺乏、关节痛、皮肤病变（结节性红斑、坏疽性脓皮病）、硬化性胆管炎、胆石病、肾石病、眼葡萄膜炎、贫血以及胃炎。

8. 克罗恩病的病程特点有哪些？

慢性、持续性发作。

9. 克罗恩病需手术治疗的常见原因是什么？

回结肠炎（约 55%）。

10. 克罗恩病实验室检查的阳性结果有哪些？

贫血、血沉加快、低白蛋白血症、血中 IgA 升高、凝血酶原时间延长。

11. 克罗恩病治疗的基本措施有哪些？

长期基础药物治疗（需经常调整）、饮食调理，必要时手术治疗。

12. 克罗恩病饮食调理有哪些要求？

高热量、高蛋白质的精细食物。对能耐受的患儿。牛奶是最基本的食物。

13. 克罗恩病基本的治疗药物有哪些？

水杨酸偶氮磺胺吡啶（柳氮磺胺吡啶）、5-氨基水杨酸、抗生素、类固醇激素。

14. 克罗恩病需外科手术的指征有哪些？

肠梗阻、生长停滞、药物治疗无效、肠道皮肤瘘、肠道内瘘、直肠周围瘘或脓肿、肠出血、腹腔脓肿。

15. 克罗恩病术后 3 年内复发的比例有多少？

约 50%。

16. 克罗恩病出现并发症的特点是什么？

形成窦道和瘘管。

第十六节　消化道出血

1. 消化道出血的表现形式有哪些?
   呕血、便血、黑粪或粪便隐血。

2. 消化道出血的常见原因有哪些?
   ①全身性疾病：血液系统疾病、维生素缺乏症、急性传染病、寄生虫病、食物过敏、中毒性疾病、遗传性毛细血管扩张症、结缔组织疾病、药物引起的疾病等。
   ②食管疾病：食管静脉曲张、胃食管反流、食管炎、食管重复畸形、食管异物、食管裂孔疝、食管贲门黏膜撕裂症等。
   ③胃十二指肠、胆道疾病：原发性胃、十二指肠溃疡，各种原因所致的应激性溃疡，急性胃炎，胃扭转，胃结核，胃黏膜脱垂或胆道出血以及肿瘤。
   ④小肠疾病：肠套叠、肠重复畸形、梅克尔憩室、肠扭转、急性肠炎、绞窄性肠梗阻、小肠血管瘤、黑色素斑点 - 胃肠道多发性息肉症候群、出血性坏死性小肠炎、局限性肠炎、小肠肿瘤。
   ⑤结肠直肠疾病：溃疡性结肠炎，结肠息肉，直肠息肉。
   ⑥肛门：肛裂、脱肛。

3. 新生儿消化道出血最常见的原因是什么?
   出生时吞咽母血。

4. 如何鉴别新生儿消化道出血为吞咽母血?
   将血便或呕吐物和 1% 氢氧化钠混合，胎儿血红蛋白抵抗氧化依然保持粉红色，而母体血红蛋白则变为深棕色。

5. 出生时吞咽母血的鉴别诊断是什么?
   应激性胃炎。

6. 新生儿直肠出血的最常见原因是什么?
   肛裂。

7. 肛裂体检时的特征性表现是什么?

肛门处裂口，直肠指检可及肛门狭窄。

8. 新生儿便血的常见原因有哪些？

肛裂、肠旋转不良伴中肠扭转、新生儿出血性疾病。

9. 1月龄以后婴儿胃肠道出血的常见原因有哪些？

肛裂、与胃食管反流相关的食管炎、胃炎、肠套叠和小肠扭转。

10. 在1岁以内婴幼儿直肠出血的最常见原因是什么？

肛裂。

11. 幼儿和学龄前儿童胃肠道出血的最常见原因有哪些？

息肉出血，包括结肠幼年性息肉（最常见）、Peutz-Jeghers息肉、淋巴增生性息肉和少见的腺瘤样息肉。

12. 幼儿和学龄前儿童肠道出血最有效的诊断方法是什么？

结肠镜。

13. 幼年性息肉的发病部位有哪些？

通常位于结肠，呈单发性（约60%位于乙状结肠近端）。偶见于小肠。

14. 幼年性息肉占所有儿童息肉的比例有多少？

约80%。

15. 幼年性息肉好发于什么年龄？

3～5岁儿童。

16. 幼年性息肉的治疗措施有哪些？

大多数幼年性息肉未经治疗即可自动脱落。大部分息肉可在内镜下行息肉圈套切除术，偶尔直肠息肉会脱出肛门外，可直接切除。

17. 发生直肠脱垂的常见原因有哪些？

便秘导致的用力过度，严重腹泻引起的里急后重。

18. 直肠脱垂的好发人群有哪些？

多见于4岁以内儿童，1岁以内罕见，随年龄增长多可自愈。

19. 直肠脱垂的分型有哪些？

Ⅰ型：直肠黏膜脱出。

Ⅱ型：直肠全层脱出。

Ⅲ型：肛管、直肠全层或部分乙状结肠脱出。

20. 直肠脱垂的治疗措施有哪些?

大多数单纯直肠脱垂行保守治疗有效。

①解除诱发因素,改善患儿生活习惯,增加营养,有便秘者给予缓泻剂。训练定时排便习惯,切忌坐便盆时间过长。

②排便后直肠脱出,应立即用手法复位。经常容易脱出者,于复位后用胶布将两侧臀部拉紧固定,并卧床休息。

③直肠脱垂不能复位但无肠坏死者,用温度为 45 ～ 50℃生理盐水湿敷 20 ～ 30 分钟,待水肿减轻后再试行复位。复位时用凡士林涂抹在手套上,小心地用手指从肠腔开口中央开始逐步将肠段推入。

保守治疗无效,则可采用硬化剂注射、肛门周围箍绕术或直肠悬吊术。无法回纳的绞窄性直肠脱垂则需切除脱垂的直肠。

21. 幼儿和学龄前儿童常见的无痛性大量便血原因是什么?

梅克尔憩室出血。

22. 幼儿和学龄前儿童最常见的上消化道出血原因是什么?

消化性溃疡。

23. 胃肠道血管瘤通常发生在什么部位?

较大的肠道血管瘤多见于直肠,可以是毛细血管瘤或海绵状血管瘤;弥漫性肠道血管瘤病通常累及胃、小肠和结肠。

24. 胃肠道血管瘤最常见的并发症是什么?

出血(慢性、间歇性出血)。

25. 胃肠道血管瘤的四联征有哪些?

① Osler-Weber-Rendu 综合征(遗传性出血性毛细血管扩张症);

② Klippel-Trenaunay 综合征;

③ Turner 综合征;

④ von Hipple-Lindau 综合征。

第十七节　胃肠道息肉病

1. 儿童胃肠道息肉中最常见的是哪一种类型？

   幼年性息肉。

2. 幼年性息肉占儿童息肉中的比例是多少？

   约 80%。

3. 幼年性息肉常见的外观表现有哪些？

   息肉多为单发，偶尔为数个散在分布。一般有蒂，呈囊性外观，表面光滑，光亮和鲜红，平均大小约 1 cm。

4. 幼年性息肉的好发部位有哪些？

   直肠、乙状结肠。

5. 幼年性息肉的发病率有多少？

   约 1%。

6. 幼年性息肉发病率有什么性别差异？

   男孩好发。

7. 幼年性息肉好发在什么年龄段？

   4 ~ 5 岁。

8. 幼年性息肉的最常见表现是什么？

   炎症和黏膜溃疡引起的出血，是小儿慢性、小量便血的主要原因。

9. 幼年性息肉的标准诊断方法是什么？

   肠镜检查。大部分息肉质软、易碎，具有长蒂。有时候息肉可在蒂部自行折断而脱落。

10. 幼年性息肉的鉴别诊断有哪些？

    家族性结肠多发性息肉病、肛裂、梅克尔憩室、小肠重复畸形引起的出血、肠套叠出血、溃疡性结肠炎、痔、痢疾色素沉着多发性胃肠息肉病（Peutz-Jeghers 病）等。盲肠或回肠息肉偶可引起肠套叠。

11. 幼年性息肉的治疗方法有哪些？

所有直肠及结肠息肉均应摘除。位置较高的息肉，可通过结肠镜行圈套和电灼术。位置较低的息肉，可通过肛门拖出，行蒂部结扎切除术。通常不考虑行剖腹息肉切除术。

12. 幼年性息肉是否为自限性疾病？

    是的，大多数息肉可自动脱落而消失。

13. 哪些息肉有发生结肠癌倾向？

    幼年性结肠息肉病、广泛幼年性息肉病。

14. 幼年性结肠息肉病发生在什么部位？

    可发生于整个结肠。

15. 广泛性幼年性息肉病发生在什么部位？

    息肉（多为炎症型）可遍及整个消化道。

16. 幼年性息肉病的发病率有多少？

    约 1/100 000。

17. 幼年性息肉病有哪些临床表现？

    出血导致的贫血、腹泻、偶见直肠脱垂或肠套叠、偶见营养不良和全身水肿。

18. 幼年性息肉病发生癌变的风险有多少？

    约 10%，但是显著低于有家族史的家族性结肠息肉病患者。

19. 幼年性息肉病发生癌变的平均诊断年龄是什么时候？

    约 34 岁。

20. 幼年性息肉病的病程特点有哪些？

    息肉切除后，新的息肉总会不断再生，而且持续成熟。

21. 幼年性息肉病推荐的手术方式有哪些？

    全结肠切除术 + 直肠黏膜切除术，经直肠回肠拖出术。

第十八节　溃疡性结肠炎

1. 溃疡性结肠炎的病因是什么？

    病因仍未确定。

2. 溃疡性结肠炎的病变部位在哪里?
   结肠直肠的黏膜和黏膜下层。

3. 溃疡性结肠炎最典型的特征是什么?
   隐窝脓肿。

4. 溃疡性结肠炎急性期的表现有哪些?
   结肠肿胀、蠕动减弱、肌层变薄及弥散出血,可发展为中毒性巨结肠。

5. 慢性溃疡性结肠炎的表现有哪些?
   结肠僵硬、增厚和缩短,伴有黏膜萎缩和结肠袋消失。可呈"铅管"样外观。

6. 溃疡性结肠炎好发于哪些人群?
   > 20 岁。18 岁以下仅占约 22%。

7. 溃疡性结肠炎发病率有什么性别差异?
   男女发病率相等。

8. 溃疡性结肠炎的临床表现有哪些?
   持续性腹泻、血便、黏液和脓液、下腹绞痛、里急后重。

9. 溃疡性结肠炎的疾病发展结果如何?
   发展为持续性的结肠炎。精神压力或并发感染可造成周期性复发。

10. 溃疡性结肠炎最终需要手术治疗的比例有多少?
    > 60%。

11. 溃疡性结肠炎的诊断方法有哪些?
    钡灌肠造影、纤维结肠镜检查。

12. 钡灌肠造影检查溃疡性结肠炎的缺点是什么?
    可导致结肠炎急性发作。

13. 慢性溃疡性结肠炎钡灌肠造影的表现有哪些?
    可显示缩短、狭窄、僵硬的结肠,伴有结肠袋皱襞消失和大量假息肉形成。

14. 缓解期溃疡性结肠炎患者常用的药物是什么?
    5- 氨基水杨酸化合物。

15. 急性加重期溃疡性结肠炎患儿应使用的药物有哪些?

皮质类固醇、H$_2$ 受体阻滞剂。

16. 慢性或顽固性溃疡性结肠炎患者的治疗措施有哪些?

　　采用免疫抑制疗法,如硫唑嘌呤、6- 巯基嘌呤、环孢霉素等。

17. 溃疡性结肠炎手术治疗的方法有哪些?

　　直肠黏膜切除术、直肠内回肠拖出术。

18. 溃疡性结肠炎择期手术的适应证有哪些?

　　内科治疗后症状持续存在,有生长发育障碍,活动严重受限,生活质量低下的慢性患者。

19. 溃疡性结肠炎术前避免清洁灌肠的原因是什么?

　　可诱发结肠炎急性发作。

第十九节　急性阑尾炎

1. 儿童急性阑尾炎好发在什么年龄段?

　　4 ~ 15 岁。

2. 正常情况下阑尾通常位于什么位置?

　　右下腹。

3. 阑尾位置发生变异的情况有哪些?

　　肠旋转不良、内脏异位、盲肠游离等。

4. 婴幼儿急性阑尾炎发生穿孔的比例有多少?

　　约 33%。

5. 导致急性阑尾炎的最重要因素是什么?

　　阑尾腔内梗阻。

6. 急性阑尾炎的病因学有哪些?

　　粪石(最常见)、淋巴组织增生、蛲虫、肿瘤。

7. 急性阑尾炎的分类有哪些?

　　单纯性阑尾炎、化脓性阑尾炎、坏疽性阑尾炎、穿孔性阑尾炎、阑尾脓肿。

8. 导致急性阑尾炎的病原体有哪些?

大肠埃希菌、类杆菌、链球菌。

9. 急性阑尾炎的常见临床症状有哪些？

转移性腹痛（脐周转移到右下腹）、厌食、恶心、呕吐。盲后位阑尾炎可有侧腹或背痛；盆腔阑尾炎可有尿路症状，压迫输尿管试验可致腹股沟或睾丸疼痛；多数患儿可发热 38 ～ 39℃，但很少有 39℃ 以上的高热。

10. 什么是急性阑尾炎的腰大肌征？

右臀部伸展过度时可发生疼痛，髂腰肌紧张，表明阑尾位于盲后位。

11. 什么是急性阑尾炎的罗夫辛征？

左侧腹部按压时，右下腹感到疼痛。

12. 急性阑尾炎的腹部 X 线片中可见到粪石的比例有多少？

约 20%。

13. 急性阑尾炎的腹部 X 线表现有哪些？

右下腹异常气体影，脊柱向右侧凸，右下腹软组织肿块。

14. 急性阑尾炎的影像学诊断措施有哪些？

B 超、腹部 CT、腹部 X 线片。

15. 急性阑尾炎的 B 超检查表现有哪些？

阑尾增粗，直径 > 6 mm，阑尾周围积液。

16. 急性腹痛少女做 B 超检查的临床意义是什么？

可鉴别盆腔感染、妇科疾病，如右侧卵巢囊肿扭转等。

17. 急性阑尾炎的 CT 检查表现有哪些？

右下腹可见增粗水肿的阑尾，并经常伴 "靶样症"，偶见粪石。

18. CT 检查对诊断儿童阑尾炎的敏感度和特异性有多少？

约 97%。

19. 急性阑尾炎常见的鉴别诊断有哪些？

胃肠炎、泌尿生殖系感染、肠系膜淋巴结炎、梅克尔憩室炎、盆腔感染、右下肺肺炎、肠套、麻疹、痛经、右侧输尿管结石、卵巢囊肿扭转、原发性腹膜炎等。

20. 急性阑尾炎的辅助诊断措施有哪些？

可让患儿从检查床上跳下来，并上下跳跃，阑尾炎患儿有明显的右下腹疼痛。

21. 急性阑尾炎的治疗原则有哪些?

早期手术,切除阑尾(包括腹腔镜手术、开放手术);阑尾周围脓肿不宜手术。

22. 急性阑尾炎从最初出现症状到穿孔通常需要多长时间?

36～48 小时。

23. 阑尾炎穿孔的临床表现有哪些?

脱水、少尿、高热(＞ 39℃)、脉率快、肠蠕动下降等。

24. 急性阑尾炎的手术要点有哪些?

①尽量避免脓液污染手术切口;

②可行阑尾残端烧灼,不必行内翻包埋;

③如果腹腔内脓液较多,需大量生理盐水冲洗;

④一期关腹;

⑤如腹腔渗液较多,则需放置腹腔引流。

25. 急性阑尾炎行脓肿引流术的指征有哪些?

①阑尾周围脓肿,有局限性脓腔;

②阑尾根部坏疽,无法行阑尾切除术;

③生命体征不稳定,如出现休克等。

26. 阑尾周围脓肿的处理措施有哪些?

可在 B 超引导下经皮穿刺抽吸脓液,并放置引流管。经保守治疗 2～3 个月后再行阑尾切除术。

27. 新生儿和婴幼儿阑尾炎的发生率有多少?

婴幼儿＜ 2%,新生儿尤其少见。

28. 新生儿和婴幼儿的阑尾穿孔率与年长儿有什么差异?

高于年长儿。

29. 新生儿和婴幼儿阑尾穿孔常见的临床表现有哪些?

呕吐、腹胀、过敏。抬腿时腹痛、厌食、昏睡、发热,约 50% 可及腹部包块。

30. 可合并阑尾穿孔的疾病有哪些?

坏死性小肠结肠炎、先天性巨结肠、胎粪栓综合征。

31. 急性阑尾炎导致的死亡率有多少?

< 1%。

32. 阑尾切除术后粘连性肠梗阻的发生率有多少?

3% ~ 5%。

33. 慢性阑尾炎的治疗方法是什么?

阑尾切除术。

34. 慢性反复右下腹痛的儿童治疗措施是什么?

腹腔镜探查,并行阑尾切除术。

第二十节　先天性巨结肠

1. 先天性巨结肠是指什么?

胎儿期肠神经发育停顿,导致先天性肌间和黏膜下神经丛向远端肠道移行不良,产生功能性肠梗阻。也称为先天性无神经节细胞性结肠。

2. 家族性先天性巨结肠的发生率有多少?

3.6% ~ 7.8%。

3. 全结肠型先天性巨结肠的特异性基因突变是什么?

RET 基因突变,位点局限在 10q11.2 和 10q21.2 之间。

4. 先天性巨结肠中发生 21 三体综合征的比例有多少?

约 15%。

5. 正常肠道和病变肠道相交替的"跳跃型"先天性巨结肠的占比有多少?

约 5%,可发生于从食管到肛门之间的任何部位。

6. 长段型先天性巨结肠的占比有多少?

约 15%。

7. 先天性巨结肠的常见病变部位有哪些?

直肠、乙状结肠。

8. 先天性巨结肠病变远端的结肠特征性病理改变是什么?

黏膜下及肌间神经丛无神经节细胞。

9. 先天性巨结肠的肠道移行段的主要病理特征是什么？

神经节细胞减少、移向远端结肠的无髓鞘神经元显著增多。

10. 新生儿先天性巨结肠典型的临床三联征是什么？

便秘、腹胀、呕吐。

11. 新生儿先天性巨结肠的常见临床表现有哪些？

①胎粪排出延迟（出生 48 小时后排出胎粪，占 94%～98%，仅有少数生后胎粪排出正常，1 周或 1 个月后出现症状）；

②腹胀（约占 87%）；

③肛指检查时手指常感肠管紧缩，拔除手指后，有大量粪便和气体呈"爆破样"排出，腹胀立即好转。

12. 先天性巨结肠在新生儿期主要临床表现有哪些？

轻者只表现为胎粪排出延迟，重者表现为低位肠梗阻。

13. 先天性巨结肠的鉴别诊断有哪些？

①坏死性小肠结肠炎；

②胎粪栓综合征；

③胎粪性肠梗阻；

④肠道运动不良综合征；

⑤功能性便秘；

⑥甲状腺功能低下；

⑦肠神经元发育不良（intestinal neuronal dysplasia，IND）。

14. 先天性巨结肠的诊断方法有哪些？

腹部立位平片、钡灌肠、直肠肛管测压、直肠全层活检或黏膜吸引活检。

15. 钡灌肠对新生儿先天性巨结肠诊断的准确率有多少？

21%～96%。

16. 先天性巨结肠钡灌肠造影的特征性表现有哪些？

远端肠管痉挛、近端肠管扩张，24 小时后钡剂排空不完全。

17. 全结肠型无神经节细胞症钡灌肠检查的表现有哪些？

①直肠呈痉挛状，不扩张；

②全部结肠僵直，直径正常或小于正常，但不同于胎儿型小结肠；

③结肠长度比正常短，尤其是左半结肠更短；

④结肠脾曲呈钝角，并向内移位；

⑤可见结肠呈不规则异常蠕动；

⑥结肠袋形消失，肠壁变光滑，如合并有结肠炎，则可呈锯齿样表现；

⑦灌肠压力增高时，钡剂可反流入回肠（"小肠反流"），而结肠无明显扩张；

⑧钡剂排空时间明显延长。

18. 根据病变肠管的位置和长度不同进行的分类有哪些？

短段型（以及超短段型）、普通型（达乙状结肠）、长段型和全结肠型。

19. 直肠肛管测压诊断先天性巨结肠的特征性表现是什么？

直肠肛管松弛反射消失。

20. 直肠黏膜吸引活检的病理结果的准确率有多少？有何优点？

准确率约 99.7%。用特制吸取器，在齿状线上 1.5～2 cm 处吸取黏膜及黏膜下组织做病理检查。简便、不需麻醉，基本上无并发症。

21. 肠壁全层活检技术的优点是什么？

可鉴别：黏膜下及肌间神经丛神经节细胞缺如、减少及发育不成熟，巨结肠类缘病。

22. 先天性巨结肠疑似病例的诊断步骤有哪些？

①直肠检查排除肛门直肠畸形，证实有正常胎粪；

②腹部 X 线片排除肠梗阻的可能；

③钡灌肠证实有狭窄段和移行段；

④直肠吸引活检/黏膜活检寻找神经节细胞。

23. 先天性巨结肠的治疗原则有哪些？

①超短段、部分短段型，可暂行保守治疗，或经肛门内括约肌条状切除并扩肛半年；

②常见型及部分短段型，应早期手术治疗，行巨结肠根治手术；

③长段型行 I 期根治手术或肠造瘘后 II 期根治手术；

④全结肠型宜行开腹根治术;

⑤一般情况差、肠梗阻症状严重,合并小肠结肠炎或其他严重先天性畸形者,宜先行肠造瘘,待一般情况改善后行巨结肠根治术。

24. 重症先天性巨结肠分期手术治疗的措施有哪些?

先天性巨结肠合并小肠结肠炎及相关的严重畸形时,可分为3期手术。

①移行段近侧行结肠造瘘术(通过术中冷冻病理确诊有正常神经节细胞的结肠段做造瘘术)。

②根治手术:巨结肠根治术(造瘘术 6 ~ 12 月后再手术)。

③根治手术后 1 ~ 3 月,行结肠造口关瘘手术。

25. 先天性巨结肠的 4 种经典的根治手术方式有哪些?

① Swenson 手术:经肛门拖出直肠,乙状结肠切除。

② Duhamel 手术:结肠切除、直肠后结肠拖出、结肠 - 直肠侧侧吻合。

③ Soave 手术:直肠黏膜剥离,结肠于直肠肌鞘内拖出切除,结肠 - 肛管吻合。

④ Rehbein 手术:结肠切除、盆腔内低位直肠结肠吻合术。

26. 目前最常用的先天性巨结肠的手术方式是什么?

经肛门Ⅰ期拖出根治术。

27. 经肛门Ⅰ期拖出根治术后可能的早期并发症有哪些?

伤口感染、吻合口漏、吻合口狭窄,直肠拖出段坏死,肠粘连梗阻、扭转。

28. 经肛门Ⅰ期拖出根治术后可能的晚期并发症有哪些?

便秘、小肠结肠炎、肛门失禁、吻合口狭窄、粘连性肠梗阻、泌尿生殖系并发症。

29. 先天性巨结肠结肠造口的标准术式是什么?

在移行段近侧行结肠造口术。

30. 普通型先天性巨结肠行右横结肠造口术的优点有哪些?

手术时间短,术中可不必行冷冻切片病理检查。

31. 结肠造口术最常见的并发症是什么?

造瘘口回缩。

32. 肠神经节细胞发育不良的组织学特征性表现是什么？

肠神经节细胞增生（≥ 5 个 / 高倍视野），乙酰胆碱酯酶染色增加。

33. 肠神经节细胞发育不良的发病部位在哪里？

可局限于结肠，也可累及整个消化道。

34. 肠神经节细胞发育不良合并先天性巨结肠的发病率是多少？

约 50%。

35. 先天性巨结肠的主要死亡原因是什么？

小肠结肠炎。

36. 小肠结肠炎的常见症状有哪些？

腹泻伴腹胀（约 69%）、呕吐（约 51%）、发热（约 34%）、嗜睡（约 27%）。

37. 先天性巨结肠伴发小肠结肠炎的病理生理机制是什么？

尚不清楚。

38. 巨结肠拖出术后发生小肠结肠炎的主要原因有哪些？

肠管拖出过紧、内括约肌痉挛。

39. 小肠结肠炎的治疗措施有哪些？

扩肛、清洁灌肠、广谱抗生素治疗、益生菌治疗。

40. 超短段型巨结肠的治疗方法是什么？

经肛门内括约肌条状切除术。

41. 长段型先天性巨结肠在新生儿期巨结肠中的占比是多少？

22% ～ 37%。

42. 全结肠型先天性巨结肠在婴幼儿先天性巨结肠中的占比是多少？

3% ～ 12%。

43. 全结肠型先天性巨结肠根据影像学检查可明确诊断的比例有多少？

20% ～ 30%。

44. 全结肠型先天性巨结肠发病率有什么性别差异？

大致相当。

45. 全结肠型先天性巨结肠的死亡率是多少？
　　0 ～ 44%。
46. 全结肠型先天性巨结肠常规的治疗方案是什么？
　　通常采用分期手术：首先行回肠末段造口术，再行全结肠切除术，回肠末段拖出 + 造口关闭术。

第二十一节　肛门直肠疾病

1. 肛管上皮和直肠黏膜的分界线是什么？
　　齿状线。
2. 痔的发病部位在哪里？
　　内痔发生在齿状线上方，外痔发生在齿状线下方。
3. 内外痔在疼痛上有什么差别？
　　内痔没有痛感，因为齿状线上方为内脏感觉神经分布；外痔会有明显的疼痛，因为齿状线下方属皮肤感觉神经分布。
4. 围绕肛管和直肠的括约肌分类有哪些？
　　外括约肌、内括约肌、肛提肌复合体。
5. 外括约肌的作用是什么？
　　防止气体、液体及固体的排出。主要是通过扩张直肠和收缩内括约肌来控制排便。
6. 儿童大便失禁的原因有哪些？
　　先天性畸形、智力迟钝、儿童期便秘导致的充盈性失禁。
7. 引起大便失禁最常见的先天性畸形是什么？
　　脊髓脊膜膨出。
8. 先天性畸形导致不同程度大便失禁的决定因素是什么？
　　骶椎缺失或畸形的数目。
9. 导致大便失禁的骶椎畸形是什么？
　　有 3 个以上的骶椎缺失即可导致大便失禁。
10. 获得性大便失禁的最常见原因是什么？

慢性便秘导致的充盈性失禁。

11. 大便失禁好发于什么年龄段的儿童？

> 2 岁的儿童。

12. 刺激肛周皮肤以诱发肛门收缩反应的临床意义是什么？

缺乏肛门收缩反应提示外周感觉、运动神经或反射弧有异常。

13. 神经源性缺陷的临床表现有哪些？

肛门松弛、肛周感觉迟钝、缺少外括约肌反射（缩肛）和尿失禁。

14. 骶椎畸形的诊断方法是什么？

X 线片。

15. 脊髓栓系的诊断方法有哪些？

B 超、MRI。

16. 肛管直肠测压的临床意义有哪些？

可评估肛直肠括约肌反射、感觉和协调性。

17. 大便失禁患儿缺少的一种反射是什么？

肛管直肠抑制反射。

18. 大便失禁的治疗方法有哪些？

①排便控制；

②生物反馈治疗；

③手术加强括约肌力量。

19. 应用栓剂和灌肠促进排便在什么时候最合适？

应在饭后半小时内进行，以便于利用胃结肠反射。

20. 治疗便秘促排便的手术方法有哪些？

采用阑尾盲肠造口术（Malone 术）或乙状结肠造口术进行顺向灌肠。

21. 便秘的定义是什么？

任何大便坚硬、超过 3 天不排便的即可诊断为便秘。

22. 慢性便秘的先天性致病原因有哪些？

肠动力失调、先天性巨结肠、肠神经节细胞发育不良、甲状腺功能低下、假性肠梗阻等。

23. 新生儿便秘的主要原因有哪些？

肛管狭窄、直肠会阴痿、先天性巨结肠等。

24. 2～4岁儿童发生的便秘是哪一种类型的便秘？
功能性便秘。

25. 肛门的正常位置在什么地方？
应在坐骨结节之间的连线上，肛门位置前移或后移均可导致便秘。

26. 治疗功能性便秘的主要目标是什么？
排空淤积的粪便，积极有效地软化大便，建立正常的有规律的排便习惯。

27. 功能性便秘的治疗措施有哪些？
①饮食调理使大便变软；
②使用矿物油或聚乙二醇等药物；
③盐水灌肠；
④甘油栓等大便软化剂和生物反馈治疗；
⑤持续几个月后，逐渐停止灌肠和使用栓剂，再停用大便软化剂。

28. 常规办法治疗无效的严重便秘的治疗措施是什么？
阑尾盲肠造口术（Malone 术）。

29. 自发性直肠脱垂好发于什么年龄段？
1～3岁。

30. 自发性直肠脱垂中脱垂的是哪一个部分？
直肠黏膜。

31. 直肠脱垂时应如何处理？
可自行手法轻复位，并避免过度用力，如蹲着大便、大声哭闹等。

32. 持续性直肠脱垂的治疗措施有哪些？
直肠黏膜下注射盐水或硬化剂；
从齿状线上方到脱垂肠管之间电烫至黏膜下层。

33. 严重直肠脱垂年长儿的治疗措施是什么？
行直肠黏膜切除术或直肠黏膜固定术。

34. 新生儿和婴儿直肠出血的主要原因是什么？

肛管表浅黏膜撕裂而形成的肛裂。

35. 新生儿和婴儿发生肛裂的常见原因是什么？

便秘患儿排出大块粪便时肛门过度伸展。

36. 肛裂通常出现在哪些位置？

肛门口的 6 点、12 点处。大便时剧烈疼痛，并有出血。

37. 慢性肛裂的特征性表现有哪些？

肛乳头肥大，肛门口形成赘生物。

38. 慢性肛裂可局部使用的有效药物是什么？

硝酸甘油。

39. 治疗肛裂的有效手术方法是什么？

皮下肛门内括约肌切开术。

40. 肛周脓肿及肛瘘是什么？

肛周脓肿是指肛管直肠组织或肛门直肠旁间隙内感染形成的脓肿。该脓肿自行溃破或切开引流后经久不愈形成的瘘管，即为肛瘘。

41. 肛周脓肿和肛瘘的好发于哪些人群？

常见于 1 岁以下的男婴，发病高峰年龄为 4 个月。

42. 肛周脓肿的预后怎么样？

约 1/3 肛周脓肿能治愈，约 1/3 肛周脓肿可能复发，约 1/3 肛周脓肿可形成肛瘘。一旦形成肛瘘极少自愈，行手术治疗。

43. 年长儿发生肛周脓肿和直肠周围脓肿的可能原因是什么？

有克罗恩病、白血病或免疫缺陷性病。偶见于外伤或直肠周围注射药物不当。

44. 隐窝脓肿发展为肛瘘的比例有多少？

约 3%。

45. 肛瘘的治疗措施有哪些？

完全性肛瘘可行肛瘘挂线术（带线穿过瘘管并扎紧）；肛瘘外口距肛门口较远者，可行切开加挂线术。同时有两处瘘管者，应分次行肛瘘挂线术。

46. 肛瘘行肛指检查及肛门镜检查的意义是什么？

肛指检查可触及内口及瘘管走向。肛门镜检查可见瘘管内口，多位于齿状线附近。

47. 如何确定肛瘘？

自肛瘘外口注入亚甲蓝，可见肛门内填塞的纱布或棉球上有美兰染色。

48. 肛门直肠畸形的发生率是多少？

约 1/5 000。

49. 肛门直肠畸形发病率有什么性别差异？

在低位畸形中，男孩略多于女孩。在高位和中间位畸形中，男孩是女孩的两倍。

50. 无肛的分类有哪些？

解剖学上可分为高位（高于肛提肌或耻骨直肠肌）、低位。临床上根据治疗方式不同，可分为需要做结肠造瘘术（高位），无需造瘘术（低位）。

51. 低位无肛最常见的类型是什么？

直肠会阴瘘。

52. 高位或中间位无肛的男孩发生直肠泌尿系瘘的比例有多少？

约 85%。

53. X 线片如何鉴别高位无肛和低位无肛？

出生 24 小时后倒立侧位摄片，确定 PC 线（耻骨、骶尾关节连线）和 I 线（坐骨最低点的平行线），测量直肠盲端空气影与 PC 线的距离。PC 线以上者为高位无肛，在 I 线以下者为低位无肛。

54. 无肛合并其他先天性畸形的比例有多少？

50% ~ 60%。

55. 无肛通常合并的其他先天畸形有哪些？

①泌尿生殖器畸形（20% ~ 54%），其并发症是死亡的主要原因，如尿脓毒症、代谢性酸中毒。

②骶骨发育不良，如缺失骶椎骨、半椎体、半骶骨等。

③十二指肠狭窄、食管狭窄等消化道畸形。

④其他畸形，如唐氏综合征和先天性心脏病等。

56. 无肛合并 VACTERL 综合征（V 椎体、A 肛门、C 心脏、T

气管、E 食管、R 肾、L 肢体畸形）的比例有多少？
约 15%。

57. 无肛合并脊髓栓系等异常的比例有多少？
约 50%。

58. 高位和中间位无肛有泌尿生殖系统畸形的比例有多少？
约 60%。

59. 低位无肛的直肠盲端与正常肛门开口处的距离有多少？
< 1 cm。

60. 女性无肛常见的畸形类型有哪些？
直肠前庭瘘、直肠皮肤瘘、直肠狭窄。

61. 女性无肛在外阴处只看到一个开口的是哪一种畸形？
泄殖腔畸形，即尿道、阴道和直肠共用一个通道。

62. 泄殖腔畸形的治疗措施是什么？
需要行结肠造口术，有时还需行尿道分流手术、阴道重建术。

63. 泄殖腔畸形的治疗最关键的影响因素是什么？
严重的泌尿生殖器畸形。

64. 低位无肛的基础治疗是什么？
扩肛。

65. 无肛的手术治疗原则有哪些？
低位无肛：经会阴原位肛门成形术。
高位无肛：先行结肠造口术，择期再行肛门成形术，再择期
关闭结肠造口。

66. 低位无肛的死亡率有多少？
< 1%。

67. 高位无肛的死亡率有多少？
约 15%。

68. 无肛的治疗措施有哪些？
①无瘘管或瘘管细小者应施行急诊手术。高位者先行结肠造
瘘，3 ~ 6 个月后行后矢状入路直肠肛门成形术或骶会阴
肛门成形术。
②瘘管较粗大能暂时维持排便者，可在出生 3 ~ 6 个月时行

骶会阴直肠肛门成形术或会阴部肛门成形术（必要时出生后先行瘘管扩张）。

  ③肛门狭窄者行肛门扩张术或肛门成形术。

  ④肛门前移但排便功能正常者可不手术。

69．中间位和高位无肛的手术治疗方式是什么？

  Pena 后矢状入路肛门成形术。

70．Pena 后矢状入路肛门成形术后常见的并发症有哪些？

  肛管黏膜回缩、肛管狭窄、大便失禁。

71．Pena 后矢状入路肛门成形术后发生大便失禁的主要影响因素是什么？

  直肠盲端位置的高低。

72．肛门成形术后多久开始肛门扩张？

  术后 3 周左右开始肛门扩张，每天一次，持续扩肛数周时间。

73．无肛患儿治疗后获得正常排便功能的比例有多少？

  低位无肛术后排便功能通常较好。中间位无肛约 75%，高位无肛约 65%，泄殖腔畸形 < 20%。

第二十二节　肠梗阻

1．新生儿发生小肠梗阻的常见原因有哪些？

  胎粪性肠梗阻、胎粪栓综合征、新生儿小左结肠综合征。

2．胎粪性肠梗阻好发于哪些人群？

  囊性纤维化、胰腺囊性纤维变。

3．囊性纤维化中发生胎粪性肠梗阻的比例有多少？

  15% ～ 20%。

4．什么是囊性纤维化？

  是一种遗传性外分泌腺疾病，主要影响胃肠道和呼吸系统，通常具有慢性梗阻性肺部病变、胰腺外分泌功能不良和汗液电解质异常升高的特征。

5. 囊性纤维化的发生率有多少？

欧洲约 1/3 200，非洲 - 美洲约 1/15 000，亚洲更低。

6. 囊性纤维化的基因突变发病部位在哪里？

第 7 对染色体囊性纤维化基因突变，为常染色体隐性遗传病。

7. 囊性纤维化的鉴别诊断有哪些？

胎粪性肠梗阻、胎粪栓综合征、直肠脱垂、空肠 / 回肠狭窄、鼻息肉、新生儿黄疸、门脉高压、胰腺炎、生长障碍。

8. 囊性纤维化的诊断方法有哪些？

干血片法检测胰蛋白酶原免疫反应；检测汗液中氯离子（> 60 mmol/L 为阳性）；基因检测 DNA 中 25 ~ 100 个最主要的突变位点（覆盖 95% 的囊性纤维化患者）。

9. 什么是胎粪性肠梗阻？

黏稠的胎粪堵塞回肠远端而导致的肠梗阻。

10. 胎粪性肠梗阻的典型特征有哪些？

近端回肠充满黏稠胎粪而扩张，远端回肠和结肠萎陷。

11. 胎粪性肠梗阻患儿出生后多久即可出现临床症状？

出生后 24 ~ 48 小时。

12. 胎粪性肠梗阻的 3 个主要特征是什么？

①全腹膨隆；

②胆汁样呕吐；

③出生 48 小时内无胎粪排出。

13. 胎粪性肠梗阻的腹部 X 线片表现有哪些？

①扩张的肠袢；

②肥皂泡征；

③右下腹可见胎粪空气混合的毛玻璃样征。

14. 胎粪性肠梗阻早期的治疗措施有哪些？

生理盐水灌肠，泛影葡胺或 1% N- 乙酰半胱氨酸洗肠。60% ~ 70% 可保守治疗成功。

15. 胎粪性肠梗阻通常的手术方式是什么？

切开回肠人工清除胎粪。

16. 胎粪性肠梗阻中常见的肠道并发症有哪些？

节段性肠扭转、肠缺血、肠狭窄、肠闭锁或肠穿孔。

17. 胎粪性肠梗阻的死亡率有多少？
    10% ~ 20%。

18. 囊性纤维化平均生存年龄是多少？
    约 32 岁（1998 年统计资料）。

19. 囊性纤维化相关的终末期肺病的治疗方案是什么？
    肺移植。

20. 新生儿期胎粪栓综合征和左小结肠综合征的主要病理生理机
    制是什么？
    肠动力不足导致的一过性结肠梗阻。

21. 胎粪栓综合征和新生儿左小结肠综合征的主要临床表现有
    哪些？
    腹胀、胆汁性呕吐、生后 1 ~ 2 天无胎粪排出。

22. 胎粪栓综合征行结肠造影的特征性表现有哪些？
    近端肠管扩张、圆锥形移行区位置多变。

23. 新生儿左小结肠综合征的特征是什么？
    近端肠管扩张，移行区位于结肠脾区。

第二十三节　胆道闭锁和肝移植

1. 什么是先天性胆道闭锁？
   一种肝内外胆管出现闭塞，并可导致淤胆性肝硬化，最终可
   发生肝衰竭，是小儿外科领域中最重要的消化外科疾病之一，
   也是小儿肝移植中最常见的适应证。

2. 胆道闭锁的发生率有多少？
   约 1/15 000。

3. 胆道闭锁的发病原因有哪些？
   有病毒感染、遗传因素、毒素作用、自体免疫调节、缺血等
   原因。通常认为是由病毒或其他原因引起的肝实质细胞和

胆道上皮细胞破坏，是一种围生期发生在胆管的进行性炎症过程。

4. 与胆道闭锁发病最相关的是哪 3 种病毒？

呼肠病毒、轮状病毒、巨细胞病毒。

5. 病毒感染导致胆道闭锁的发病机制是什么？

可诱发胆管细胞异常的免疫反应，导致进行性胆管损伤和肝硬化。

6. 胆道闭锁的分型有哪些？

目前广泛采用葛西（Kasai）分型法。将胆道闭锁分为 3 个基本型：Ⅰ 型为胆总管闭锁，Ⅱ 型为肝管闭锁，Ⅲ 型为肝门部肝管闭锁。Ⅰ 型、Ⅱ 型为可吻合型（占 10% ~ 15%），Ⅲ 型为所谓不可能吻合型（占 85% ~ 90%）。

7. 胆道闭锁中较少见的类型是什么？

肝内型胆道闭锁。

8. 胆道闭锁的临床表现有哪些？

多为足月婴儿，生后 1 ~ 2 周可无异常，大便颜色亦正常。黄疸在生后 2 ~ 3 周逐渐明显，亦可生后即有黄疸，常作为生理性黄疸处理，以后黄疸不退反而进一步加重。

大便可由黄色变成淡黄色及陶土色。小便呈浓茶样。肝大，质地变硬。

早期脾不大。晚期病例表现重度黄疸，皮肤、巩膜明显黄染，腹胀，肝大可达脐下，质硬，伴有腹水及门静脉高压症。

未经治疗者多在 1 ~ 1.5 岁死亡。可合并脂肪性营养不良和脂溶性维生素缺乏症状。

9. 胆道闭锁相关的病理生理学改变有哪些？

胆汁淤积、进行性门脉及周围纤维化、继发性新生胆道、浓缩性胆汁栓，最终导致肝硬化。

10. 胆道闭锁的特征性病史有哪些？

新生儿黄疸持续 2 周以上。内科正规消炎退黄治疗 2 周无效，B 超检查或者 MRI 或者 ECT 检查提示胆道闭锁，手术中探查胆道造影术发现胆道闭锁者。

11. 胆道闭锁的超声检查表现有哪些？
　　①小而萎缩或者发育不良的胆囊；
　　②禁食 4 小时以上，胆囊长度＜ 1.5 cm，直径＜ 0.5 cm；
　　③肝纤维板通常厚度＞ 4 mm。
　　近年来用高分辨率的探头可发现肝门纤维块，位于左右门静
　　　　脉分叉部的前方，呈两端尖细，中间膨大的高回声区。回
　　　　声均匀，无管腔，此为诊断胆道闭锁的直接证据。

12. 胆道闭锁诊断金标准是什么？
　　术中胆道探查＋胆道造影术。

13. 胆道闭锁产前诊断的方法有哪些？
　　羊水肝酶检测、产前 B 超。

14. 胆道闭锁需要检测哪些指标？
　　①血清胆红素的动态观察：每周测定 1 次，胆红素持续升高，
　　　　以直接胆红素升高为主，提示胆道闭锁。
　　②放射性核素 99m 锝肝胆道造影检查：延迟显影仍不能见到
　　　　核素排泄到肠道，说明有胆道梗阻，患有胆道闭锁的概率
　　　　约 80%。
　　③超声：肝回声增强，缩小的胆囊。胆道远端闭锁者的，近
　　　　端胆管扩张（肝内胆管扩张）。
　　④磁共振胰胆管成像（magnetic resonance cholangiopancr-
　　　　eatography，MRCP）。
　　⑤十二指肠引流液胆红素测定：用带金属头的十二指肠引流
　　　　管置入十二指肠内抽吸十二指肠液，进行胆红素测定，有
　　　　胆红素存在则可排除胆道闭锁。

15. 胆道闭锁的治疗原则有哪些？
　　一经诊断，应争取在生后 40 ～ 60 天内手术。对可吻合型肝
　　管、胆总管闭锁做胆总管／肝管十二指肠或空肠吻合术，对
　　不可能吻合型则做肝门空肠吻合术（Kasai 手术：切除闭锁
　　的肝外胆道，切除肝门部纤维板，行 Roux-en-Y 空肠襻和肝
　　门纤维板切面的边缘吻合术）。对病程接近 2 个月，诊断依
　　然不明确者，可做手术探查。90 天以内者应争取做 Kasai 手

术，手术失败可做肝移植。超过 90 天者，可创造条件行肝移植术。

16. 胆道闭锁术后早期外置肠管的优点有哪些？

减少术后胆管炎，监测胆汁流出。

17. 胆道闭锁术后最常见的并发症是什么？

胆管炎。预防性抗生素对此作用甚微。

18. 胆道闭锁术后胆管炎的原因是什么？

可能是肠道菌群入侵胆管及肝实质，并引起上行性感染。

19. 胆道闭锁术后胆管炎的临床表现有哪些？

胆汁引流减少、发热、黄疸复发、白细胞计数升高。

20. 胆道闭锁术后常见的并发症有哪些？如何处理？

①胆汁流出停止（常与胆管炎相关），类固醇药物治疗 3 ~ 5 天（泼尼松龙 10 mg/kg）。

②脂肪性营养不良，脂溶性维生素 A、D、E、K 缺乏，用中链三酰甘油治疗。

③继发于持续纤维化的门脉高压，尽管 Kasai 手术成功，仍发生门脉高压。可用肝移植治疗。肝移植常用于不能进行 Kasai 手术的患者。

21. 胆道闭锁行肝门肠吻合术的最适年龄是什么？

生后 8 周。

22. 胆道闭锁肝门肠吻合术效果的影响因素有哪些？

①手术时患儿的日龄；

②手术的准确性；

③肝实质纤维化的程度；

④术后胆汁引流的情况；

⑤术后是否出现胆管炎；

⑥肝门纤维板中微细胆管的数量和直径。

23. Kasai 手术成功的标准是什么？

黄疸消退，术后 6 个月获得正常的胆红素浓度（约 34.2 μmol/L）。

24. 胆道闭锁行肝移植术的 5 年生存率有多少？

约 82%。

25. 儿童原位肝移植最常见的指征是什么？
　　胆道闭锁，占 50% ～ 75%。
26. 目前儿童肝移植的禁忌证有哪些？
　　人类免疫缺陷病毒血清反应阳性、非肝源性的全身性败血症、有威胁生命的肝外疾病及肝外恶性肿瘤。
27. 肝移植的方法有哪几种？
　　减体积肝移植、劈离式肝移植、亲属活体肝移植。
28. 什么是劈离式肝移植？
　　把尸体肝分成两个有功能的部分，肝的左侧段给儿童，右叶（Ⅳ～Ⅷ段）给成人。
29. 什么是亲属活体肝移植？
　　亲属活体肝移植是用减体积肝移植的技术取出活体供者的肝左侧段。
30. 目前亲属活体肝移植患儿的生存率有多少？尸体肝移植生存率有多少？
　　前者约 88%，后者约 82%。

第二十四节　胆总管囊肿

1. 什么是胆总管囊肿？
　　又称先天性胆管扩张症，是指先天性胆道发育不良导致胆总管囊性扩张。
2. 胆总管囊肿分哪些类型？
　　Ⅰ型：胆总管囊性扩张。
　　Ⅱ型：胆总管憩室样畸形。
　　Ⅲ型：胆总管在十二指肠壁内形成囊肿。
　　Ⅳ型：多发肝内和肝外胆管囊肿。
　　Ⅴ型：单个或多个肝内胆管囊肿（Caroli 病）。
3. 胆总管囊肿最常见的类型是哪一种？

Ⅰ型胆总管囊性扩张，占85%～95%。

4. 什么是 Caroli 病？

肝内胆管囊肿伴发肝纤维化。

5. 哪个地区的胆总管囊肿发病率最高？

亚洲。

6. 胆总管囊肿的发病率有什么性别差异？

男：女 = 1 ∶ 3。

7. 胆总管囊肿典型的三联征有哪些？

腹痛、黄疸、右上腹包块。

8. 正常新生儿胆总管的直径有多少？

1～2 mm。

9. 诊断儿童胆总管扩张的指标是什么？

胆总管的直径 > 5 mm。

10. 胎儿超声诊断先天性胆总管囊肿的要点有哪些？

囊肿与肝内胆道存在连续性；

随孕周增加而胆道直径增加。

11. 胆总管囊肿典型体征多见于哪个年龄段？

年长儿。

12. 胆总管囊肿的病因有哪些？

①先天性胚胎发育异常；

②胰胆管合流异常；

③病毒感染。

13. 胆总管囊肿常见的并发症有哪些？

胆管炎、胰腺炎、胆石症、肝纤维化、门脉高压、肝脓肿、胆管癌、胆总管破裂致胆汁性腹膜炎，远期可诱发胆囊癌或胆管癌。

14. 胆总管囊肿早期诊断的检查方法是什么？

超声检查。

15. 胆总管囊肿的诊断方法有哪些？

①B 超：可显示胆管扩张的大小和范围，准确率约95%，是首选的诊断方法。

②内镜逆行性胰胆管造影（endoscopic retrograde cholangiopancreatography，ERCP）：可显示扩张胆管及胰胆管连接异常。

③磁共振胰胆管成像（MRCP）：可显示胆管扩张的大小和范围，部分病例可及胰胆管连接异常。

④经皮穿刺肝胆道成像（percutaneous transhepatic cholangiography，PTC）：对诊断肝内胆管扩张有一定价值。

16. 胆总管囊肿的手术方式有哪些？

原则上应及时手术，减少并发症。手术方式如下。

①囊肿切除，胆道重建术：囊肿切除、胆总管近端（或肝管）空肠 Roux-Y 式吻合是普遍采用的术式，可达到去除病灶和使胰胆液分流的目的。

②囊肿引流术：适用于重症病例，如严重的梗阻性黄疸伴肝硬化、严重胆道感染或胰腺炎、囊肿穿孔伴胆汁性腹膜炎、囊肿壁水肿粘连严重致使剥离困难、出血剧烈者，可行囊肿引流术，待病情改善后再作二期根治性手术。

17. 胆总管囊肿行 Roux-en-Y 肝管空肠吻合术的优点有哪些？

避免胆管炎反复发生、囊肿壁癌变。

第二十五节 门静脉高压

1. 新生儿门静脉高压的常见原因有哪些？

新生儿脐炎、脐静脉插管、腹膜炎等引起门静脉栓塞。

2. 门静脉高压患儿反复出血的治疗措施有哪些？

硬化剂疗法、曲张静脉结扎术。

3. 儿童门静脉阻塞的分类有哪些？

肝外门静脉阻塞；

肝硬化致肝内门静脉阻塞；

肝静脉阻塞引起的肝上阻塞，较少见。

4. 肝外（肝前）门静脉阻塞的原因有哪些？

门脉主干及分支血栓造成，门脉海绵样变性、门脉发育不良、门脉栓塞、门脉狭窄等。

5. 儿童肝外门静脉阻塞占所有门脉高压的比例有多少？
约占 30%，约成人的 3 倍。

6. 门静脉栓塞的主要临床表现有哪些？
食管下端静脉曲张破裂出血、脾肿大。

7. 门静脉阻塞时的门静脉压力可达多少？
25 ～ 50 cmH₂O。

8. 肝外门静脉阻塞时行门静脉造影的表现是什么？
门静脉和体静脉间广泛侧支形成。

9. 肝后型门脉高压的常见原因有哪些？
Budd-Chiari 综合征、心源性疾病等。

10. 门静脉阻塞伴门脉高压初发时的临床表现是什么？
主要是暂时性腹水，因为此时侧支循环还很少。

11. 门静脉栓塞患儿为什么不能服用阿司匹林或其他抗血小板药物？
可导致出血。

12. 急性门静脉栓塞引起的暂时性腹水应如何治疗？
反复输注白蛋白，用双氢克尿噻和螺内酯（安体舒通）等利尿剂，一般不做腹腔穿刺。

13. 门静脉高压手术治疗的指征有哪些？
经反复硬化剂和药物治疗后，一年内仍有 2 ～ 3 次以上静脉曲张破裂出血。

14. 门静脉栓塞的首选手术方法是什么？
脾肾分流术。

15. 有顽固性出血的门脉高压患儿，预防出血的最佳手术方式是什么？
门体分流术。

16. 门静脉栓塞引起静脉曲张破裂出血的患儿，外科手术前需要做什么检查？
选择性肠系膜上动脉及腹腔动脉造影。

17. 肝静脉栓塞或肝水平以上腔静脉阻塞最好选择哪支静脉做造影检查?

经颈静脉行肝静脉造影。

18. 门体分流手术成功的必要条件有哪些?

①用于吻合的静脉必须没有静脉炎;

②分流血管的大小必须足以降低门脉系统的压力,血管直径 > 1 cm;

③分流血管必须能和患儿一起长大,需要间断缝合;

④分流血管必须能有效地引流整个门静脉系统。

19. 常用的门体分流术有哪两种手术方式?

经典的腔静脉 - 肠系膜静脉分流术、自身颈静脉 H 型架桥分流术。

20. 儿童经典的中央型脾肾分流术后再次出血的发生率是多少?

约 50%。

21. 门静脉栓塞引起静脉曲张破裂出血的患儿行腔静脉 - 肠系膜静脉分流术的成功率是多少?

约 80% 的患儿可得到永久性改善。

22. 肝外门脉高压患儿分流术后可产生的主要并发症是什么?

肝性脑病。

23. 保守治疗后仍反复出血的门脉高压患儿,如果不可行分流术,可供选择的治疗方法有哪些?

胃食管血流阻断术、食管胃切除术、幽门成形术、结肠代食管术。

24. 什么是 Budd-Chiari 综合征?

是由肝静脉和(或)其开口下段下腔静脉阻塞性病变引起的伴有或不伴有下腔静脉高压为特点的肝后性门脉高压病。临床表现为静脉曲张破裂出血、腹水、脾功能亢进、肝大,但肝功能仅为轻度异常。

第二十六节　胆囊疾病

1. 儿童胆石症的发病率有多少？

   0.15% ~ 0.22%。

2. 儿童胆石症发病率在不同时期有什么性别差异？

   在婴幼儿期，胆石症发病率男女相同；但在青少年期，女性发病较多，男女比为 1：（11 ~ 22）。

3. 胆石性胆囊炎的临床表现有哪些？

   发热、右上腹疼痛、恶心、呕吐，体检时腹部触诊有压痛和肌卫，有时可触及右上腹肿块。

4. 胆石症患儿最准确和有效的诊断方法是什么？

   B 超。

5. 胆石性胆囊炎的手术指征有哪些？

   肿块持续存在、胆囊扩张加重、临床症状加重。

6. 胆石症分哪两种类型？

   非溶血性胆石症、溶血性胆石症。

7. 非溶血性胆石症与溶血性胆石症有什么区别？

   非溶血性胆石症的胆石为胆固醇结石；溶血性胆石症的胆石为胆色素结石。

8. 影响婴儿胆石形成的主要因素有哪些？

   胆汁淤积、缺乏肠道喂养。

9. 新生儿或婴儿的胆石自行消退的概率有多少？

   约 20%。

10. 儿童慢性胆囊炎发病的特征是什么？

    反复出现进食后右上腹痛。

11. 急性胆囊炎的临床表现有哪些？

    ①体温升高、右上腹压痛及肌卫；

    ②白细胞计数可升高；

    ③血清直接胆红素、碱性磷酸酶、γ-谷氨酰基转移酶可增多；

12. 急性胆囊炎伴有胰腺炎的发生率有多少？
约 10%。

13. 胆石症的非手术疗法有哪些？
口服鹅去氧胆酸溶解胆固醇结石、体外冲击波碎石术、经皮内镜胆囊取石术。

14. 有症状的胆石症患儿的首选手术方式是什么？
腹腔镜胆囊切除术。

15. 腹腔镜胆囊切除术后主要的并发症有哪些？
胆管损伤、胆漏。

16. 胆总管结石的首选检查方式是什么？
内镜逆行性胰胆管造影（ERCP）及括约肌切开术。

17. 胆总管结石的临床表现有哪些？
黄疸、腹部剧痛、发热。

18. 腹腔镜胆囊切除术的 4 个切口应如何选择？
①脐部皮肤的 10 mm 切口；
②右侧肋缘下 3 mm 或 5 mm 的切口；
③右侧中下腹 3 mm 或 5 mm 的切口；
④第 4 个切口一般为 5 mm（但有时如需使用 10 mm 夹钳，则切口为 10 mm）。

第二十七节 胰腺疾病

1. 急性胰腺炎典型的临床表现有哪些？
上腹部疼痛伴压痛、恶心、呕吐，也可有背部和肩部疼痛。

2. 重症急性胰腺炎所占的比例有多少？临床表现有哪些？
5% ～ 10%。表现为低血压、代谢紊乱、败血症、体液潴留、全身炎症反应综合征，可发展为多器官功能障碍综合征。

3. 儿童急性胰腺炎分哪几个类型？
非阻塞性、阻塞性、出血性。

4. 儿童慢性胰腺炎分哪几个类型?
   纤维性、特发性、家族性。

5. 急性胰腺炎早期诊断的方法有哪些?
   血清淀粉酶和脂肪酶水平升高。

6. 儿童重症胰腺炎的实验室检查除淀粉酶和脂肪酶外有哪些
   表现?
   高血糖、低血钙。

7. 胰腺炎的急性期禁止哪种检查操作?
   内镜逆行性胰胆管造影（ERCP）。

8. 急性胰腺炎的基本治疗有哪些?
   禁食、抑制胰腺外分泌、抑制胰酶、支持疗法。

9. 胰腺炎的手术指征有哪些?
   胰腺假性囊肿、胰周或膈下脓肿。

10. 早期急性重症胰腺炎最重要的治疗方法有哪些?
    腹腔灌洗，腹腔引流。

11. 胰腺炎引起低钙血症的原因有哪些?
    坏死胰腺的皂化作用、与胰高血糖素相关的降钙素释放、低
    镁血症。

12. 儿童急性胰腺炎死亡率有多少?
    < 5%。

13. 诊断原发性慢性胰腺炎时，必须要排除哪种疾病?
    甲状旁腺功能亢进。

14. 儿童慢性胰腺炎的主要临床表现有哪些?
    反复腹痛，偶见阻塞性黄疸。

15. 异位胰腺组织常可见于哪些部位?
    幽门、十二指肠、梅克尔憩室、结肠、阑尾、胆囊及异常的
    气管食管瘘。

16. 儿童最常见的胰腺先天性畸形是什么?
    环状胰腺。

17. 什么是环状胰腺?
    胰腺组织呈环带状围绕十二指肠降部，压迫十二指肠，造成

十二指肠不同程度的狭窄，形成梗阻。

18. 环状胰腺的发病率有多少？

约 1/6 000。

19. 环状胰腺的临床表现和哪种畸形相似？

类似于十二指肠闭锁或十二指肠狭窄。

20. 环状胰腺的治疗方式是什么？

环状胰腺梗阻远近端做十二指肠 - 十二指肠侧侧吻合术（十二指肠菱形吻合术，吻合口呈菱形，持续开放）。

21. 胰腺假性囊肿的致病原因有哪些？

急性胰腺炎、胰腺外伤。

22. 胰腺假性囊肿的临床表现有哪些？

上腹疼痛、食欲下降、恶心呕吐、体重减轻、上腹部可触及一圆形囊性肿块。

23. 未经治疗的胰腺假性囊肿的并发症有哪些？

出血、继发感染、穿孔和腹膜炎，对胃肠道、胰腺、胆道的压迫。

24. 胰腺假性囊肿的治疗原则是什么？

根据囊肿的病程、囊肿壁厚度和位置，采取保守治疗或者手术治疗。

25. 胰腺假性囊肿内引流术的方法有哪些？

囊肿 - 胃内引流术、Roux-en-Y 囊肿 - 空肠内引流术。

第二十八节　脾疾病

1. 儿童脾切除术最常见的指征有哪些？

遗传性球形红细胞增多症、顽固的特发性血小板减少性紫癜（idiopathic thrombocytopenic purpura，ITP）、严重脾外伤。

2. 选择性脾切除的手术步骤有哪些？

①寻找副脾，特别是对 ITP 患儿尤为重要。

②先切断脾结肠韧带，然后结扎、切断胃短血管，并将胰尾和脾门分离。

③切断脾肾韧带和脾膈韧带。

④先结扎、切断脾动脉，再结扎、切断脾静脉。

3. 脾外伤后有活动性出血时，术中首要的处理措施是什么？

结扎脾蒂，控制出血。

4. 脾切除术后主要的危险因素是什么？

暴发性感染。

5. 脾切除术后导致败血症的最常见病原菌是什么？

肺炎双球菌。

6. 脾切除术后败血症的好发因素有哪些？

①年龄＜5岁；

②手术后2年内；

③有影响网状内皮系统的疾病，如组织细胞增多病、Wiskott-Aldrich综合征、白血病等，球蛋白生成障碍性贫血（地中海贫血）发生败血症的危险性最高。

7. 脾切除术后败血症的致死率有多少？

约50%。

8. 脾切除术后预防败血症的措施有哪些？

接种肺炎双球菌疫苗，使用长效青霉素至少半年。

第十一章　泌尿生殖系统疾病

第一节　肾积水

1. 肾囊性肿块包括哪些?
   肾盂积水和肾囊性疾病（包括多囊肾、单纯性肾囊肿、髓质海绵肾、肾多房性囊肿、肾发育不良）。
2. 多房性肾囊性变（又称肾发育不良）好发于单侧还是双侧?
   好发于单侧。
3. 儿童肾积水的最常见原因是什么?
   先天性肾盂输尿管连接部梗阻（ureteropelvic junction obstruction, UPJO）。
4. 什么是肾盂输尿管连接部（ureteropelvic junction, UPJ）梗阻?
   输尿管管腔狭窄、肌层肥厚或发育不良，纤维组织增生，影响了输尿管的蠕动功能，导致肾内集合系统扩张、肾功能受损以及尿路感染和结石形成。
5. 肾盂输尿管连接部（UPJ）梗阻的发病率有多少?
   先天性肾积水的发病率 1% ~ 2%，其中约 44% 为 UPJO。
6. 发生先天性肾盂输尿管连接部（UPJ）梗阻的原因有哪些?
   内因：纤维肌性息肉、高位输尿管、UPJ 瓣膜、先天性输尿管扭曲或折叠等。
   外因：输尿管成角或者扭曲，迷走血管压迫。
7. 引起继发性 UPJ 梗阻的原因有哪些?
   膀胱输尿管重度反流，下尿路梗阻。
8. UPJ 梗阻的临床表现有哪些?
   ①腰腹部疼痛，常伴有恶心呕吐；
   ②可触及腰部肿块；
   ③肾结石；

④血尿；

⑤尿路感染；

⑥高血压。

9. UPJ 梗阻的主要诊断方法有哪些？

①肾超声，其能够鉴别肾盂积水程度和肾盏扩张改变。

②放射性核素利尿肾图（99m 锝 -DTPA 肾动态显像）：可了解分肾功能，利尿肾图还可根据使用利尿剂后放射性核素排泄的曲线变化区分器质性梗阻与功能性梗阻。

10. UPJ 梗阻与多房性肾囊性变的鉴别方法是什么？

通过肾超声，前者表现为中央大的囊性改变与周围小囊（扩张的肾盏）相连，后者为结构紊乱互不相通的囊肿，界限不明确，肾实质回声增加。

11. 目前判断分肾功能和梗阻肾引流后情况的最佳手段是什么？

放射性核素利尿肾图。

12. 肾盂输尿管连接部梗阻常见的并发症有哪些？

肾盂积水、外伤后肾破裂、尿路感染、尿路结石等。

13. 排除膀胱输尿管反流的检查措施是什么？

排泄性膀胱输尿管造影。

14. 肾盂输尿管连接部梗阻手术治疗的方法是什么？

肾盂离断，肾盂输尿管再吻合术。

15. 肾盂输尿管连接部梗阻产前干预的指征有哪些？

产前超声显示羊水过少，肾没有囊性改变，两侧肾盂重度积水。

16. 肾盂离断肾盂输尿管再吻合术后的主要并发症有哪些？

尿外渗、肾盂肾炎、尿路感染、复发 UPJ 梗阻。

17. 常用的肾盂离断肾盂输尿管再吻合术的开放手术切口选择有哪两种？

后腰部竖脊肌外侧缘切口（尤其适用于婴儿和较瘦的儿童）；腹膜外肋腰部切口。

18. 肾盂离断肾盂输尿管再吻合术后需要放置输尿管支架管的指征有哪些？

①炎症或感染的肾盂，或伴发结石，或术前放置肾造瘘管；

②输尿管发育较差或长段型近端狭窄输尿管吻合后张力高；

③需要进行经腹肾盂手术，或有吻合口漏的风险，可能会导致尿腹；

④肾功能差，可能需要在术后验证吻合口通畅；

⑤孤立肾或同时进行双侧 UPJ 梗阻手术。

19. 婴儿肾盂离断肾盂输尿管再吻合术后再手术率有多少？

3% ～ 5%。

20. 肾盂离断肾盂输尿管再吻合术失败的原因有哪些？

①输尿管血供受损；

②广泛的损伤性分离；

③肾盂输尿管吻合口不在最低点；

④手术后尿外渗导致吻合口粘连；

⑤输尿管吻合口张力过大、对合差或者吻合口狭窄。

第二节 上尿路疾病

1. 儿童输尿管重复畸形的发生率有多少？

约 1/125，单侧比双侧多约 6 倍。

2. 儿童输尿管重复畸形好发于男性还是女性？

60% ～ 70% 发生在女性。

3. 儿童异位输尿管开口的发生率有多少？

约 1/1 900，多见于女性，常合并双输尿管畸形，占比 7.5% ～ 17%。

4. 女性异位输尿管开口的病例中伴有输尿管重复畸形的比例有多少？

约 80%。

5. 异位输尿管开口的常见临床表现有哪些？

尿路感染、肾积水以及滴尿。

6. 异位输尿管开口伴尿失禁的特征性表现是什么?

在正常排尿的间歇有持续性的滴尿,不伴有其他症状。

7. 男性异位输尿管开口通常位于什么部位?

远端膀胱三角区、膀胱颈、近端尿道。

8. 女性异位输尿管开口通常位于什么部位?

远端膀胱三角区、膀胱颈、尿道、前庭部、阴道。

9. 单侧单一异位输尿管开口的最佳治疗措施是什么?

在肾功能尚可的情况下行输尿管膀胱再植术。

10. 双侧单一异位输尿管开口的治疗措施是什么?

双侧输尿管膀胱再植术,必要时行膀胱颈重建术。

11. 膀胱颈重建的目的是什么?

增加膀胱出口阻力,必要时行膀胱扩大术来增加膀胱容量。

12. 儿童输尿管囊肿的发生率是多少?

约 1/4 000,其中 10% ~ 15% 为双侧,约 80% 伴有重复畸形。

13. 输尿管囊肿在排尿性膀胱尿道造影中的表现是什么?

膀胱底部光滑的充盈缺损。

14. 输尿管囊肿的手术方法有哪些?

膀胱镜下囊肿开窗术;

囊肿切除输尿管向膀胱再植术。

15. 尿路结石的临床表现有哪些?

腰腹部疼痛、血尿、尿路感染以及排尿困难。

16. 大年龄儿童尿路结石常见发病原因有哪些?

感染、先天性代谢异常、先天性结构畸形。

17. 尿路结石的诊断方法有哪些?

首选泌尿系统超声检查,必要时可选择腹部 CT 确诊。

18. 尿路结石的治疗方法有哪些?

上尿路结石可选用体外震波碎石,经皮超微肾镜、输尿管软镜、输尿管硬镜碎石。

下尿路结石可选用膀胱镜下碎石术。

第三节 膀胱输尿管反流

1. 膀胱输尿管反流按国际分类方法的分级有哪些?

   Ⅰ级:反流仅达输尿管。

   Ⅱ级:反流至肾盂肾盏,无输尿管扩张。

   Ⅲ级:输尿管轻度扩张或(和)弯曲,肾盂轻度扩张和穹隆轻度变钝。

   Ⅳ级:输尿管中度扩张和弯曲,肾盂肾盏中度扩张,但多数肾盏仍维持乳头形态。

   Ⅴ级:输尿管严重扩张和迂曲,肾盂肾盏严重扩张,多数肾盏乳头形态消失。

2. 在尿路感染的患儿中,膀胱输尿管反流发生率有什么性别差异?

   约 14% 的女孩有反流,约 29% 的男孩有反流。

3. 膀胱输尿管反流的临床表现有哪些?

   ①尿路感染:可致反复发作的肾盂肾炎症状,发热、尿急、尿频、脓尿、血尿。

   ②腰部疼痛:年长儿可有反流侧腰腹部胀痛。

   ③生长发育迟滞:反复尿路感染、厌食、呕吐等可影响生长发育。

   ④高血压:进行性肾内反流、肾瘢痕形成,可导致高血压。

   ⑤肾功能不全。

4. 膀胱输尿管反流合并的严重畸形有哪些?

   膀胱外翻、肛门闭锁。

5. 膀胱输尿管反流的并发症有哪些?

   尿路感染、肾衰竭、肾积水、肾萎缩、高血压。

6. 膀胱输尿管反流所需的辅助检查有哪些?

   ①尿液检查:如并发尿路感染时,尿中有白细胞,尿培养可阳性。

②B超：作为初步筛查，可见肾、输尿管积水。

③排尿期膀胱尿道造影（voiding cystourethrography，VCUG）：诊断膀胱输尿管反流的必要检查，了解有无下尿路梗阻、尿道形态及膀胱输尿管反流程度。

④静脉尿路造影（intravenous urography，IVU）：了解肾功能及反流造成的上尿路损害。

⑤肾核素扫描：了解分肾功能及反流造成的肾瘢痕。

⑥尿流动力学检查：评估排尿功能异常的程度。

7. 膀胱输尿管反流的手术指征有哪些？

①复发性尿路感染；

②进展性肾功能损害；

③抗生素耐药；

④口服抗生素期间出现发热和尿路感染；

⑤V级反流（新生儿和小婴儿除外）；

⑥膀胱输尿管连接部解剖异常（如憩室）。

8. 抗反流手术的目的是什么？

预防肾盂肾炎及肾瘢痕导致的肾功能下降。

9. 膀胱输尿管反流的手术措施有哪些？

经膀胱横向推进黏膜下隧道输尿管膀胱再吻合术（Cohen术），输尿管整形，输尿管向膀胱再植术。

10. 输尿管再植抗反流手术的原则有哪些？

在膀胱壁内建立长度与管径比例为4：1的输尿管隧道，无张力吻合，保证输尿管血供。

第四节　下尿路疾病

1. 男性儿童最常见的下尿路梗阻的疾病是什么？

后尿道瓣膜。

2. 什么是后尿道瓣膜？

男性前列腺尿道远端的尿道黏膜皱襞肥大、粘连或者发育异常,突入尿道腔内,导致尿流排出障碍性疾病。

3. 后尿道瓣膜通常的临床表现有哪些?

尿路感染、排尿无力、尿线近、尿频、血尿、急性尿潴留。

4. 后尿道瓣膜的首选辅助检查是什么?

排泄性膀胱尿道造影。

5. 后尿道瓣膜的手术措施是什么?

内镜下瓣膜切开术。如果婴幼儿太小,可行临时膀胱造瘘,待患儿长大后再行手术。

第五节　膀胱外翻

1. 什么是膀胱外翻?

是一种膀胱和腹壁的发育畸形,表现为膀胱前壁及腹壁肌群敞开,膀胱及输尿管开口暴露于开放的膀胱表面,耻骨向两侧分离,盆底肌群和尿道括约肌发育不全。

2. 膀胱外翻的畸形类型有哪些?

耻骨联合分离、腹壁缺损、膀胱前壁缺如、后壁外翻、尿道上裂等。

3. 膀胱外翻的发病率有多少?

1/10 000 ~ 1/50 000。

4. 膀胱外翻的临床表现有哪些?

①完全性膀胱外翻从腹壁上可见外翻的膀胱黏膜和溢尿的输尿管口,不完全性膀胱外翻,腹壁缺损较小,膀胱黏膜突出不多,耻骨联合分离。

②膀胱壁水肿,时间长可有慢性炎症及纤维化。周围皮肤受尿液浸渍呈潮红色。

③尿道上裂,尿道背壁缺失,形成一浅沟。阴茎短而宽且向上背屈。

④女性阴蒂对裂，小阴唇远离，露出阴道口，多有狭窄。

⑤脐位置低，常于外翻膀胱黏膜上缘形成瘢痕。

⑥肛门直肠异常表现为会阴短平，肛门前移。

5. 膀胱外翻的手术治疗目的有哪些？

修复腹壁和膀胱缺损，尽量保存膀胱容量，控制排尿，保护肾功能，外生殖器整形。

6. 膀胱外翻的手术治疗方法有哪两种？

功能性重建、尿流改道。

7. 膀胱外翻的治疗方案有哪些？

手术需分期完成。

第一期手术包括髂骨截骨术，膀胱内翻缝合后，回纳入盆腔正常解剖位置，修补腹壁。手术应尽早进行，以减少膀胱壁的慢性炎症及纤维化。

第二期手术行尿道上裂尿道成形术。可增加膀胱容量。

第三期手术膀胱颈紧缩，输尿管膀胱再植以抗反流，以期达到控尿目的。

如膀胱容量太小，可行肠道膀胱扩大术。如年长儿情况良好，可考虑一期完成上述手术。如术后仍不能控制排尿或反复尿路感染、进行性肾积水，则需行可控性尿路改流术。

8. 膀胱外翻重建术的常见并发症有哪些？

膀胱输尿管反流、尿路感染和尿失禁。

第六节　梅干腹综合征

1. 什么是梅干腹（Prune belly）综合征？

腹壁肌肉组织缺损或发育不良；双侧隐睾；泌尿道畸形，尤其是肾集合系统和远端输尿管扩张和膀胱扩大。

2. Prune belly 综合征的发生率有多少？

1/50 000 ～ 1/35 000。

3. Prune belly 综合征中最常见的泌尿生殖道畸形是什么？
   输尿管扩张和扭曲。
4. Prune belly 综合征影响预后的关键因素是什么？
   肾功能。

第七节　外生殖器异常

1. 单纯的尿道上裂发生率是多少？
   约 1/100 000。
2. 尿道上裂分为哪几种类型？
   阴茎头型、阴茎体型、完全型。
3. 男性尿道上裂的临床表现有哪些？
   阴茎短而上翘，阴茎头扁平分裂，自尿道口到阴茎头顶部为
   被覆黏膜的尿道沟。
4. 女性尿道上裂的临床表现有哪些？
   阴蒂分裂，耻丘下移，皮下脂肪变薄，小阴唇分开且发育较
   差，可伴耻骨联合分离。
5. 什么是尿道下裂？
   是一种前尿道融合异常而致尿道开口异常的阴茎畸形。
6. 尿道下裂的发病率有多少？
   1/300 ~ 1/250。
7. 尿道下裂的分型有哪些？
   ①阴茎头、冠状沟型；
   ②阴茎体型；
   ③阴茎阴囊型；
   ④会阴型。
8. 尿道下裂的病因是什么？
   阴茎发育过程中缺少雄激素的有效刺激，影响尿道及周围结
   构的完全形成。

9. 尿道下裂的临床表现有哪些?

尿道外口异位、阴茎下弯、包皮分布异常(包皮呈围裙状堆积于阴茎背侧,而阴茎腹侧包皮缺如、包皮系带缺如)。

10. 尿道下裂的手术时机在什么时候?

1岁左右。

11. 尿道下裂的手术目的有哪些?

①矫正阴茎下弯;

②尿道成形,使尿道口位于阴茎头部正位;

③阴茎的外观接近正常。

12. 尿道下裂治疗完成的三个标准是什么?

①正位尿道口;

②阴茎下弯充分矫正;

③阴茎外观接近正常,可站立排尿,成年后能有正常的性生活。

13. 合并轻度阴茎下弯的尿道下裂手术方式有哪些?

①阴茎头型:可采用尿道口前移阴茎头成形术(meatal advancement and glandular plasty,MAGP),如有阴茎头明显下弯可在阴茎背侧作白膜紧缩术。

②冠状沟、阴茎体前型:尿道口基底翻转皮瓣(Mathieu)。

③阴茎体型:加盖岛状包皮瓣(onlay island flap)尿道成形术。可结合背侧白膜紧缩术纠正阴茎下弯。

④尿道板卷管尿道成形术(Snodgrass 术式)。

14. 合并重度阴茎下弯的尿道下裂手术方式有哪些?

多选择 Duckett 带蒂岛状包皮瓣尿道管成形术。

重度尿道下裂病例需应用 Duckett+Duplay 方法。

15. 尿道下裂术后的并发症有哪些?

尿瘘、尿道狭窄、结石、憩室形成等。

16. 阴茎体破裂和尿道断裂通常发生于哪种外伤?

骑跨伤、严重的骨盆骨折。

17. 尿道下裂最常见的合并畸形有哪些?

隐睾、腹股沟斜疝。

第八节 性别发育异常

1. 什么是性别发育异常？

因染色体、性腺或者性别解剖结构的先天性发育不典型而出现的多种状态。

2. 性别发育异常分为哪几种类型？

① 46, XY 性别发育异常；

② 46, XX 性别发育异常；

③ 性染色体性别发育异常。

其中 46, XY 性别发育异常最为复杂，目前仍有 50% 以上无法确定病因。

3. 性别发育异常应怎样进行评估？

需要多学科（儿外科、内分泌科、遗传学和心理评估等）参与评估及处理。在完成性别分配前，外科医师的主要工作是对内外生殖器的解剖结构进行准确评估。

4. 性别发育异常的发病率有多少？

1/5 500 ～ 1/4 500。合并畸形发病率可高达 1/200（隐睾）和 1/300（尿道下裂）。

5. 46, XY 完全性性腺发育不全是如何产生的？

在胚胎第 7 ～ 8 周，如果 SRY、SOX9、NR5A1、MAP3K1 等基因突变，无法启动睾丸决定因子，则会出现 46, XY 完全性性腺发育不全。因含有 Y 染色体，发育不良的性腺多为条纹状性腺，其较少有内分泌功能，还易发生恶性肿瘤。

6. 卵睾性发育异常是什么？

在睾丸决定因子作用下，性腺在向睾丸分化发育过程中出现分化不全，从而形成卵睾性发育异常。卵睾性发育异常最常见核型是 46, XX（约 60%）。

7. 什么是外生殖器模糊？

孕 8 ～ 15 周时，双氢睾酮水平低下或雄激素受体功能低下，导致外生殖器雄性化不全。

8．真两性畸形的类型有哪些？

①双侧型：双侧均为卵睾（睾丸及卵巢在同一性腺内）。

②单侧型：一侧是卵睾，另一侧只有睾丸或只有卵巢。

③偏侧型：一侧只有卵巢，另一侧只有睾丸。

9．什么是完全性雄激素不敏感综合征？

当雄激素受体出现功能障碍，即使有足量的睾酮或双氢睾酮，也可能出现低雄性化甚至完全女性化，表现为完全女性外生殖器外观。

10．男性外生殖器外观患儿在手术中出现输卵管、子宫和性腺形态异常时应如何处理？

先不切除任何组织，性腺形态异常者须先行性腺活检。待后续性别发育异常的多学科讨论明确诊断后，再行子宫、输卵管切除。

11．女性外生殖器外观患儿在手术中发现睾丸组织时应如何处理？

术中发现的睾丸组织仅活检，不做切除手术。如睾丸活检显示没有精曲小管，或者染色体非 46，XY，则需完善性别分化的基因检测后，再行性别发育异常多学科讨论决定手术方式。

12．什么是 Turner 综合征？

又名先天性卵巢发育不全，该染色体核型为 45，XO。性染色体呈嵌合体，一半有结构异常，一半没有结构异常。

13．Turner 综合征的临床表现有哪些？

女性表型、矮身材、颈璞、肘外翻、原发性闭经和性幼稚。

第十二章 运动系统疾病

1. 儿童矫形外科的治疗原则有哪些？

   肢体等长、平衡肌力、纠正负重线、稳定关节。

2. 关节脱位特有体征有哪些？

   外观畸形、弹性固定、关节空虚。

3. 小儿桡骨小头半脱位好发于什么年龄段？

   < 5 岁。

4. 小儿桡骨小头半脱位发生的解剖原因是什么？

   肘关节囊及韧带均较松弛和薄弱。

5. 小儿桡骨小头半脱位的主要临床表现有哪些？

   有上肢牵拉史，伤后患肢拒绝举手、持物。

6. 髋关节发育不良的发病率有多少？

   0.1% ~ 1.5%。

7. 髋臼指数应如何测量？

   髋臼外缘和髋臼中心连线与双侧髋臼中心连线所形成的夹角。

8. Shenton 线如何确定？

   正常闭孔上缘弧形线和股骨颈内侧弧形线相连形成一条顺滑的弧形线，髋关节脱位时此线中断或消失。

9. 发育性髋脱位临床分型有哪些？

   髋臼发育不良、髋关节半脱位、髋关节全脱位。

10. 临床常用的发育性髋关节脱位特殊体征有哪些？

    摇摆步态、Allis 征、Ortolani 试验、Trendelenburg 试验。

11. Pavlik 支具保守治疗先天性髋脱位适用于哪个年龄组患儿？

    < 6 个月。

12. 牵引 + 手法复位治疗先天性髋脱位适用于哪个年龄组患儿？

    6 ~ 18 个月。

13. 单纯切开复位治疗先天性髋脱位适用于哪一种患儿？

闭合复位失败的患儿。

14. 骨盆、股骨截骨术治疗先天性髋脱位适用于哪个年龄期患儿？
行走期儿童。

15. 脊椎结核分类有哪些？
边缘型椎体结核多见于成人，好发于腰椎；
中心型椎体结核多见于儿童，好发于胸椎。

16. 儿童急性血源性骨髓炎的好发部位在哪里？
长骨的干骺端。

17. 儿童急性血源性骨髓炎早期确诊的办法是什么？
局部分层穿刺。

18. 儿童急性血源性骨髓炎早期在 X 线片上有什么表现？
发病 2 周后可显示骨质破坏和骨膜反应。

19. 急性血源性骨髓炎最常见的致病菌是什么？
金黄色葡萄球菌。

20. 急性化脓性关节炎最常见的致病菌是什么？
金黄色葡萄球菌。

21. 股骨颈化脓性骨髓炎容易并发化脓性髋关节炎的主要原因是什么？
股骨颈位于关节囊内，较易引起全髋关节的化脓性炎症。

22. 急性血源性骨髓炎的治疗措施有哪些？
广谱抗生素、手术切开引流、患肢制动、全身支持治疗。

23. Perthes 病是指什么？
儿童股骨头骨软骨炎或股骨头缺血性坏死。

24. 什么是 Osgood-Schlatter 病？
儿童胫骨结节骨软骨炎。

25. 小儿扳机指是什么？
先天性缩窄性腱鞘炎。

26. Kohler 病是什么？
足舟骨骨软骨炎。

27. Sever 病是什么？
跟骨骨软骨炎。

28. Freiberg 病是什么?

跖骨头骨软骨炎。

29. 小儿麻痹后遗症行关节融合的最佳时间是什么?

> 13 岁。

30. 脑性瘫痪后遗症行关节融合的最佳时间是什么?

> 13 岁。

31. 特发性脊柱侧凸最具临床诊断意义的影像学表现是什么?

X 线片见脊柱弯曲,未见椎体异常。

32. Cobb 20° 以下的特发性脊柱侧凸最适合的治疗是什么?

体操 + 支具矫正。

33. 大脑性瘫痪手术治疗的目的有哪些?

解除肌肉痉挛和过高肌张力,预防畸形的发生和发展,矫正已出现的畸形。

34. 无症状及有病理性骨折危险者骨纤维结构样变的治疗措施有哪些?

观察、支具治疗。

35. 骨囊肿的治疗原则是什么?

囊壁彻底骨切除 + 植骨。

36. 下肢实际长度如何测量?

髂前上棘至内踝的距离。

37. 上肢长度应如何测量?

肩峰至桡骨茎突的距离。

38. 上臂长度应如何测量?

肩峰至肱骨外髁的距离。

39. Sprengel 畸形是什么?

先天性高肩胛。

40. 先天性高肩胛主要手术方式有哪些?

Woodward 术式、Green 术式。

41. 先天性马蹄内翻足的发病率是多少?

约 1/100。

42. 先天性马蹄内翻足按病因分类有哪些?

姿势性、特发性、畸形性。

43. 婴幼儿先天性马蹄内翻足首选的治疗方法是什么？
Ponseti 系列石膏矫形。

44. 最常见的先天性手畸形是什么？
多指畸形。

45. 什么是多节指（趾）症？
指在纵轴方向上指（趾）的数量过多。可行单纯切除和石膏固定。

46. 什么是并指（趾）？
指手指（脚趾）的侧侧融合，通常与肉眼可见的手指（脚趾）畸形相关。

47. 什么时候适宜进行并指（趾）的治疗？
6 ~ 36 月龄。

48. 并指（趾）的治疗方法有哪些？
外科手术分离，用移植物或者皮瓣覆盖暴露的区域。

附录一　儿童生长发育正常参考范围

1. 世界卫生组织公布的 0 ~ 5 岁男孩身高正常参考范围

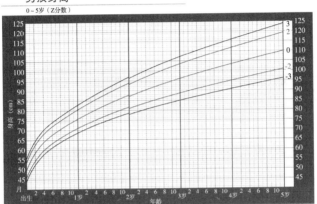

男孩身高

2. 世界卫生组织公布的 0 ~ 5 岁女孩身高正常参考范围

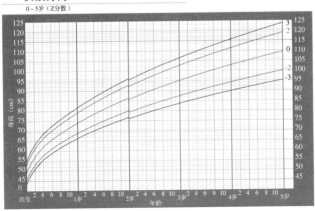

女孩身高

3. 世界卫生组织公布的 0 ～ 5 岁男孩体重正常参考范围

男孩体重

0～5岁（Z分数）

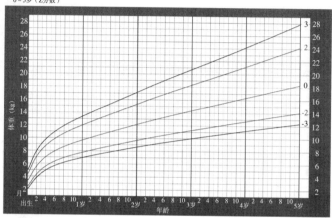

4. 世界卫生组织公布的 0 ～ 5 岁女孩体重正常参考范围

女孩体重

0～5岁（Z分数）

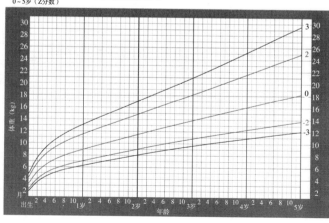

5. 世界卫生组织公布的 5 ~ 19 岁男孩 BMI 指数正常参考范围

男孩BMI指数

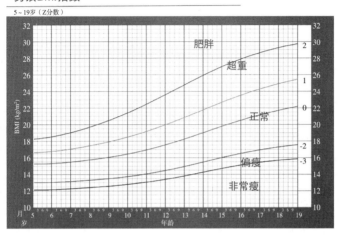

6. 世界卫生组织公布的 5 ~ 19 岁女孩 BMI 指数正常参考范围

女孩BMI指数

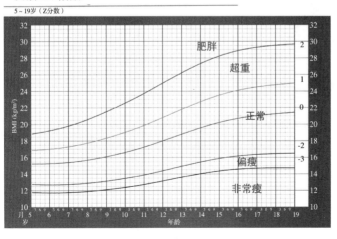

7. 中国 0 ~ 3 岁男童头围、身长的体重百分位生长曲线图

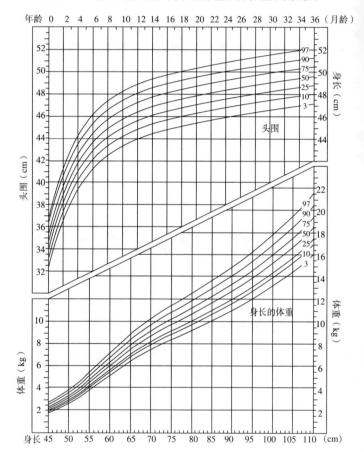

8. 中国 0 ~ 3 岁女童头围、身长的体重百分位生长曲线图

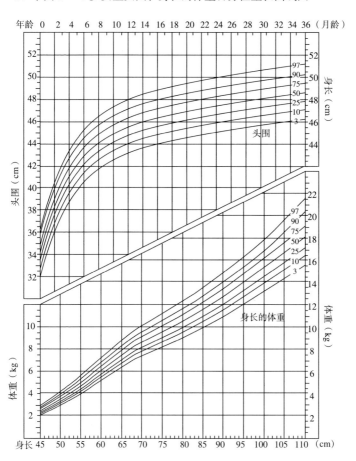

9. 正常儿童身长（高）估计公式

年龄	身长（高）（cm）
出生	50
3 ～ 12 月龄	75
2 ～ 6 岁	年龄（岁）×7 + 75
7 ～ 10 岁	年龄（岁）×6 + 80

凡身高超过标准 10% 或不足 10% 者即为不正常。

10. 正常儿童体重估算公式

年龄	体重（kg）
出生	3.25
3 ～ 12 月龄	[年龄（月）+ 9] ÷ 2
1 ～ 6 岁	年龄（岁）×2 + 8
7 ～ 12 岁	[年龄（岁）×7 − 5] ÷ 2

11. 头围的增长

年龄	实际头围（cm）	增长（cm）
出生	34	
3 月龄	40	6
12 月龄	46	6
24 月龄	48	2
5 岁	50	2
15 岁	53 ～ 54	3 ～ 4

12．身体比例与匀称性

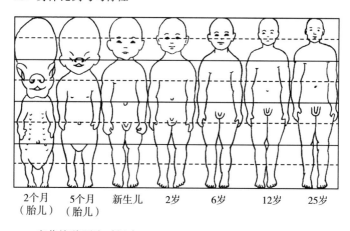

| 2个月
（胎儿） | 5个月
（胎儿） | 新生儿 | 2岁 | 6岁 | 12岁 | 25岁 |

13．疫苗接种预防时间表

年龄	疫苗名称	次数	可预防的疾病
出生时	乙肝疫苗	第一次	乙型病毒性肝炎
	卡介苗	第一次	结核病
1 月龄	乙肝疫苗	第二次	乙型病毒性肝炎
2 月龄	脊髓灰质炎疫苗	第一次	脊髓灰质炎（小儿麻痹）
3 月龄	脊髓灰质炎疫苗	第二次	脊髓灰质炎（小儿麻痹）
	无细胞百白破疫苗	第一次	百日咳、白喉、破伤风
4 月龄	脊髓灰质炎疫苗	第三次	脊髓灰质炎（小儿麻痹）
	无细胞百白破疫苗	第二次	百日咳、白喉、破伤风
5 月龄	无细胞百白破疫苗	第三次	百日咳、白喉、破伤风
6 月龄	乙肝疫苗	第三次	乙型病毒性肝炎
	流行性脑脊髓膜炎疫苗	第一次	流行性脑脊髓膜炎
8 月龄	麻疹疫苗	第一次	麻疹
9 月龄	流行性脑脊髓膜炎疫苗	第二次	流行性脑脊髓膜炎

续表

年龄	疫苗名称	次数	可预防的疾病
1 岁	流行性乙型脑炎减毒疫苗	第一次	流行性乙型脑炎
1.5 岁	甲肝疫苗	第一次	甲型病毒性肝炎
	无细胞百白破疫苗	第四次	百日咳、白喉、破伤风
	麻风腮疫苗	第一次	麻疹、风疹、腮腺炎
2 岁	流行性乙型脑炎减毒疫苗	第二次	流行性乙型脑炎
	甲肝疫苗（与前剂间隔 6 ~ 12 个月）	第二次	甲型病毒性肝炎
3 岁	A + C 流行性脑脊髓膜炎疫苗	加强	流行性脑脊髓膜炎
4 岁	脊髓灰质炎疫苗	第四次	脊髓灰质炎（小儿麻痹）
	无细胞百白破疫苗	加强	百日咳、白喉、破伤风
6 岁	麻风腮疫苗	第二次	麻疹、风疹、腮腺炎
	流行性乙型脑炎减毒疫苗	第三次	流行性乙型脑炎

14. 儿童出牙时间及顺序

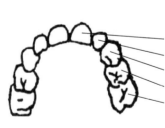

牙齿 上排	出牙时间	牙齿脱落时间
中切牙	7至12个月	6至8岁
侧切牙	9至13个月	7至8岁
尖牙	16至22个月	10至12岁
第一磨齿	13至19个月	9至11岁
第二磨齿	25至33个月	10至12岁

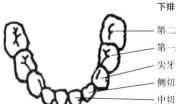

下排	出牙时间	牙齿脱落时间
第二磨齿	20至31个月	10至12岁
第一磨齿	12至18个月	9至11岁
尖牙	16至23个月	9至12岁
侧切牙	7至16个月	7至8岁
中切牙	6至10个月	6至8岁

15．儿童囟门和骨缝大小及闭合时间

囟门和骨缝大小及闭合时间

	出生时大小（cm）	闭合年龄
前囟	1.5 ~ 3	1 ~ 2 岁
后囟	0.5	1 ~ 2 月龄（部分出生即闭）
骨缝	还可触及	3 ~ 4 月龄

注：前囟对边中点连线的长度就是囟门的大小。

16．Schofield 公式计算静息能量消耗（kcal/d）

年龄（岁）	静息能量消耗（kcal/d）	
	男	女
0 ~ 3	59.5 ×（体重 /kg）– 30	58.3 ×（体重 /kg）– 31
3 ~ 10	22.7 ×（体重 /kg）+ 504	22.3 ×（体重 /kg）+ 486
10 ~ 18	17.7 ×（体重 /kg）+ 658	13.4 ×（体重 /kg）+ 692

注：1 kcal = 4.184 kJ

17．体表面积计算

第一种方法：$S = 0.035\,W + 0.1$（$W \leqslant 30$）

$\qquad\qquad S = 1.05 +（W - 30）\times 0.02$（$W > 30$）

第二种方法：$S = 0.0061 \times H + 0.0128 \times W - 0.1529$

第三种方法：$S_男 = 0.0057 \times H + 0.0121 \times W + 0.0882$

$\qquad\qquad S_女 = 0.0073 \times H + 0.0127 \times W - 0.2106$

若不区分男和女，中国人适用的通式为：$S = 0.0061 \times H + 0.0124 \times W - 0.0099$。

S 表示体表面积，单位为 m²；H 表示身高，单位为 cm；W 表示体重，单位为 kg。

18．新生儿及幼儿的运动及神经发育

新生儿及幼儿的运动发育标准

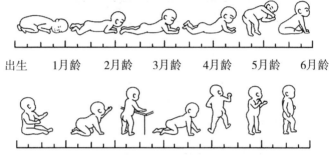

出生　　1月龄　　2月龄　　3月龄　　4月龄　　5月龄　　6月龄

7月龄　　8月龄　　9月龄　　10月龄　11月龄　12月龄　13月龄

正常宝宝的运动发育顺序及神经发育规律：

①二抬四翻六会坐，七滚八爬周会走。

②一看二听三抬头，四撑五抓六翻身，七坐八爬九扶站，一岁娃
　娃会说话。

③二三抬头笑认妈，四五翻身辨声佳，六七会坐学咿呀，八九爬
　行十叫爸，十二开步十五走，看图说话在十八，三岁学穿鞋
　和袜。

附录二 小儿外科常用的抗感染药物

通用名	作用	剂型	规格	用法和用量	备注
青霉素 benzylpenicillin sodium	对革兰氏阳性球菌、杆菌，革兰氏阴性球菌及梅毒螺旋体或钩端螺旋体有杀菌作用	注射剂	80万 U	1. 静脉滴注 ①小儿：一日5万～20万 U/kg，分2～4次给药 ②新生儿（足月产）：一次5万 U/kg。7日龄以内，每12小时1次，7日龄以上，每8小时1次；严重感染者，每6小时1次 ③早产儿：一次3万 U/kg。7日龄以内，每12小时1次，2～4周龄，每8小时1次；4周龄以上，每6小时1次。 2. 肌内注射 ①小儿：一次2.5万 U/kg，每12小时1次 ②新生儿、早产儿参见"静脉滴注"项	用药前需进行青霉素皮肤敏感试验，阳性反应者禁用。静脉滴注给药速度不得超过50万 U/min，以免发生中枢神经系统抗毒性反应
苄星青霉素	抗菌谱与青霉素相仿。用于预防风湿热复发，也可用于控制链球菌感染的流行	注射剂	120万 U	小儿：一次30万～60万 U，2～4周1次	应用前需详细询问药物过敏史并进行青霉素皮肤试验。有青霉素类药物过敏史者禁用。花粉症、湿疹、哮喘等麻疹过敏性疾病患者应慎用

通用名	作用	剂型	规格	用法和用量	备注
氨苄西林 ampicillin	广谱青霉素，对革兰氏阴性菌作用强于青霉素，不耐酶	注射剂	500 mg	1. 肌内注射 50～100 mg/（kg·d），分 4 次。最大日剂量为 300 mg/kg 2. 静脉给药 ①早产儿：每次 12.5～50 mg/kg，第 1 周，每 12 小时 1 次；第 2～4 周，每 8 小时 1 次；4 周以上，每 6 小时 1 次 ②足月新生儿：每次 12.5～25 mg/kg，出生后第 1、2 日，每 12 小时 1 次；第 3 日至第 2 周，每 8 小时 1 次；以后每 6 小时 1 次 ③儿童：100～200 mg/（kg·d），分 2～4 次，最高 300 mg/（kg·d）	对青霉素、头孢菌素类过敏者禁用。静脉滴注液的浓度不宜超过 30 mg/ml
		片剂	0.125 g	口服给药 一日 25 mg/kg，分 2～4 次给药	对青霉素、头孢菌素类过敏者禁用。活动性消化道溃疡患者禁用

续表

通用名	作用	剂型	规格	用法和用量	备注
阿莫西林 amoxicillin	广谱青霉素，对革兰氏阴性菌作用强于青霉素，不耐酶	胶囊	250 mg×24	①片剂，胶囊：小儿，一日 20～40 mg/kg，每 8 小时 1 次，3 个月以下婴儿，一日 30 mg/kg，每 12 小时 1 次；②分散片，咀嚼片，口腔崩解片：小儿，一日 50～100 mg/kg，分 3～4 次服用；③颗粒剂：小儿，一日 20～40 mg/kg，分 3 次服用，3 个月以下婴儿，分 30 mg/kg，分 3 次服用；④干混悬剂：一次 6.7～13.3 mg/kg，每 8 小时 1 次	对青霉素过敏者禁用。口服规格较多及用法应参照具体药品说明书。在胃肠道的吸收不受食物影响，可空腹或餐后服药，并可与牛奶等食物同服
		分散片	125 mg×10		
		颗粒剂	125 mg×12		
		干混悬剂	0.125 g×10		
哌拉西林 piperacillin	广谱青霉素，对革兰氏阴性菌作用强，对铜绿假单胞菌有强大抗菌作用	注射剂	1 g	1. 静脉注射 婴幼儿及 12 岁以下儿童：一日 100～200 mg/kg，分 2～4 次。2. 静脉滴注 ①新生儿体重低于 2 kg 者，出生后第 1 周内，每次 50 mg/kg，每 12 小时 1 次，出生后第 2 周起，每 8 小时 1 次；体重 2 kg 以上者，出生后第 1 周起，每次 50 mg/kg，每 8 小时 1 次，出生后第 2 周起，每 6 小时 1 次。②婴幼儿和 12 岁以下儿童：100～200 mg/(kg·d)，分 2～4 次	对青霉素过敏者禁用

续表

通用名	作用	剂型	规格	用法和用量	备注
美洛西林 mezlocillin	广谱青霉素，对革兰氏阴性杆菌作用极强，对铜绿假单胞菌有较强抗菌作用	注射剂	1 g	儿童常规一日 100～200 mg/kg，严重感染可增至一日 300 mg/kg。肌注分 2～4 次给药；静脉滴注每 6～8 小时 1 次给药，严重时每 4～6 小时 1 次	对青霉素过敏者禁用
阿莫西林/克拉维酸钾 amoxicillin-clavulanate	抗菌谱同阿莫西林，具有强效广谱抑酶作用	胶囊	375 mg × 10 (2∶1)	1. 8∶1 制剂 ①9 个月至 2 岁儿童严重感染时，一次 281.25 mg，每 12 小时 1 次； ②2～7 岁儿童，一次 281.25 mg，严重感染时可增至一次 562.5 mg，每 12 小时 1 次； ③7～12 岁儿童，一次 281.25 mg，严重感染时可增至一次 843.75 mg，每 12 小时 1 次； ④12 岁以上或体重大于 40 kg 的儿童用法用量同成人 2. 7∶1 制剂 ①9 个月至 2 岁儿童，一次 114.25 mg，每 12 小时 1 次； ②2～7 岁儿童，一次 228.5 mg，每 12 小时 1 次； ③7～12 岁儿童，一次 342.75 mg，每 12 小时 1 次； ④12 岁以上或体重大于 40 kg 的儿童用法用量同成人	对青霉素过敏者禁用。口服剂型及规格较多，用法用量应参照具体药品说明书
		片剂	312.5 mg × 6 (4∶1)		
		分散片	457 mg × 4 (7∶1)		
		咀嚼片	281.25 mg × 12 (8∶1)		

续表

通用名	作用	剂型	规格	用法和用量	备注
阿莫西林/克拉维酸钾 amoxicillin-clavulanate		干混悬剂	643 mg×6 (14:1)	3. 4:1制剂 ①3个月至1岁儿童，一次78.125 mg，一日3次； ②1~7岁儿童，一次156.25 mg，一日3次； ③7~12岁儿童，一次234.375 mg，一日3次； ④12岁以上儿童用法用量同成人，严重感染时剂量可加倍 4. 2:1制剂 ①3个月至1岁儿童，一次93.75 mg，一日3次； ②1~7岁儿童，一次187.5 mg，一日3次； ③7~12岁儿童，一次281.25 mg，一日3次； ④12岁以上儿童用法用量同成人，严重感染时剂量可加倍 5. 用于反复发作性或难治性小儿中耳炎，14:1制剂 一日90 mg/kg，分2次服用，连用10日	
		注射剂	600 mg (5:1)	静脉滴注、静脉注射 5:1注射剂 ①3个月以内婴幼儿，一次30 mg/kg，每12小时1次，随后增至一次30 mg/kg，每8小时1次 ②3个月至12岁儿童，一次30 mg/kg，每8小时1次；严重感染时可增至一次30 mg/kg，每6小时1次 ③12岁以上儿童用法用量同成人	①不推荐使用于2月以下婴儿。 ②本药不宜肌注。 ③对青霉素过敏者禁用

续表

通用名	作用	剂型	规格	用法和用量	备注
哌拉西林钠他唑巴坦钠 piperacillin sodium and tazobactam sodium	抗菌谱同哌拉西林，具有强效广谱抑酶作用	注射剂	4.5 g (8:1)	静脉滴注 ①2～9个月儿童，推荐剂量为一次90 mg/kg，每8小时1次 ②9个月以上且体重小于或等于40 kg儿童，推荐剂量为一次112.5 mg/kg，每8小时1次 ③9个月以上且体重大于40 kg的儿童，用法用量同成人，一次2.25～4.5 g，给药频率可每6小时、8小时、12小时1次	对青霉素过敏者禁用。对其他β-内酰胺类药（如头孢菌素、单酰胺菌素、碳青霉烯）有急性严重过敏反应病史的患者禁用。对β-内酰胺酶抑制剂有过敏反应史者禁用
头孢羟氨苄 cefadroxil	第1代头孢菌素，对革兰氏阳性球菌敏感，对铜绿假单胞菌、厌氧菌无效	颗粒剂	125 mg×12	儿童，常规剂量，一次15～20 mg/kg，一日2次。A组溶血性链球菌咽炎及扁桃体炎，一次15 mg/kg，每12小时1次。疗程至少10日	
		分散片	250 mg×10		
头孢唑啉 cefazolin	第1代头孢菌素，对革兰氏阳性球菌和杆菌具有较好抗菌活性	注射剂	500 mg	儿童，肌内、静脉注射，静脉滴注：一日25～50 mg/kg，分3～4次给药。对极严重感染，可增至一日100 mg/kg	早产儿和1月以下的新生儿不推荐应用

续表

通用名	作用	剂型	规格	用法和用量	备注
头孢拉定 cefradine	第1代头孢菌素，对革兰氏阳性菌作用强	注射剂	500 mg	肌注、静脉注射、静脉滴注：1周岁以上小儿，一次12.5～25 mg/kg，每6小时1次	
		干混悬剂	125 mg/ml: 60 ml	儿童，口服，一次6.25～12.5 mg/kg，每6小时1次	
		胶囊	250 mg × 12		
		颗粒剂	125 mg × 12		
头孢呋辛 cefuroxime	第2代头孢菌素，抗菌作用与第1代相似，抗革兰氏阴性杆菌作用较第1代增强	注射剂	750 mg	肌内、静脉 ①普通感染，3个月以上儿童，一日0.05～0.1 g/kg，分3～4次给药 ②重症感染，3个月以上儿童，一日用量不低于0.1 g/kg，但不能超过成人的最大剂量 ③骨和关节感染，3个月以上儿童，一日0.15 g/kg（不能超过成人的最大剂量），分3次给药 ④脑膜炎，3个月以上儿童，一日0.2～0.24 g/kg，分3～4次给药	不推荐使用于3个月以下的儿童
			1.5 g		
			500 mg		
			250 mg		
			750 mg		
		分散片	125 mg × 12	儿童，口服 用于常规感染3个月以上儿童，0.125 g/次，每日2次。用于中耳炎，3个月～2岁儿童，一次0.125 g，每日2次。2岁以上儿童，一次0.25 g，每日2次。12岁以上儿童同成人，0.25 g/次，一日2次。重症感染，一日0.5 g，一次。用于莱姆病，12岁以上儿童同成人，一次0.5 g，每日2次，疗程20日	本药干混悬剂含有苯丙氨酸，苯丙酮尿症患者应注意

续表

通用名	作用	剂型	规格	用法和用量	备注
头孢孟多酯钠 cefamandole Nafate	第 2 代头孢菌素，抗革兰氏阴性杆菌作用较第 1 代增强	注射剂	0.5 g	肌内、静脉 1个月及1个月以上儿童，一日 50 ~ 100 mg/kg，重症感染可增至一日 150 mg/kg，但不能超过成人最大给药剂量 每 4 ~ 8 小时 1 次。	
头孢尼西 cefonicid	第 2 代头孢菌素，抗革兰氏阴性杆菌作用较第 1 代增强	注射液	0.5 g	呼吸道感染、尿路感染：一次 50 mg/kg，一日 1 次	本药可增加黄疸新生儿患胆红素脑病的风险
头孢克洛 cefaclor	第 2 代头孢菌素，抗革兰氏阴性杆菌作用较第 1 代增强	胶囊	250 mg × 6	口服给药 ①非缓释制剂：宜空腹口服。常用量为一日 20 mg/kg，分 3 次给药；严重感染可增至一日 40 mg/kg，但日剂量不超过 1 g ②缓释制剂：体重为 20 kg 以上儿童的用法用量同成人，一次 375 ~ 750 mg，一日 2 次	非缓释制剂宜空腹口服。缓释制剂一日 2 次，于早餐、晚餐后口服。1 个月内的婴儿用药的安全性及有效性尚不明确
		干混悬剂	125 mg × 6		
头孢丙烯 cefprozil	第 2 代头孢菌素，抗革兰氏阴性杆菌作用较第 1 代增强	干混悬剂	0.125 g × 10	口服，2 ~ 12 岁儿童上呼吸道感染，每次 7.5 mg/kg 体重，每天 2 次，皮肤或皮肤软组织感染，每次 20 mg/kg 体重，每天 1 次 6 个月至 12 岁儿童中耳炎、急性鼻窦炎，每次 15 mg/kg 体重，每天 2 次；严重病例，每次 7.5 mg/kg 体重，每天 2 次，疗程一般 7 ~ 14 天，但 β 溶血性链球菌所致急性扁桃体炎、咽炎的疗程至少 10 天	尚无 6 个月以下儿童患者使用头孢丙烯的安全性和疗效的资料

续表

通用名	作用	剂型	规格	用法和用量	备注
头孢哌酮 cefoperazone	第3代头孢菌素，对革兰氏阴性杆菌作用增强，对其产生的广谱β-内酰胺酶稳定，优于第1、2代，对革兰氏阳性球菌作用不如第1、2代	注射剂	1 g	肌内、静滴、静注 一日 50～200 mg/kg，分2次或多给药。出生不足8日的新生儿每12小时1次。最大日剂量为6 g	本药可干扰体内维生素 K 的代谢
头孢噻肟 cefotaxime	第3代头孢菌素，对革兰氏阴性杆菌作用增强，对其产生的广谱β-内酰胺酶稳定，优于第1、2代，对革兰氏阳性球菌作用不如第1、2代	注射剂	0.5 g	静脉给药 新生儿：一次 0.05 g/kg，日龄小于或等于7日的新生儿每12小时1次，日龄大于7日的新生儿每8小时1次。脑膜炎一次 0.075 g/kg，每6小时1次	根据药品说明书，用药前需进行过敏试验

续表

通用名	作用	剂型	规格	用法和用量	备注
头孢他啶 ceftazidime	第 3 代头孢菌素，对革兰氏阴性杆菌作用增强，对其产生的广谱 β 内酰胺酶稳定，优于第 1、2 代，对革兰氏阳性球菌作用不如第 1、2 代，对铜绿假单胞菌、厌氧菌有效	注射剂	1 g	静脉给药 ①新生儿至 2 个月的婴儿：一般为一日 25～60 mg/kg，分 2 次给药 ②2 个月以上婴儿及儿童：一般为一日 30～100 mg/kg，分 2～3 次给药。对免疫抑制、囊性纤维化或脑膜炎患儿，可高达一日 150 mg/kg（最大剂量为 6 g），分 3 次给药	肾功能不全的儿童应减少给药频率
头孢曲松 ceftrixone	第 3 代头孢菌素，对革兰氏阴性杆菌作用增强，尤其对大肠杆菌有强大抗菌作用，对其产生的广谱 β 内酰胺酶稳定，优于第 1、2 代，对革兰氏阳性球菌作用不如第 1、2 代	注射剂	1 g	肌内、静脉注射、静脉滴注 ①普通感染，14 日及 14 日以下新生儿：一日 20～50 mg/kg（不超过 50 mg/kg），一日 1 次，无需区分早产儿及足月婴儿 ②15 日至 12 岁儿童：一日 20～80 mg/kg，一日 1 次 ③12 岁以上或体重大于或等于 50 kg 的儿童：一次 1～2 g，一日 1 次，对危重患者或由中度敏感菌引起的感染，可增至一次 4 g，一日 1 次 ④急性中耳炎，一次 50 mg/kg，最大剂量为 1 g	静脉注射时间不少于 2～4 分钟；静脉滴注时间至少为 30 分钟

续表

通用名	作用	剂型	规格	用法和用量	备注
头孢曲松 ceftrixone				⑤婴儿及儿童细菌性脑膜炎：起始剂量为一次100 mg/kg（不超过4 g），一日1次。待致病菌及药敏试验结果明确，可酌情减量。以下疗程已被证实有效：脑膜炎奈瑟菌感染连用4日；流感嗜血杆菌感染连用6日；肺炎链球菌感染连用7日 ⑥莱姆病，一次50 mg/kg（不超过2 g），一日1次，连用14日	
头孢唑肟 ceftizoxime	第3代头孢菌素，对革兰氏阴性杆菌作用增强，对其产生的广谱β内酰胺酶稳定，优于第1,2代，对革兰氏阳性球菌作用不如第1,2代	注射剂	0.5 g	静脉滴注 6个月及6个月以上儿童常用量：一次50 mg/kg，每6～8小时1次	6个月以下儿童用药的安全性和有效性尚不明确

续表

通用名	作用	剂型	规格	用法和用量	备注
头孢匹胺 cefpiramide	第 3 代头孢菌素，对革兰氏阴性杆菌作用增强，对其产生的广谱 β 内酰胺酶稳定，优于第 1、2 代，对革兰氏阳性球菌作用不如第 1、2 代	注射液	0.5 g	静脉滴注 常用量为一日 30～80 mg/kg，分 2～3 次给药。难治性或严重感染时，根据症状可增至一日 150 mg/kg，分 2～3 次给药	静脉滴注时间为 30～60 分钟
头孢甲肟 cefmenoxime	第 3 代头孢菌素，对革兰氏阴性杆菌作用增强，对其产生的广谱 β 内酰胺酶稳定，优于第 1、2 代，对革兰氏阳性球菌作用不如第 1、2 代	注射剂	0.5 g	静脉滴注 ①轻度感染，一日 40～80mg/kg，分 3～4 次给药 ②中、重度感染，一日 160 mg/kg，分 3～4 次给药 ③脑脊膜炎，一日 200 mg/kg，分 3～4 次给药	新生儿用药的安全性尚不明确

续表

通用名	作用	剂型	规格	用法和用量	备注
头孢克肟 cefixime	第3代口服头孢菌素，对革兰氏阴性杆菌作用增强，对其产生的广谱β内酰胺酶稳定，优于第1、2代，对革兰氏阴性球菌作用不如第1、2	分散片 胶囊	50 mg×12 100 mg×12	口服 ①体重30 kg及30 kg以下儿童：1.5～3 mg/kg，每日2次，重症或效果不明显者6 mg/kg，每日2次 ②体重30 kg以上儿童：一次50～100 mg，一日2次。重度感染时一次200 mg，一日2次	6个月以下儿童不宜使用
头孢地尼 cefdinir	第3代口服头孢菌素，对革兰氏阴性菌和革兰氏阴性菌均有抗菌作用	分散片	50 mg×12	儿童，口服 9～18 mg/（kg·d），每日3次	

续表

通用名	作用	剂型	规格	用法和用量	备注
头孢吡肟 cefepime	第4代头孢菌素，对染色体介导的β内酰胺酶稳定，对产β内酰胺酶的革兰氏阴性杆菌、对革兰氏阴性球菌、铜绿假单胞菌、肠杆菌作用超过第3代，对大多数厌氧菌有效	注射剂	1 g	静脉滴注 ①2个月至12岁儿童，一次40 mg/kg，每12小时1次，疗程7~14日，最大单次剂量为2 g ②12岁以上或体重为40 kg及40 kg以上的儿童，同成人用法用量。每次1~2 g，每12小时1次，每8小时1次。一次50 mg/kg，每8小时1次 ③用于脑脊髓膜炎，病情严重时：2g，静脉滴注。一次50 mg/kg，每8小时1次 ④用于中性粒细胞减少伴发热的经验治疗，一次50 mg/kg，静脉滴注1次，静脉滴注。一次50 mg/kg，疗程7~10日（或至中性粒细胞减少缓解）	①2个月以下儿童使用本药的经验有限，可使用50 mg/kg的剂量。但2个月以上儿童的用药资料表明，1~2个月的儿童按一次30 mg/kg，每12小时1次则可获得足够疗效 ②1~2 g可溶于50~100 ml溶剂中，在不少于30分钟内滴注完毕
头孢哌酮-舒巴坦钠 cefoperazone-sulbactam	β内酰胺酶抑制剂与3代头孢菌素的复方制剂，对革兰氏阳性、革兰氏阴性需氧菌和厌氧菌均有抗菌活性	注射剂	1 g (1:1)	儿童，静滴给药40~80 mg/(kg·d)，分等量每6~12小时给药1次，严重感染时可增至160~mg/(kg·d)，分等量每6~12小时给药1次。新生儿感染，出生第一周内，每12小时1次。儿童舒巴坦剂量不得超过80 mg/(kg·d)	①青霉素过敏者禁用 ②本药可干扰体内维生素K的代谢

续表

通用名	作用	剂型	规格	用法和用量	备注
头孢哌酮-舒巴坦钠 cefoperazone-sulbactam			1.5 g (2 : 1)	儿童、肌注、静脉给药 30～60 mg/(kg·d)，分等量每6～12小时1次，严重感染时可增至240 mg/(kg·d)，分等量每6～12小时1次。新生儿感染，分等量每6～12小时1次，出生第一周内，每12小时1次。儿童舒巴坦剂量不得超过80 mg/(kg·d)	
头孢西丁 cefoxitin	头霉素类广谱抗生素，抗菌谱和抗菌活性与第2代头孢菌素相似，抗厌氧菌作用强于3代头孢菌素	注射剂	1 g	儿童，静脉滴注 3个月以上儿童，每次13.3～26.7 mg/kg，每6小时1次，或每次20～40 mg/kg，每8小时1次。日剂量不应超过12 g	3个月以下儿童用药的安全性和有效性尚不明确，故不宜使用。3个月以上儿童，大剂量用药可导致嗜酸粒细胞增多和天门冬氨酸细胞氨基转移酶升高
头孢美唑 Cefmetazole	头霉素类广谱抗生素，抗菌谱和抗菌活性与第2代头孢菌素相似，抗厌氧菌作用强于3代头孢菌素	注射剂	1 g	儿童，静脉滴注 一日25～100 mg/kg，分2～4次给药，对于难治或严重感染，日剂量可增至150 mg/kg，分2～4次给药	新生儿慎用

续表

通用名	作用	剂型	规格	用法和用量	备注
美罗培南 meropenem	广谱碳青霉烯类抗生素，对β内酰胺酶高度稳定，对大多数革兰氏阳性菌，革兰氏阴性菌敏感，尤其对革兰氏阴性菌有很强的抗菌活性	注射剂	250 mg；500 mg	静脉给药：3个月至12岁儿童，每次10~20 mg/kg，每8小时1次，用法与用量同成人。体重超过50 kg的儿童，0.5~1 g/次，每8小时1次；脑膜炎：静脉给药，3个月至12岁儿童，每次40 mg/kg，每8小时1次。体重超过50 kg的儿童，用法与用量同成人，2 g/次，每8小时1次	①3个月以下婴幼儿不推荐使用 ②滴注时间大于15~30分钟
亚胺培南/西司他丁钠 imipenem-cilastatin sodium	广谱抗生素，对大多数革兰氏阳性菌、革兰氏阴性需氧菌和厌氧菌有抗菌作用	注射剂	500 mg	3个月及3个月以上儿童，静滴：体重≤40 kg者，每次15 mg/kg，每6小时1次，每日总剂量≤2 g；体重>40 kg者，同成人。轻度：250 mg/次，每6小时1次；中度：500 mg/次，每8小时1次；重度（敏感菌）：500 mg/次，每6小时1次；重度（不敏感菌或威胁生命）：1 g/次，每6~8小时1次	①不推荐使用于脑膜炎 ②静脉给药时滴速不宜过快，250~500 mg的滴注时间要超过20~30分钟 ③本药静脉滴注液的终极浓度为5 mg/ml ④目前尚无足够的临床用资料可推荐本品用于3个月以下的婴儿

续表

通用名	作用	剂型	规格	用法和用量	备注
氨曲南 aztreonam	为单环 β 内酰胺类。对肠杆菌科细菌、铜绿假单胞菌等革兰氏阴性抗菌具有良好活性，对革兰氏阳性和厌氧菌无抗菌活性	注射剂	0.5 g	9 个月及 9 个月以上儿童，轻至中度感染，静脉给药，一次 30 mg/kg，每 8 小时 1 次。中至重度感染，静脉给药，一次 30 mg/kg，每 6 或 8 小时 1 次。最大日剂量为 120 mg/kg	本品终浓度不得超过 2%。本品与青霉素类、头孢菌素类交叉过敏少，可在密切观察情况下用于对青霉素类、头孢菌素类过敏的患者
硫酸新霉素 necmycin	对大肠埃希菌、肠杆菌属及其他革兰氏阴性杆菌、金黄色葡萄球菌、白喉杆菌、炭疽杆菌、革兰氏阳性菌等有较强抗菌活性，对厌氧菌、铜绿假单胞菌无效	糖浆剂	60 ml，5%	儿童，口服：25 ～ 50 mg/(kg·d)，分 4 次服。成人，0.25 ～ 0.5 g/次，1 ～ 2 g/d	①早产儿和新生儿慎用 ②肠梗阻者禁用

续表

通用名	作用	剂型	规格	用法和用量	备注
庆大霉素 gentamicin	对各种革兰氏阴性杆菌有较强抗菌活性，对链球菌，厌氧菌无效	注射剂	8万U：2 ml (80 mg)	肌、静滴，一次2.5 mg/kg，每12小时1次；或一次1.7 mg/kg，每8小时1次。疗程为7～14日 中枢神经系统感染（如脑膜炎、脑室炎）的辅助治疗，鞘内及脑室内注射，3个月以上小儿：一次1～2 mg，每2～3日1次	①儿童慎用 ②具有耳、肾毒性 ③有神经肌肉阻滞的不良反应 ④静滴时浓度不应高于1 g/L，在30～60分钟内缓慢滴入
		缓释片	40 mg×16	肠道感染或术前准备，口服给药 ①片剂、泡腾片、肠溶片：一日5～10 mg/kg，分4次服用 ②颗粒：一日10～15 mg/kg，分3～4次服用	
阿米卡星 amikacin	抗菌谱最广的氨基糖苷类抗生素，对革兰氏阴性杆菌和金葡菌有较强抗菌活性，链球菌对其耐药，对其他革兰氏阳性球菌，厌氧菌无效	注射剂	200 mg：2 ml	儿童、肌注或稀释后静脉滴注：首剂按10 mg/kg，继以每次7.5 mg/kg，每12小时1次，或每次15 mg/kg，每24小时1次	①儿童慎用 ②具有耳、肾毒性和神经肌肉阻滞的不良反应 ③应监测血药浓度。每12小时给药7.5 mg/kg者血药峰浓度应维持在15～30 μg/ml，谷浓度应维持在5～10 μg/ml；每24小时给药15 mg/kg者血药峰浓度应维持在56～64 μg/ml，谷浓度应低于1 μg/ml ④婴儿应于1～2小时内较慢注入

续表

通用名	作用	剂型	规格	用法和用量	备注
奈替米星 netilmicin	对大多数革兰氏阴性菌有良好抗菌活性，对葡萄球菌和其他革兰氏阴性球菌有一定作用，对链球菌、肠球菌、厌氧菌无效	注射剂	200 mg：2 ml	儿童，肌注或静滴：< 6 周，每次3.5 mg/kg，每12小时1次，疗程7～14日。6周～12岁，每次1.8 mg/kg，每8小时1次或每次2.7～4 mg/kg，每12小时1次，疗程7～14日。成人，每次1.3～2.2 mg/kg，每8小时1次，每次2～3.5 mg/kg，每12小时1次。疗程7～14日。最高剂量：7.5 mg/（kg·d）	①具有耳、肾毒性，疗程不宜超过14日 ②有神经肌肉阻滞的不良反应 ③每次滴注时间为1.5～2小时 ④用药期间多饮水
异帕米星 ispamicin	对大多数革兰氏阴性菌有良好抗菌活性，对葡萄球菌和其他革兰氏阴性球菌有一定作用，对链球菌、肠球菌、厌氧菌无效	注射剂	0.2 g	肌内、静脉滴注 ①小于16日龄的婴儿：推荐剂量为一次7.5 mg/kg，一日1次。 ②大于16日龄的婴儿：推荐剂量为一次7.5 mg/kg，一日2次	幼儿用药的安全性尚不明确，故国内资料建议早产儿、新生、幼儿禁婴幼儿禁用

续表

通用名	作用	剂型	规格	用法和用量	备注
红霉素 erythromycin	广谱抗生素，对大多数革兰氏阳性菌、部分革兰氏阴性菌和梅毒螺旋体、肺炎支原体、衣原体等非典型病原体具有良好作用	肠溶微丸	125 mg × 20	儿童，口服：30～50 mg/(kg·d)，分2次，严重时可加倍肠道内阿米巴：30～50 mg/(kg·d)，分3次，连服10～14日百日咳：40～50 mg/(kg·d)，分3次，连用5～10日	治疗溶血性链球菌感染至少需持续10日
		干混悬剂	0.1 g × 12	小儿，按体重一次7.5～12.5mg/kg，一日4次，或一次15～25mg/kg，一日2次，严重感染每日量可加倍，分4次服用 百日咳患儿，按体重一次10～12.5mg/kg，一日4次，疗程14日	
		注射剂	250 mg	儿童，静滴：20～30 mg/(kg·d)，分3～4次	①静滴时浓度不超过0.1%②不可用氯化钠溶液溶解
交沙霉素 josamycin	对大多数革兰氏阴性菌及链球菌有良好抗菌活性，对耐青霉素、红霉素的葡萄球菌和非典型病原体也有效	颗粒剂	0.1 g × 6	儿童，口服：30 mg/(kg·d)，分3～4次服用	

续表

通用名	作用	剂型	规格	用法和用量	备注
醋酸麦迪霉素 acetylmidecamycin	对常见革兰氏阳性菌、大多数革兰氏阴性菌及非典型性病原体均有较强作用	干混悬剂	0.1 g×12	儿童，口服：一日 30～40 mg/kg，分 3～4 次给药	
罗红霉素 roxithromycin	与红霉素相比，抗菌谱相似，对革兰氏阳性菌作用略差，对嗜肺军团菌作用较强，对非典型病原体作用相似或略强	分散片	150 mg×6	儿童，口服①普通制剂：一次 2.5～5 mg/kg，一日 2 次。疗程通常为 5～12 日②干混悬剂，颗粒亦可参照以下用药方案：体重为 6～11 kg：一次 25 mg，一日 2 次；体重为 12～23 kg：一次 50 mg，一日 2 次；体重为 24～40 kg：一次 100 mg，一日 2 次	宜饭前或空腹服用

续表

通用名	作用	剂型	规格	用法和用量	备注
阿奇霉素 azithromycin	第 2 代大环内酯类抗生素，对革兰氏阴性菌具有更高抗菌活性，增强了对嗜血流感菌、肺炎军团菌、支原体、衣原体的作用，对肺炎支原体的作用为本类药中最强者	干混悬剂	0.1 g × 6	儿童，口服给药，一般感染总量为 30 mg/kg。一日 10 mg/kg，顿服，连用 3 日；或第 1 日 10 mg/kg，第 2～5 日 5 mg/kg，均顿服	对于肺炎支原体的疗效是本类药物中最强的。宜空腹服用
		片剂	250 mg × 6	链球菌性咽炎，一日 10 mg/kg 或 20 mg/kg（≤ 500 mg），顿服，连用 3 日 急性中耳炎，单次 30 mg/kg	
		注射剂	0.5 g；0.125 g	用于肺炎支原体肺炎，10 mg/（kg·d），qd，轻症 3 日为 1 个疗程，重症可连用 5～7 日，2～3 日后可重复第 2 疗程.	静滴时浓度为 1.0～2.0 mg/ml，滴注时间：1 mg/ml 滴注 3 小时，2 mg/ml 滴注 1 小时。注射用阿奇霉素在 16 岁以下儿童和青少年中应用的疗效与安全性尚未证实
克拉霉素 clarithromycin	对常见革兰氏阳性菌、革兰氏阴性菌及非典型病原体均有效，抗菌活性为大环内酯类药中最强者	片剂	250 mg × 8	6 个月以上儿童，一次 7.5 mg/kg，每 12 小时 1 次。亦可按以下方法给药：①体重为 8～11 kg 者，一次 62.5 mg，每 12 小时 1 次；②体重为 12～19 kg 者，一次 125 mg，每 12 小时 1 次；③体重为 20～29 kg 者，一次 187.5 mg，每 12 小时 1 次；④体重为 30～40 kg 者，一次 250 mg，每 12 小时 1 次。根据感染的严重程度连用 5～10 日	6 个月以下儿童使用本药的安全性和有效性尚不明确
		干混悬剂	60 ml		

续表

通用名	作用	剂型	规格	用法和用量	备注
林可霉素 lincomycin	对各类厌氧菌具有强大的抗菌作用，对革兰氏阳性、革兰氏阴性需氧球菌敏感，对肺炎支原体、真菌、病毒无效	注射剂	600 mg：2 ml	肌注：儿童（出生1月以上者），10～20 mg/（kg·d），分次注射。成人，每日0.6～1.2 mg/kg，分次注射 静滴：儿童（出生1月以上者），10～20 mg/（kg·d），分次注射。成人，一次0.6 g，每8或12小时1次。严重感染时一次0.6～1 g，每8～12小时1次。危急情况下，剂量可增至一日8 g。最大日剂量为8 g	①新生儿禁用 ②不可直接静脉注射，滴注时间不少于1小时 ③可能引起严重甚至致命的结肠炎
克林霉素 clindamycin	与林可霉素相比，抗菌谱相似，抗菌活性较其强4～8倍，对各类厌氧菌有良好抗菌作用	胶囊	0.15 g×12	儿童，口服：一般感染一日8～16 mg/kg，重症感染一日17～25 mg/kg，一日3～4次。成人，每次0.15～0.3 g，一日4次	①一个月的小儿不宜应用。4岁以内儿童慎用。小儿（新生儿到16岁）使用本品时，应注意肝肾功能监测 ②静脉滴注需将本品0.6 g用100～200 ml生理盐水或5%葡萄糖稀释的药液，滴注浓度成≤6 mg/ml浓度的药液，滴注速度≤20 mg/min ③可能引起严重甚至致命的结肠炎
		注射剂	0.6 g：4 ml	静滴、儿童： 轻中度感染：15～25 mg/（kg·d），每日2～4次 重度感染：25～40 mg/（kg·d），每日2～4次 成人，可经深部肌内注射或静脉滴注给药 轻中度感染：0.6～1.2 g/d，每日2～4次 重度感染：1.2～2.7 g/d，每日2～4次	

续表

通用名	作用	剂型	规格	用法和用量	备注
万古霉素 vancomycin	仅对革兰氏阳性菌尤其是革兰氏阳性球菌有强大抗菌活性，包括耐甲氧西林葡萄球菌，对部分厌氧菌有作用，对所有革兰氏阴性杆菌无效	注射剂	500 mg	静滴 新生儿每次给药量 10～15 mg/kg，出生一周内的新生儿每 12 小时给药一次，出生一周至一月新生儿每 8 小时给药一次 儿童、婴儿每天 40 mg/kg，分 2～4 次 成人，每日常用剂量为 2 g，可分每 6 小时 500 mg 或每 12 小时 1 g 给药	①每次静滴在 60 分钟以上 ②具耳毒、肾毒性 ③在脑膜有炎症时，在脑脊液中达到有效浓度
去甲万古霉素 norvancomycin	与万古霉素相比，抗菌谱相似，对大多数金葡菌作用增强，是抗脆弱拟杆菌作用最强的抗生素	注射剂	400 mg	静滴 儿童：16～24 mg/(kg·d)，每日 2 次 成人：0.8～1.6 g/d，每日 2～3 次	①每次剂量至少用 60 分钟以上的时间给药 ②具耳毒、肾毒性 ③在脑膜有炎症时，在脑脊液中达到有效浓度
替考拉宁 teicoplanin	和万古霉素相似的抗菌谱，对厌氧的及需氧的革兰氏阳性菌均有抗菌活性	注射剂	200 mg	静滴 新生儿和 2 月龄以下婴儿：负荷剂量第一天一次 16 mg/kg，维持剂量 8 mg/kg，每天 1 次 儿童（2 月龄到 12 岁）：负荷剂量每 12 小时 10 mg/kg 单次，重复给药 3 次，维持剂量按 6～10 mg/kg，每天一次	①对万古霉素过敏的患者必须慎用替考拉宁 ②具耳毒、肾毒性

续表

通用名	作用	剂型	规格	用法和用量	备注
利奈唑胺 linezolid	治疗革兰氏阳性球菌引起的感染。对万古霉素耐药的屎肠球菌有抗菌作用,对厌氧菌亦具抗菌活性	注射剂	600 mg	静脉与口服剂量相同 出生小于7日,大于7日,一次10 mg/kg,每12小时1次,一次10 mg/kg,每8小时1次 成人:一次600mg,每12小时1次	①本药注射液应于30～120分钟内滴注完毕 ②糖尿病患者(可能出现低血糖反应)慎用
		片剂	0.6 g×10		
磷霉素 fosfomycin	抗菌谱广,对大多数革兰氏阴性菌和革兰氏阳性菌有抗菌活性,细菌对本品和其他抗生素间不产生交叉耐药性。一般不推荐单独使用	注射剂	4 g	静滴 儿童:一日0.1～0.3 g/kg,分2～3次给药 成人:一日4～12 g,严重感染者可增至一日16 g,分2～3次给药	①静脉滴注时间应在1～2小时以上 ②用于严重感染时需与其他抗生素联合应用
		散剂	3 g	急性单纯性尿路感染:口服,体重为50 kg以下儿童单次2 g,一次为一疗程;成人单次3 g,一次为一疗程	不推荐12岁以下儿童使用

通用名	作用	剂型	规格	用法和用量	备注
复方磺胺甲噁唑 compound sulfamethoxa-zole	与磺胺甲噁唑相比，抗菌谱更广，对大多数革兰氏阴性菌、革兰氏阳性菌均有抗菌活性，抗菌活性增强 20～100 倍	片剂	480 mg×12（SMZ：400 mg；TMP：80 mg）	口服，细菌感染2 个月以上体重 40 kg 以下的婴幼儿：一次 SMZ 20～30 mg/kg，TMP 4～6 mg/kg，每 12 小时 1 次体重≥40 kg 及成人：2 片/次，每日 2 次卡氏肺孢子菌肺炎：一次 SMZ 18.75～25 mg/kg 及 TMP 3.75～5 mg/kg，每 6 小时 1 次	①2 个月以下婴儿及新生儿禁用本药②长疗程、大剂量使用本药，应同服碳酸氢钠并多饮水③用药超过一周者，应同时给予 B 族维生素
柳氮磺吡啶 sulfasalazine	局部应用磺胺类，口服难吸收，在肠道释放出有活性的磺胺吡啶和 5-氨基水杨酸，有抗菌、抗炎和免疫抑制作用	肠溶片	250 mg×60	口服儿童：初剂量为一日 40～60 mg/kg，分 3～6 次，病情缓解后改为维持量一日 30 mg/kg，分 3～4 次成人：2～3 g/d，分 3～4 次服用。如无胃肠或过敏反应，则逐日增至每日 4～6 g，分 4 次服用。待症状好转后，可逐渐减至维持量，每日 1.5～2 g	①新生儿及 2 岁以下小儿应禁用②用药期间应保障充分的水分供给

续表

通用名	作用	剂型	规格	用法和用量	备注
呋喃妥因 nitrofurantoin	对引起下尿路感染的革兰氏阳性菌和革兰氏阴性菌有良好抗菌作用，对沙雷菌属作用弱，对铜绿假单胞菌不敏感	肠溶片	50 mg × 100	口服 1月以上小儿每日按体重 5 ～ 7 mg/kg，分 4 次服；成人一次 50 ～ 100 mg（1 ～ 2 片），一日 3 ～ 4 次，单纯性下尿路感染用低剂量。疗程至少 1 周，或用至尿培养转阴后至少 3 日 对尿路感染反复发作于本品预防者，儿童按体重一日 1 mg/kg，成人一日 50 ～ 100 mg（1 ～ 2 片），睡前服	①新生儿禁用 ②本药过量的主要表现为呕吐 ③本药宜于同食物一起服用
甲硝唑 metronidazole	抗阴道毛滴虫首选，对革兰氏阴性、革兰氏阴性厌氧球菌，厌氧杆菌具有良好的抗菌活性。具有抗阿米巴、贾第鞭毛虫的作用	片剂	200 mg × 40	口服，儿童 阿米巴病：35 ～ 50 mg/（kg·d），每日 3 次，10 日为一疗程 贾第虫、滴虫病：15 ～ 25 mg/（kg·d），每日 3 次，10 日为一疗程 厌氧菌感染：20 ～ 50 mg/（kg·d），每日 3 次	①原有肝疾患者剂量应减少 ②用药期间应戒酒 ③本品的代谢产物可使尿液呈深红色 ④静脉滴注 1 小时
		注射剂	500 mg：100 ml	静滴 厌氧菌感染：首次剂量为 15 mg/kg，维持剂量为 7.5 mg/kg，每 6 ～ 8 小时 1 次	

续表

通用名	作用	剂型	规格	用法和用量	备注
制霉菌素 nysfungin	局部用药口腔、皮肤、阴道念珠菌有效，对全身真菌感染无治疗作用	片剂	50万U×100	口服 儿童，消化道念珠菌病：5万～10万U/(kg·d)，每日3～4次 成人，消化道念珠菌病：一次50万～100万U，每日3次	
两性霉素B amphotericin B	治疗深部真菌首选，几乎对所有真菌都有抗菌活性，主要对念珠菌、隐球菌、组织胞浆菌、酵母菌、球孢子菌有效	注射剂	25 mg	静滴 开始0.02～0.1 mg/kg，每天或隔日静脉滴注1次，以后根据耐受情况每日或隔日增加5 mg 一般治疗量：0.6～0.7 mg/kg。成人最高剂量：1mg/(kg·d)。疗程1～3个月，累计总量：1.5～3 g，可延长至6个月 鞘内注射：治疗真菌性脑膜炎时除静脉滴注外，必要时尚可加用鞘内注射，首次0.05～0.1 mg，逐渐增加至每次0.5 mg，最大量不超过每次1 mg，2～3次/周，总量15 mg左右	①pH必须大于4.2 ②不可用氯化钠注射液溶解与稀释。③浓度不宜超过0.1 mg/ml ④每次滴注时间需在6小时以上 ⑤严重肝病患者禁用

续表

通用名	作用	剂型	规格	用法和用量	备注
两性霉素 B amphotericin B		脂质体	10 mg	静滴 起始剂量 0.1 mg/（kg · d）。如无毒副反应，第二日开始剂量增加 0.25 ~ 0.50 mg/（kg · d），剂量逐日递增至维持剂量：1 ~ 3 mg/（kg · d）。中枢神经系统感染，最大剂量 1 mg/kg	①尚未观察 10 岁以下儿童使用本品的安全性和有效性 ②不可用生理盐水溶解，用注射用水稀释溶解并振荡摇匀后加至 5% 葡萄糖 500 ml 内静脉滴注，滴注速度宜缓慢（滴速不得超过 30 滴 / 分）。每剂滴注时间至少 6 小时 ③可考虑同时给予琥珀酸氢化可的松 25 ~ 50 mg 或地塞米松 2 ~ 5 mg 一同静脉滴注，但应注意皮质激素可使感染扩散 ④本品不良反应多见，但又是治疗危重深部真菌感染的唯一有效药物，选用本品时必须权衡利弊后作出决定

续表

通用名	作用	剂型	规格	用法和用量	备注
氟康唑 fluconazole	广谱抗真菌药,对浅、深部真菌都有抗菌活性,对皮肤癣菌属、隐球菌、念珠菌等有效	胶囊	50 mg×7	口服 黏膜真菌感染: ①大于4周的儿童：一次3 mg/kg,一日1次 ②2～4周的儿童：一次3 mg/kg,每2日1次 ③小于2周的儿童：一次3 mg/kg,每3日1次 深部系统真菌感染: ①大于4周的儿童：一次6 mg/kg,一日1次 ②2～4周的儿童：一次6mg/kg,每2日1次 ③小于2周的儿童：一次6mg/kg,每3日1次 严重危及生命的感染: ①大于4周的儿童：一次12 mg/kg,一日1次 ②2～4周的儿童：一次12 mg/kg,每2日1次 ③小于2周的儿童：一次12 mg/kg,每3日1次	①由口服给药改为静脉滴注,无需改变本药剂量 ②应注意本药的肝毒性 ③肝、肾功能不全者慎用
		片剂	50 mg×6		
		注射剂	100 mg:50 ml	静滴,儿童 黏膜念珠菌病：一次3 mg/kg,每日1次。 为更快达到稳态,首日给予6 mg/kg。 全身性念珠菌病、隐球菌感染：一次6～12 mg/kg,每日1次。 免疫功能缺陷,中性粒细胞减少后患儿防止真菌感染：一次3～12 mg/kg。 患儿年龄<2周：每次剂量同上,每72小时1次 3～4周婴儿：每次剂量同上,每48小时1次	

续表

通用名	作用	剂型	规格	用法和用量	备注
伏立康唑 voriconazole	广谱抗真菌药。对念珠菌属(包括耐氟康唑的光滑念珠菌和白念珠菌耐药株)、足放线菌属和镰刀菌属有效。对毛真菌敏感性较差	注射剂	200 mg	**静滴** 2～12岁儿童 负荷剂量(第1个24小时给予):一次9 mg/kg,一日2次 维持剂量(开始用药24小时后给予):一次8 mg/kg,一日2次 12岁及12岁以上儿童 负荷剂量:一次6 mg/kg,每12小时1次 维持剂量:一次4 mg/kg,一日2次	①滴注时间为1～2小时 ②2岁以下儿童用药的安全性和有效性尚不明确,故不推荐2岁以下儿童使用本药 ③2～12岁儿童口服给药时推荐使用片混悬剂,但如存在吸收低、推荐静脉重给药 ④儿童出现光毒性的频率更高,应采取严格保光护措施
		片剂	200 mg×10	**口服** 2～12岁儿童 一次9 mg/kg,一日2次 12岁及12岁以上儿童 体重大于或等于40 kg的患者: ①负荷剂量(第1个24小时给予):一次400 mg,每12小时1次 ②维持剂量(开始用药24小时后给予):一次200 mg,一日2次。 体重小于40 kg的患者: ①负荷剂量(第1个24小时给予):一次200 mg,每12小时1次 ②维持剂量(开始用药24小时后给予):一次100 mg,一日2次	

续表

通用名	作用	剂型	规格	用法和用量	备注
伊曲康唑 itraconazole	广谱抗真菌药，对浅、深部真菌均有抗菌活性	口服液	150 ml：1.5 g	口服，一次 2.5 mg/kg，每日 2 次	应空腹服用，用药后至少 1 小时内不得进食
		注射液	250 mg	静滴 第 1、2 天，2.5 mg/kg，每日 2 次，以后改为每日 1 次	静脉用药不超过 14 天。最大剂量均不超过每日 200 mg
氟胞嘧啶 fluorocytosine	窄谱抗真菌药，仅对隐球菌、念珠菌和球拟酵母菌具有较高抗菌活性	片剂	0.5 g×50	口服 新生儿：50 mg/kg，每 12 小时一次 婴儿或儿童：50 mg/kg，每 6 小时一次	治疗一般不超过 7 天，对于隐球菌脑膜炎，疗程至少 4 个月
卡泊芬净 caspofungin	广谱抗真菌药，对念珠菌属和烟曲霉菌菌丝的活性细胞生长部位有活性作用	注射液	50 mg	静滴 第一天均应给予 70 mg/m² 单次负荷剂量，随后给予 50 mg/m² 每日一次治疗。最大负荷量和维持剂量不应超过 70 mg	3 个月以下儿童用药的安全性和有效性尚不明确

通用名	作用	剂型	规格	用法和用量	备注
阿昔洛韦 aciclovir	抗DNA病毒药，为单纯疱疹病毒感染首选，同时对带状疱疹病毒、免疫缺陷者水痘治疗、眼部病毒感染有效	片剂	200 mg × 25	口服 1个月～2岁儿童每次100 mg，每日5次；2～18岁儿童每次200 mg，每日5次。水痘：2岁以上儿童按体重一次20 mg/kg，一日4次，共5日	服用本药时应当服用足量的水
		注射剂	0.5 g	静滴，婴儿与12岁以下儿童重症生殖器疱疹初治：一次250 mg/m²，每8小时一次，共5日。免疫缺陷者皮肤黏膜单纯疱疹：一次250 mg/m²，每8小时一次，共7日。单纯疱疹性脑炎：一次10 mg/kg，每8小时一次，共10日。免疫缺陷合并水痘：一次10 mg/kg或500 mg/m²，每8小时一次，共10日。儿童最高剂量：每8小时一次500 mg/m²	①每次静滴时间应超过1小时 ②使用本药时应当服用足量的水
更昔洛韦 ganciclovir	抗DNA病毒药，对单纯疱疹病毒、水痘带状疱疹病毒有效，对巨细胞病毒尤具抗菌活性。可用于免疫缺陷者及器官移植者的预防和治疗	注射剂	250 mg	静滴 治疗巨细胞病毒感染性视网膜炎：一次5 mg/kg，每日2次，连用14～21天后，改为一次5 mg/kg，每次至少1小时，连用7日，或一次6 mg/kg，每日1次，连用5日维持治疗。预防可能发生于接受器官移植者的巨细胞病毒感染：一次5 mg/kg，每12小时1次，连用7～14天后，改为一次5 mg/kg，每日1次，每周用7日，或一次6 mg/kg，每日1次，每周用5日	静滴大于1小时

续表

通用名	作用	剂型	规格	用法和用量	备注
伐昔洛韦 Valaciclovir	抗 DNA 病毒，主要用于带状疱疹，对单纯疱疹包括生殖器疱疹有效	片剂	300 mg×7	口服 一次 20 mg/kg，每日 3 次	餐前空腹服用
利巴韦林 ribavirin	广谱抗病毒药，可抑制多种 RNA、DNA 病毒	注射剂	100 mg：1 ml	静滴 儿童：10 ~ 15 mg/（kg·d），每日 2 次 成人：0.5 g/次，每日 2 次	①每次滴注时间应在 20 分钟以上 ②溶液稀释成 1 mg/ml
		片剂	100 mg×20	口服 病毒性呼吸道感染：成人一次 0.15 g（1.5 片），一日 3 次，疗程 7 天 皮肤疱疹病毒感染：成人一次 0.3 g（3 片），一日 3 次，疗程 7 天	6 岁以下小儿口服剂量未定
		气雾剂	0.5 mg×150	儿童，喷雾吸入：15 ~ 20 mg（30 ~ 40 揿）/d，分次使用 成人：首次使用为 1 小时内 4 次，2 ~ 3 揿/次，以后每隔 1 小时 1 次，2 ~ 3 揿/次，2 日以后为 4 次/d，2 ~ 3 揿/次；每日平均剂量为 20 ~ 30 mg（40 ~ 60 揿）	

附录三 新生儿、儿童常用检验正常参考值

一、血常规检测正常参考值

检测项目	年龄组	参考值
红细胞计数 (erythrocyte count)	1 ~ 3 天	$4.0 \sim 6.6 \times 10^{12}$/L
	1 周	$3.9 \sim 6.3 \times 10^{12}$/L
	2 周	$3.6 \sim 6.2 \times 10^{12}$/L
	1 个月	$3.0 \sim 5.4 \times 10^{12}$/L
	2 个月	$2.7 \sim 4.9 \times 10^{12}$/L
	3 ~ 6 个月	$3.1 \sim 4.5 \times 10^{12}$/L
	7 ~ 24 周	$3.7 \sim 5.3 \times 10^{12}$/L
	3 ~ 6 岁	$3.9 \sim 5.3 \times 10^{12}$/L
	7 ~ 12 岁	$4.0 \sim 5.2 \times 10^{12}$/L
血红蛋白 (hemoglobin，Hb)	1 天	152 ~ 235 g/L
	2 ~ 6 天	150 ~ 240 g/L
	14 ~ 23 天	127 ~ 187 g/L
	24 ~ 37 天	103 ~ 179 g/L
	40 ~ 50 天	90 ~ 166 g/L
	2 ~ 2.5 个月	92 ~ 150 g/L
	3 ~ 3.5 个月	96 ~ 128 g/L
	5 ~ 7 个月	101 ~ 129 g/L
	8 ~ 10 个月	105 ~ 129 g/L
	11 ~ 13.5 个月	107 ~ 131 g/L
	1.5 ~ 3 岁	108 ~ 128 g/L
	5 岁	111 ~ 143 g/L

续表

检测项目	年龄组	参考值
血红蛋白 (hemoglobin, Hb)	10 岁	119 ~ 147 g/L
	12 岁	118 ~ 150 g/L
血细胞比容 (hematocrit, HCT, PCV)	1 天	44% ~ 72%
	2 ~ 6 天	50% ~ 82%
	14 ~ 23 天	42% ~ 62%
	24 ~ 37 天	31% ~ 59%
	40 ~ 50 天	30% ~ 54%
	2 ~ 2.5 个月	30% ~ 46%
	3 ~ 3.5 个月	31% ~ 43%
	5 ~ 7 个月	32% ~ 44%
	8 个月 ~ 3 岁	35% ~ 43%
	5 岁	31% ~ 43%
	10 岁	33% ~ 45%
平均红细胞体积 (mean corpuscular volume, MCV)	1 天	98 ~ 122 fl
	2 ~ 6 天	94 ~ 150 fl
	14 ~ 23 天	84 ~ 128 fl
	24 ~ 37 天	82 ~ 126 fl
	40 ~ 50 天	81 ~ 125 fl
	2 ~ 2.5 个月	81 ~ 121 fl
	3 ~ 3.5 个月	77 ~ 113 fl
	5 ~ 7 个月	73 ~ 109 fl
	8 ~ 10 个月	74 ~ 106 fl
	11 ~ 13.5 个月	74 ~ 102 fl
	1.5 ~ 3 岁	73 ~ 101 fl
	5 岁	72 ~ 88 fl
	10 岁	69 ~ 93 fl

续表

检测项目	年龄组	参考值
平均红细胞血红蛋白含量 （mean corpuscular hemoglobin，MCH）	1 天	33 ~ 41 pg/RBC
	2 ~ 6 天	29 ~ 45 pg/RBC
	14 ~ 23 天	26 ~ 38 pg/RBC
	40 ~ 50 天	25 ~ 37 pg/RBC
	2 ~ 2.5 个月	24 ~ 36 pg/RBC
	3 ~ 3.5 个月	23 ~ 36 pg/RBC
	5 ~ 10 个月	21 ~ 33 pg/RBC
	11 个月 ~ 5 岁	23 ~ 31 pg/RBC
	10 岁	22 ~ 34 pg/RBC
平均红细胞血红蛋白浓度 （mean corpuscular hemoglobin concentration， MCHC）	1 天	31 ~ 35 g/dl
	2 ~ 6 天	24 ~ 36 g/dl
	14 ~ 23 天	26 ~ 34 g/dl
	24 ~ 37 天	25 ~ 37 g/dl
	40 天 ~ 7 个月	26 ~ 34 g/dl
	8 ~ 13.5 个月	28 ~ 32 g/dl
	1.5 岁 ~ 3 岁	26 ~ 34 g/dl
	5 ~ 10 岁	32 ~ 36 g/dl
白细胞计数 （leukocyte count）	12 小时	$(13.0 ~ 38.0) \times 10^9$/L
	1 天	$(9.4 ~ 34.0) \times 10^9$/L
	1 周	$(5.0 ~ 21.0) \times 10^9$/L
	2 周	$(5.0 ~ 20.0) \times 10^9$/L
	4 周	$(5.0 ~ 19.5) \times 10^9$/L
	2 个月	$(5.5 ~ 18.0) \times 10^9$/L
	4 ~ 12 个月	$(6.0 ~ 17.5) \times 10^9$/L
	2 岁	$(6.0 ~ 17.0) \times 10^9$/L
	4 岁	$(5.5 ~ 15.5) \times 10^9$/L

续表

检测项目	年龄组	参考值
白细胞计数 (leukocyte count)	6 岁	$(5.0 \sim 14.5) \times 10^9/L$
	8 ~ 12 岁	$(4.5 \sim 13.5) \times 10^9/L$
杆状核中性粒细胞 (band neutrophils)	婴儿	0 ~ 8%
	儿童	3% ~ 6%
分叶核中性粒细胞 (segmented neutrophils)	婴儿	17% ~ 60%
	儿童	25% ~ 60%
嗜酸性粒细胞 (eosinophil count)	婴儿	1% ~ 5%
	儿童	1% ~ 5%
嗜碱性粒细胞 (basophil count)	婴儿	0 ~ 1%
	儿童	0 ~ 1%
淋巴细胞 (lymphocyte count)	婴儿	20% ~ 70%
	儿童	25% ~ 50%
单核细胞 (monocyte count)	婴儿	1% ~ 11%
	儿童	1% ~ 6%
血小板计数 (platelet count, thrombocytes)	1 ~ 5 岁	女 $(229 \sim 553) \times 10^9/L$
		男 $(217 \sim 497) \times 10^9/L$
	6 ~ 10 岁	女 $(184 \sim 488) \times 10^9/L$
		男 $(181 \sim 521) \times 10^9/L$
红细胞沉降率 (erythrocyte sedimentation rate, ESR)	成人 < 50 岁	女 < 25 mm/h
		男 < 15 mm/h
网织红细胞计数 (reticulocyte count)	1 天	30% ~ 70%
	3 天	10% ~ 30%
	7 天	0 ~ 10%
	1 个月	2% ~ 20%
	1.5 个月	3% ~ 35%
	2 个月	4% ~ 48%

续表

检测项目	年龄组	参考值
网织红细胞计数 （reticulocyte count）	2.5 个月	3% ~ 42%
	3 个月	3% ~ 36%
	> 4 个月	2% ~ 28%
嗜酸性粒细胞直接计数 （eosinophil count）		$(80 ~ 360) \times 10^6$/L

溶血相关检测

红细胞渗透脆性试验 （osmotic resistance of erythrocyte）	不溶血	> 0.5% NaCl
	完全溶血	≤ 0.3% NaCl
红细胞丙酮酸激酶试验 （pyruvate kinase in erythrocyte）		0.7 ~ 1.1 mU/mol Hb
葡萄糖 -6- 磷酸脱氢酶 （G-6-PDH）		0.52 ~ 1.04 mU/mol Hb

二、尿常规检验正常参考值

检测项目	年龄组	参考值
比重 （specific gravity）	新生儿最初几天	1.021
	出生之后几天	1.002 ~ 1.006

尿沉渣检查（urinary sediment）

红细胞（erythrocytes）		0 ~ 1/ 高倍镜视野 （< 5×10^6/L）
白细胞（leukocytes）		1 ~ 4/ 高倍镜视野 （< 10×10^6/L）
鳞状上皮细胞 （squamous epithelial cells）		5 ~ 15/ 低倍镜视野
肾上皮细胞 （renal epithelial cells）		未检出
透明管型（hyaline casts）		偶见
上皮管型（epithelial casts）		未检出

续表

检测项目	年龄组	参考值
红细胞管型（erythrocyte casts）		未检出
颗粒管型（granulated casts）		未检出
白细胞管型（leukocyte casts）		未检出
细菌（bacteria）		未检出
真菌（yeast cells）		未检出
滴虫（trichomonas）		未检出
盐类结晶（salts）		未检出
尿性状（尿十联）		
胆红素（bilirubin）		< 0.2 mg/L
红细胞（erythrocytes）		< 5/μl
葡萄糖（glucose）		< 15 mg/dl
酮体（ketone bodies）		< 5 mg/dl
白细胞（leukocytes）		< 10/μl
亚硝酸盐（nitrite）		未检出
酸碱度（pH）		4.8 ~ 7.4
蛋白质（protein）		< 10 mg/dl
比重（specific gravity）	新生儿最初几天	1.021
	出生之后几天	1.002 ~ 1.006
尿胆原（urobilinogen）		< 1 mg/dl
尿量（urine volume）	1 ~ 2 天	30 ~ 60 ml/24 h
	3 ~ 10 天	100 ~ 300 ml/24 h
	11 天 ~ 2 个月	250 ~ 450 ml/24 h
	3 个月 ~ 1 岁	400 ~ 500 ml/24 h
	2 ~ 3 岁	500 ~ 600 ml/24 h
	4 ~ 5 岁	600 ~ 700 ml/24 h
尿量（urine volume）	6 ~ 8 岁	650 ~ 1000 ml/24 h
	9 ~ 14 岁	800 ~ 1400 ml/24 h

三、尿液生化检验正常参考值

检测项目	参考值
尿蛋白定量（determination of protein）	< 120 mg/L
葡萄糖定量（determination of glucose）	0.3 ～ 1.1 mmol/L
尿钙（uric clacium）	2.5 ～ 8.0 mmol/24 h 尿
尿磷（uric phosphate, inorganic）	11 ～ 32 mmol/24 h 尿
尿钠（uric sodium）	30 ～ 300 mmol/24 h 尿
	54 ～ 150 mmol/ 随机尿
尿钾（uric potassium）	35 ～ 80 mmol/24 h 尿
	20 ～ 80 mmol/ 晨尿
尿氯（uric choride）	85 ～ 170 mmol/24h 尿
尿素（urea）	170 ～ 580 mmol/24h 尿
	150 ～ 500 mmol/ 晨尿
肌酐（creatinine）	5 ～ 8 mmol/24 h 尿
	8 ～ 27 mmol/ 晨尿
尿酸（uric acid）	1.2 ～ 6.0 mmol/24 h 尿
尿淀粉酶活力（α-amylase activity）	100 ～ 200 U
去甲肾上腺素（norepinephrine）	136 ～ 620 nmol/24 h 尿
肾上腺素（epinephrine）	22 ～ 109 nmol/24 h 尿
多巴胺（dopamine）	1.26 ～ 2.98 μmol/24 h 尿
香草扁桃酸（vanillylmandelic acid，VMA）	18 ～ 33 μmol/24 h 尿
溶菌酶（lysozyme）	< 1.5 mg/L
重量渗透克分子浓度（osmolality）	500 ～ 1400 mmol/kg

四、粪便检验正常参考值

检测项目	参考值
隐血试验（occult blood）	未检出
粪胆素试验（stercobilin test）	60 ～ 200 mg/24 h

五、血清生化检测正常参考值

检测项目	年龄组	参考值（男）	参考值（女）
丙氨酸氨基转移酶（不含磷酸吡哆醛）（ALT）（U/L）	0～1岁	5～33	5～33
	1～13岁	9～25	9～25
	13～19岁	9～24	8～22
丙氨酸氨基转移酶（含磷酸吡哆醛）（ALT）（U/L）	0～1岁	5～51	5～51
	1～13岁	11～30	11～30
	13～19岁	10～33	8～24
天门冬氨酸氨基转移酶（不含磷酸吡哆醛）（AST）（U/L）	0～14天	32～162	32～162
	15天～1岁	20～67	20～67
	1～7岁	21～44	21～44
	7～12岁	18～36	18～36
	12～19岁	14～35	13～26
天门冬氨酸氨基转移酶（含磷酸吡哆醛）（AST）（U/L）	0～14天	23～186	23～186
	15天～1岁	23～83	23～83
	1～7岁	26～55	26～55
	7～12岁	22～41	22～41
	12～19岁	18～40	17～33
γ谷氨酰转肽酶（GGT）（U/L）	0～14天	23～219	23～219
	15天～1岁	8～127	8～127
	1～11岁	6～16	6～16
	11～19岁	7～21	7～21
乳酸脱氢酶（LDH）（U/L）	0～14天	309～1222	309～1222
	15天～1岁	163～452	163～452
	1～10岁	192～321	192～321
	10～15岁	170～283	157～272
	15～19岁	130～250	130～250

续表

检测项目	年龄组	参考值（男）	参考值（女）
胰淀粉酶（amylase）（U/L）	0 ~ 6 个月	1 ~ 11.50	1 ~ 11.50
	6 个月 ~ 1 岁	0.62 ~ 23.16	0.62 ~ 23.16
	1 ~ 2 岁	0.68 ~ 22.50	2.63 ~ 27.82
	2 ~ 19 岁	4.10 ~ 31.30	4.10 ~ 31.30
胰脂肪酶（lipase）（U/L）	0 ~ 19 岁	4.0 ~ 39.0	4.0 ~ 39.0
直接胆红素（bilirubin, direct）（mg/dl）	0 ~ 14 天	0.33 ~ 0.71	0.33 ~ 0.71
	15 天 ~ 1 岁	0.05 ~ 0.30	0.05 ~ 0.30
	1 ~ 9 岁	0.05 ~ 0.20	0.05 ~ 0.20
	9 ~ 13 岁	0.05 ~ 0.29	0.05 ~ 0.29
	13 ~ 19 岁	0.11 ~ 0.42	0.10 ~ 0.39
总胆红素（bilirubin, total）（mg/dl）	0 ~ 4 天	0.19 ~ 16.60	0.19 ~ 16.60
	15 天 ~ 1 岁	0.05 ~ 0.68	0.05 ~ 0.68
	1 ~ 9 岁	0.05 ~ 0.40	0.05 ~ 0.40
	9 ~ 12 岁	0.05 ~ 0.55	0.05 ~ 0.55
	12 ~ 15 岁	0.10 ~ 0.70	0.10 ~ 0.70
	15 ~ 19 岁	0.10 ~ 0.84	0.10 ~ 0.84
肌酐（酶法）（creatinine, enzymatic）（mg/dl）	0 ~ 14 天	0.32 ~ 0.92	0.32 ~ 0.92
	15 天 ~ 2 岁	0.10 ~ 0.36	0.10 ~ 0.36
	2 ~ 5 岁	0.20 ~ 0.43	0.20 ~ 0.43
	5 ~ 12 岁	0.31 ~ 0.61	0.31 ~ 0.61
肌酐（酶法）（creatinine, enzymatic）（mg/dl）	12 ~ 15 岁	0.45 ~ 0.81	0.45 ~ 0.81
	15 ~ 19 岁	0.62 ~ 1.08	0.49 ~ 0.84
肌酐（Jaffe 法）（creatinine, Jaffe）（mg/dl）	0 ~ 14 天	0.42 ~ 1.05	0.42 ~ 1.05
	15 天 ~ 1 岁	0.31 ~ 0.53	0.31 ~ 0.53
	1 ~ 4 岁	0.39 ~ 0.55	0.39 ~ 0.55

续表

检测项目	年龄组	参考值（男）	参考值（女）
肌酐（Jaffe 法） （creatinine，Jaffe） （mg/dl）	4 ～ 7 岁	0.44 ～ 0.65	0.44 ～ 0.65
	7 ～ 12 岁	0.52 ～ 0.69	0.52 ～ 0.69
	12 ～ 15 岁	0.57 ～ 0.80	0.57 ～ 0.80
	15 ～ 17 岁	0.65 ～ 1.04	0.59 ～ 0.86
	17 ～ 19 岁	0.69 ～ 1.10	0.60 ～ 0.88
尿素（urea）（mg/dl）	0 ～ 14 天	2.8 ～ 23.0	2.8 ～ 23.0
	15 天～ 1 岁	3.4 ～ 16.8	3.4 ～ 16.8
	1 ～ 10 岁	9.0 ～ 22.1	9.0 ～ 22.1
	10 ～ 19 岁	7.3 ～ 21.0	7.3 ～ 19.0
尿酸（uric acid）（mg/dl）	0 ～ 14 天	2.8 ～ 12.7	2.8 ～ 12.7
	15 天～ 1 岁	1.6 ～ 6.3	1.6 ～ 6.3
	1 ～ 12 岁	1.8 ～ 4.9	1.8 ～ 4.9
	12 ～ 19 岁	2.6 ～ 7.6	2.6 ～ 5.9
二氧化碳（CO_2） （mmol/L）	0 ～ 4 天	5 ～ 20	5 ～ 20
	15 天～ 1 岁	10 ～ 24	10 ～ 24
	1 ～ 5 岁	14 ～ 24	14 ～ 24
	5 ～ 15 岁	17 ～ 26	17 ～ 26
	15 ～ 19 岁	18 ～ 28	17 ～ 26
碱性磷酸酶（ALP） （U/L）	0 ～ 14 天	90 ～ 273	90 ～ 273
	15 天～ 1 岁	134 ～ 518	134 ～ 518
碱性磷酸酶（ALP） （U/L）	1 ～ 10 岁	156 ～ 319	156 ～ 319
	10 ～ 13 岁	141 ～ 460	141 ～ 460
	13 ～ 15 岁	127 ～ 517	62 ～ 280
	15 ～ 17 岁	89 ～ 365	54 ～ 128
	17 ～ 19 岁	59 ～ 164	48 ～ 95

续表

检测项目	年龄组	参考值（男）	参考值（女）
肌酸激酶 （creatine kinase，CK） （U/L）	1 天	< 456	< 456
	2 ~ 5 天	< 417	< 417
	6 天 ~ 6 个月	< 189	< 189
	7 ~ 12 个月	< 130	< 130
	1 ~ 3 岁	< 146	< 146
	4 ~ 6 岁	< 95	< 95
	7 ~ 12 岁	< 158	< 99
α1- 抗胰蛋白酶 （α1-antitrypsin，A_1AT） （g/L）	0 ~ 19 岁	1.10 ~ 1.81	1.10 ~ 1.81
胆碱酯酶 （cholinesterase，ChE） （U/L）	0 ~ 1 个月	4728 ~ 11301	3133 ~ 12892
	1 个月 ~ 19 岁	7693 ~ 14856	7693 ~ 14856
肌红蛋白 （myoglobin）（μg/L）	< 10 岁	< 15	< 15
肌钙蛋白 I （troponin I，TnI）（ng/L）	5 ~ 15 天	2.97 ~ 936.35	2.97 ~ 936.35
	15 天 ~ 3 个月	< 13.75	< 13.75
	3 个月 ~ 19 岁	< 9	< 9
血氨 （ammonia in blood） （μg/dl）	1 天	< 245	< 245
	5 ~ 6 天	< 228	< 228
	儿童	< 82	< 82
钠 （sodium）（mmol/L）	1 天 ~ 4 周	132 ~ 147	132 ~ 147
	2 ~ 12 个月	129 ~ 143	129 ~ 143
	≥ 1 岁	132 ~ 145	132 ~ 145
钾 （potassium）（mmol/L）	1 天 ~ 4 周	3.6 ~ 6.1	3.6 ~ 6.1
	2 ~ 12 个月	3.6 ~ 5.8	3.6 ~ 5.8
	≥ 1 岁	3.1 ~ 5.1	3.1 ~ 5.1

续表

检测项目	年龄组	参考值（男）	参考值（女）
氯 (chloride)（mmol/L）	1 天 ～ 4 周	95 ～ 116	95 ～ 116
	2 ～ 12 个月	93 ～ 112	93 ～ 112
	≥ 1 岁	96 ～ 111	96 ～ 111
钙 (calcium)（mg/dl）	0 ～ 1 岁	8.5 ～ 11.0	8.5 ～ 11.0
	1 ～ 19 岁	9.2 ～ 10.5	9.2 ～ 10.5
铁 (iron)（μg/dl）	0 ～ 14 岁	16 ～ 128	16 ～ 128
	14 ～ 19 岁	31 ～ 168	20 ～ 162
镁 (magnesium)（mg/dl）	0 ～ 14 天	1.99 ～ 3.94	1.99 ～ 3.94
	15 天 ～ 1 岁	1.97 ～ 3.09	1.97 ～ 3.09
	1 ～ 19 岁	2.09 ～ 2.84	2.09 ～ 2.84
磷 (phosphate/Phosphorus) （mg/dl）	0 ～ 14 天	5.6 ～ 10.5	5.6 ～ 10.5
	15 天 ～ 1 岁	4.8 ～ 8.4	4.8 ～ 8.4
	1 ～ 5 岁	4.3 ～ 6.8	4.3 ～ 6.8
	5 ～ 13 岁	4.1 ～ 5.9	4.1 ～ 5.9
	13 ～ 16 岁	3.5 ～ 6.2	3.2 ～ 5.5
	16 ～ 19 岁	2.9 ～ 5.0	2.9 ～ 5.0
铜 (copper)（μmol/L）	0 ～ 4 个月	1.4 ～ 7.2	1.4 ～ 7.2
	4 ～ 6 个月	4 ～ 17	4 ～ 17
	7 ～ 12 个月	8 ～ 21	8 ～ 21
	1 ～ 5 岁	13 ～ 24	13 ～ 24
铜 (copper)（μmol/L）	6 ～ 9 岁	13 ～ 21	13 ～ 21
	10 ～ 13 岁	13 ～ 19	13 ～ 19
硒 (selenium)（μmol/L）	0 ～ 19 岁	0.85 ～ 1.33 （全血） 0.57 ～ 1.05 （血浆）	0.85 ～ 1.33 （全血） 0.57 ～ 1.05 （血浆）
锌 (zinc)（μmol/L）	0 ～ 4 个月	10 ～ 21	10 ～ 21
	4 ～ 12 个月	10 ～ 20	10 ～ 20

续表

检测项目	年龄组	参考值（男）	参考值（女）
锌 (zinc)（μmol/L）	1 ~ 5 岁	10 ~ 18	10 ~ 18
	6 ~ 9 岁	12 ~ 16	12 ~ 16
	10 ~ 13 岁	12 ~ 15	12 ~ 18
总铁结合力 (total iron binding capacity, TIBC)（μmol/L）	1 天	24 ~ 57	24 ~ 57
	1 周	34 ~ 58	34 ~ 58
	2 周 ~ 2 个月	27 ~ 61	27 ~ 61
	3 ~ 12 个月	52 ~ 78	52 ~ 78
	1 ~ 3 岁	49 ~ 85	49 ~ 85
	4 ~ 10 岁	47 ~ 89	47 ~ 89
	11 ~ 16 岁	52 ~ 79	52 ~ 79
葡萄糖 (glucose)（mmol/L）	≥ 6 小时	0.33 ~ 3.3	0.33 ~ 3.3
	≥ 5 天	0.72 ~ 4.2	0.72 ~ 4.2
	1 ~ 2 岁	1.8 ~ 6.2	1.8 ~ 6.2
	3 ~ 4 岁	2.9 ~ 5.4	2.9 ~ 5.4
	5 ~ 6 岁	3.8 ~ 5.5	3.8 ~ 5.5
乳酸 (lactic acid)（mmol/L）	新生儿	< 2.9	< 2.9
	1 ~ 12 小时	1.22 ~ 2.66	1.22 ~ 2.66
	12 ~ 24 小时	1.11 ~ 2.55	1.11 ~ 2.55
乳酸 (lactic acid)（mmol/L）	24 ~ 48 小时	1.0 ~ 2.44	1.0 ~ 2.44
	48 ~ 72 小时	0.78 ~ 2.33	0.78 ~ 2.33
α1- 酸性糖蛋白 (α1-Glycoprotein)（g/L）	0 ~ 6 个月	0.21 ~ 0.85	0.21 ~ 0.85
	6 个月 ~ 5 岁	0.48 ~ 2.01	0.48 ~ 2.01
	5 ~ 19 岁	0.48 ~ 1.14	0.48 ~ 1.14
半胱氨酸蛋白酶抑制剂 C (cystatin C)（mg/L）	0 ~ 1 个月	1.49 ~ 2.85	1.49 ~ 2.85
	1 ~ 5 个月	1.01 ~ 1.92	1.01 ~ 1.92
	5 个月 ~ 1 岁	0.75 ~ 1.53	0.75 ~ 1.53

续表

检测项目	年龄组	参考值（男）	参考值（女）
胱抑素 C (cystatin C)（mg/L）	1～2 岁	0.77～1.85	0.60～1.20
	2～19 岁	0.62～1.11	0.62～1.11
同型半胱氨酸 (homocysteine，tHcy)（μg/ml）	5 天～1 岁	0.39～1.35	0.39～1.35
	1～7 岁	0.37～1.03	0.37～1.03
	7～12 岁	0.46～1.14	0.46～1.14
	12～15 岁	0.64～1.41	0.55～1.4
	15～19 岁	0.74～1.81	0.67～1.61
超敏 C 反应蛋白 (hs-CRP)（mg/L）	0～14 天	0.3～6.1	0.3～6.1
	15 天～15 岁	0.1～1.0	0.1～1.0
	15～19 岁	0.1～1.7	0.1～1.7

（与国际单位换算：胆红素 1 mg/l = 17.1 μmol/L；钙 1 mg/dl = 0.25 mmol/L；肌酐 1 mg/dl = 88.4 μmol/L；铁 1 μg/dl = 0.179 μmol/L；镁 1 mg/dl = 0.4114 mmol/L；磷 1 mg/dl = 0.323 mmol/L；尿素 1 mg/dl = 0.357 mmol/L；尿酸 1 mg/dl = 59.48 μmol/L）

六、出凝血试验正常参考值

检测项目	参考值
出血时间 (bleeding time，BT)	＜6 分钟（Ivy 法）
全血凝固时间 (coagulation time，CT)	7.34±1.27 分钟或 5～10 分钟（试管法）
血小板四因子有效性试验 (platelet factor 4 availability test，PF4)	血浆：2.89±3.2 μg/L 血小板：11.29±3.29 μg/10^9
β-血小板球蛋白 (β-thromboglobulin，β-TG)	血浆：＜40 kU/L 尿液：近似 0.005 血浆值
凝血酶原时间 (prothrombin time，PT)	12±1 秒

续表

检测项目	参考值
凝血酶时间 (thrombin time, TT)	< 13 秒 (1 ml H$_2$O) < 21 秒 (2 ml H$_2$O)
活化的部分凝血活酶时间 (activated partial thromboplastin time, APTT)	< 40 秒
纤维蛋白原测定 (fibrinogen, Fg)	2.0 ~ 4.0 g/L
凝血因子 II 活性测定 (factor II activity)	0.7 ~ 1.2
凝血因子 V 活性测定 (factor V activity)	0.7 ~ 1.2
凝血因子 VII 活性测定 (factor VII activity)	0.7 ~ 1.3
凝血因子 VIII 活性测定 (factor VIII activity)	0.7 ~ 1.5
凝血因子 IX 活性测定 (factor IX activity)	0.6 ~ 1.5
凝血因子 X 活性测定 (factor X activity)	0.4 ~ 1.2
凝血因子 XI 活性测定 (factor XI activity)	0.7 ~ 1.2
凝血因子 XII 活性测定 (factor XII activity)	0.6 ~ 1.4
凝血因子 XIII 活性测定 (factor XIII activity)	0.6 ~ 1.5
纤维结合蛋白 (fibronectin)	< 300 mg/L
纤溶酶原测定 (plasminogen test)	0.8 ~ 1.2
蛋白 C 活性测定 (protein C activity)	0.6 ~ 1.4
纤维蛋白降解产物 (fibrinogen degradation products, FDP)	< 10 mg/L

续表

检测项目	参考值
D-二聚体（D-dimer）	< 0.5 mg/L
组织纤溶酶原激活物测定 （tissue plasminogen activators，tPA）	< 12 μg/L

七、血气分析正常参考值

检测项目	年龄组	参考值
酸碱度（pH）	脐动脉	7.09 ~ 7.40
	脐静脉	7.15 ~ 7.45
	1 天	7.20 ~ 7.41
	10 ~ 90 天	7.34 ~ 7.45
	4 ~ 12 个月	7.38 ~ 7.45
二氧化碳分压 （PCO$_2$）	脐动脉	4.67 ~ 10.7 kPa 或 35 ~ 80 mmHg
	脐静脉	4 ~ 4.93 kPa 或 30 ~ 57 mmHg
	1 天	3.91 ~ 8.06 kPa 或 29.4 ~ 60.6 mmHg
二氧化碳分压 （PCO$_2$）	10 ~ 90 天	3.52 ~ 5.69 kPa 或 26.5 ~ 42.8 mmHg
	4 ~ 12 个月	3.60 ~ 5.29 kPa 或 27.0 ~ 39.8 mmHg
氧分压（PO$_2$）	脐动脉	2.93 kPa 或 < 22 mmHg
	脐静脉	2.13 ~ 4.67 kPa 或 16 ~ 35 mmHg
	10 ~ 90 天	9.33 ~ 11.3 kPa 或 70 ~ 85 mmHg
碳酸氢根（HCO$_3^-$）	脐静脉	11.8 ~ 21.4 mmol/L
	1 天	18.6 ~ 22.6 mmol/L
	10 ~ 90 天	18.5 ~ 24.5 mmol/L
	4 ~ 12 个月	19.8 ~ 24.2 mmol/L
总二氧化碳 （TCO$_2$）		16.3 ~ 23.9 mmol/L
碱剩余（Base excess，BE）		−2 ~ +3 mmol/L
氧饱和度（SO$_2$）		94% ~ 98%

八、血浆蛋白类检测正常参考值

检测项目	年龄组	参考值（男）	参考值（女）
前白蛋白 （pre-albumin） （mg/dl）	0 ~ 14 天	2 ~ 12	2 ~ 12
	15 天 ~ 1 岁	5 ~ 24	5 ~ 24
	1 ~ 5 岁	12 ~ 23	12 ~ 23
	5 ~ 13 岁	14 ~ 26	14 ~ 26
	13 ~ 16 岁	18 ~ 31	18 ~ 31
	16 ~ 19 岁	20 ~ 35	17 ~ 33
总蛋白 （total protein） （g/dl）	0 ~ 14 天	5.3 ~ 8.3	5.3 ~ 8.3
	15 天 ~ 1 岁	4.4 ~ 7.1	4.4 ~ 7.1
	1 ~ 6 岁	6.1 ~ 7.5	6.1 ~ 7.5
总蛋白 （total protein） （g/dl）	6 ~ 9 岁	6.4 ~ 7.7	6.4 ~ 7.7
	9 ~ 19 岁	6.5 ~ 8.1	6.5 ~ 8.1
白蛋白（溴甲酚绿法） （albumin G）（g/dl）	0 ~ 14 天	3.3 ~ 4.5	3.3 ~ 4.5
	15 天 ~ 1 岁	2.8 ~ 4.7	2.8 ~ 4.7
	1 ~ 8 岁	3.8 ~ 4.7	3.8 ~ 4.7
	8 ~ 15 岁	4.1 ~ 4.8	4.1 ~ 4.8
	15 ~ 19 岁	4.1 ~ 5.1	4.0 ~ 4.9
白蛋白（溴甲酚紫法） （albumin P）（g/dl）	0 ~ 14 天	2.8 ~ 4.1	2.8 ~ 4.1
	15 天 ~ 1 岁	2.5 ~ 4.6	2.5 ~ 4.6
	1 ~ 8 岁	3.5 ~ 4.5	3.5 ~ 4.5
	8 ~ 15 岁	3.7 ~ 4.7	3.7 ~ 4.7
	15 ~ 19 岁	3.8 ~ 5.0	3.5 ~ 4.9
免疫球蛋白 G （IgG）（g/L）	0 ~ 1 个月	7.0 ~ 16	7.0 ~ 16
	1 ~ 3 个月	2.5 ~ 7.5	2.5 ~ 7.5
	4 ~ 6 个月	1.8 ~ 8.0	1.8 ~ 8.0
	7 ~ 12 个月	3.0 ~ 10	3.0 ~ 10

续表

检测项目	年龄组	参考值（男）	参考值（女）
免疫球蛋白 G (IgG)（g/L）	1 ~ 2 岁	3.5 ~ 10	3.5 ~ 10
	3 ~ 5 岁	5.0 ~ 13	5.0 ~ 13
	6 ~ 9 岁	6.0 ~ 13	6.0 ~ 13
	10 ~ 13 岁	7.0 ~ 14	7.0 ~ 14
免疫球蛋白 M (IgM)（g/L）	0 ~ 1 个月	0.1 ~ 0.3	0.1 ~ 0.3
	1 ~ 3 个月	0.1 ~ 0.7	0.1 ~ 0.7
	4 ~ 6 个月	0.2 ~ 1.0	0.2 ~ 1.0
	7 ~ 12 个月	0.3 ~ 1.0	0.3 ~ 1.0
	1 ~ 2 岁	0.4 ~ 1.4	0.4 ~ 1.4
	3 ~ 5 岁	0.4 ~ 1.8	0.4 ~ 1.8
	6 ~ 9 岁	0.4 ~ 1.6	0.4 ~ 1.6
	10 ~ 13 岁	0.4 ~ 1.5	0.4 ~ 1.5
免疫球蛋白 A (IgA)（g/L）	0 ~ 1 个月	0.07 ~ 0.94	0.07 ~ 0.94
	1 ~ 12 个月	0.10 ~ 1.31	0.10 ~ 1.31
	1 ~ 3 岁	0.19 ~ 2.20	0.19 ~ 2.20
	4 ~ 5 岁	0.48 ~ 3.45	0.48 ~ 3.45
	6 ~ 7 岁	0.41 ~ 2.97	0.41 ~ 2.97
	8 ~ 10 岁	0.51 ~ 2.97	0.51 ~ 2.97
	11 ~ 13 岁	0.44 ~ 3.95	0.44 ~ 3.95
免疫球蛋白 E (IgE)（IU/ml）	0 ~ 7 岁	25 ~ 440.4	25 ~ 440.4
	7 ~ 19 岁	25 ~ 449.7	25 ~ 449.7
	11 ~ 19 岁	18.0 ~ 491.7	18.0 ~ 491.7
补体 C_3 (C_3 complement)（g/L）	0 ~ 3 个月	0.6 ~ 1.5	0.6 ~ 1.5
	4 ~ 6 个月	0.7 ~ 1.8	0.7 ~ 1.8
	> 6 个月	0.9 ~ 1.8	0.9 ~ 1.8

续表

检测项目	年龄组	参考值（男）	参考值（女）
补体 C_4 （C_4 complement） （g/L）	0 ~ 3 个月	0.07 ~ 0.3	0.07 ~ 0.3
	4 ~ 6 个月	0.08 ~ 0.3	0.08 ~ 0.3
	> 6 个月	0.1 ~ 0.4	0.1 ~ 0.4
轻链 kappa （light chain kappa） （g/L）	0 ~ 19 岁	1.38 ~ 3.75	1.38 ~ 3.75
轻链 lambda （light chain lambda） （g/L）	0 ~ 19 岁	0.93 ~ 2.42	0.93 ~ 2.42
Kappa/lambda 比值 （kappa/lambda ratio）	0 ~ 19 岁	1.17 ~ 2.93	1.17 ~ 2.93
铁蛋白 （ferritin）（ng/ml）	4 ~ 15 天	99.6 ~ 717.0	99.6 ~ 717.0
	15 天 ~ 6 个月	14.0 ~ 647.2	14.0 ~ 647.2
	6 个月 ~ 1 岁	8.4 ~ 181.9	8.4 ~ 181.9
	1 ~ 5 岁	5.3 ~ 99.9	5.3 ~ 99.9
	5 ~ 14 岁	13.7 ~ 78.8	13.7 ~ 78.8
	14 ~ 16 岁	12.7 ~ 82.8	5.5 ~ 67.4
	16 ~ 19 岁	11.1 ~ 171.9	5.5 ~ 67.4
转铁蛋白 （transferrin） （mg/dl）	0 ~ 9 周	104 ~ 224	104 ~ 224
	9 周 ~ 1 岁	107 ~ 324	107 ~ 324
	1 ~ 19 岁	220 ~ 337	220 ~ 337
α2 巨球蛋白 （α2-macroglobulin） （g/L）	0 ~ 19 岁	1.3 ~ 3.0	1.3 ~ 3.0
结合珠蛋白 （haptoglobin） （mg/dl）	0 ~ 14 天	< 10	< 10
	15 天 ~ 1 岁	7 ~ 221	7 ~ 221
	1 ~ 12 岁	7 ~ 163	7 ~ 163
	12 ~ 19 岁	7 ~ 179	7 ~ 179

续表

检测项目	年龄组	参考值（男）	参考值（女）
β2- 微球蛋白 （β2-microglobulin） （mg/L）	0 ～ 3 月	1.91 ～ 4.70	1.89 ～ 5.81
	3 个月～ 2 岁	1.31 ～ 4.54	1.31 ～ 4.54
	2 ～ 19 岁	1.19 ～ 2.25	1.19 ～ 2.25
铜蓝蛋白 （ceruloplasmin） （mg/L）	0 ～ 2 个月	73.5 ～ 236.5	73.5 ～ 236.5
	2 ～ 6 个月	134.7 ～ 329.0	134.7 ～ 329.0
	6 个月～ 1 岁	137.3 ～ 388.7	137.3 ～ 388.7
	1 ～ 8 岁	217 ～ 433	217 ～ 433
	8 ～ 14 岁	205 ～ 402	205 ～ 402
	14 ～ 19 岁	170 ～ 347.6	208.1 ～ 431.6
血色素结合蛋白 （hemopexin）（g/L）	0 ～ 19 岁	0.50 ～ 1.15	0.50 ～ 1.15

九、免疫学检验正常参考值

检测项目	年龄组	参考值（男）	参考值（女）
维生素 B$_{12}$ （cobalamin， vitamin B$_{12}$） （pg/ml）	5 天～ 1 岁	259 ～ 1576	259 ～ 1576
	1 ～ 9 岁	283 ～ 1613	283 ～ 1613
	9 ～ 14 岁	252 ～ 1125	252 ～ 1125
	14 ～ 17 岁	244 ～ 888	244 ～ 888
	17 ～ 19 岁	203 ～ 811	203 ～ 811
叶酸 （folate）（ng/ml）	5 天～ 1 岁	> 10.6	> 10.6
	1 ～ 3 岁	> 3.9	> 3.9
	3 ～ 6 岁	> 11.9	> 11.9
	6 ～ 8 岁	> 13.1	> 13.1
	8 ～ 12 岁	> 11.4	> 11.4
	12 ～ 14 岁	> 11.9	> 11.9
	14 ～ 19 岁	> 7.9	> 7.9

续表

检测项目	年龄组	参考值（男）	参考值（女）
25 羟维生素 D [25（OH）D]（ng/ml）	5 ~ 15 天	1.7 ~ 33.99	1.7 ~ 33.99
	15 天 ~ 3 个月	6.16 ~ 40.48	6.16 ~ 40.48
	3 个月 ~ 1 岁	6.94 ~ 47.28	6.94 ~ 47.28
	1 ~ 9 岁	13.24 ~ 54.88	13.24 ~ 54.88
	9 ~ 14 岁	12.68 ~ 46.52	12.68 ~ 46.52
	14 ~ 19 岁	4.8 ~ 42.32	4.8 ~ 42.32
	15 ~ 30 天	0.68 ~ 2.53	0.68 ~ 2.53
	30 天 ~ 1 岁	0.89 ~ 1.7	0.89 ~ 1.7
	1 ~ 19 岁	0.89 ~ 1.37	0.89 ~ 1.37
皮质醇（cortisol）（μg/dl）	2 ~ 15 天	0.47 ~ 12.31	0.47 ~ 12.31
	15 天 ~ 1 岁	0.52 ~ 16.60	0.52 ~ 16.60
	1 ~ 9 岁	1.73 ~ 10.76	1.73 ~ 10.76
	9 ~ 14 岁	2.19 ~ 12.66	2.19 ~ 12.66
皮质醇（cortisol）（μg/dl）	14 ~ 17 岁	2.79 ~ 16.40	2.79 ~ 16.40
	17 ~ 19 岁	3.52 ~ 18.33	3.52 ~ 18.33
总三碘甲状腺原氨酸（TT$_3$）（ng/dl）	4 天 ~ 1 岁	84.64 ~ 234.88	84.64 ~ 234.88
	1 ~ 12 岁	113.28 ~ 189.45	113.28 ~ 189.45
	12 ~ 15 岁	97.66 ~ 176.43	97.66 ~ 176.43
	15 ~ 17 岁	93.75 ~ 156.25	92.45 ~ 141.93
	17 ~ 19 岁	89.84 ~ 167.97	89.84 ~ 167.97
总甲状腺素（TT$_4$）（μg/dl）	7 天 ~ 1 岁	5.87 ~ 13.67	5.87 ~ 13.67
	1 ~ 9 岁	6.16 ~ 10.32	6.16 ~ 10.32
	9 ~ 12 岁	5.48 ~ 9.31	5.48 ~ 9.31
	12 ~ 14 岁	5.01 ~ 8.28	5.08 ~ 8.34
	14 ~ 19 岁	4.68 ~ 8.62	5.46 ~ 12.99

续表

检测项目	年龄组	参考值（男）	参考值（女）
游离三碘甲状腺原氨酸（FT$_3$）（pg/ml）	4 天～1 岁	2.32～4.87	2.32～4.87
	1～12 岁	2.79～4.42	2.79～4.42
	12～15 岁	2.89～4.33	2.5～3.95
	15～19 岁	2.25～3.85	2.31～3.71
游离甲状腺素（FT$_4$）（ng/dl）	5～15 天	1.05～3.21	1.05～3.21
	15～30 天	0.68～2.53	0.68～2.53
	30 天～1 岁	0.89～1.7	0.89～1.7
	1～19 岁	0.89～1.37	0.89～1.37
促甲状腺激素（thyroid stimulating hormone，TSH）（mIU/L）	4 天～6 个月	0.73～4.77	0.73～4.77
	6 个月～14 岁	0.7～4.17	0.7～4.17
	14～19 岁	0.47～3.41	0.47～3.41
甲状旁腺激素（parathyroid hormone，PTH）（pg/ml）	6 天～1 岁	6.42～88.58	6.42～88.58
	1～9 岁	16.23～63.02	16.23～63.02
	9～17 岁	21.89～87.55	21.89～87.55
	17～19 岁	16.04～60.38	16.04～60.38
C 肽（C-peptide）（pmol/L）	0～1 岁	70～1448	70～1448
	1～6 岁	116～1477	116～1477
	6～19 岁	257～2241	257～2241
胰岛素（insulin）（pmol/L）	0～1 岁	6.64～163	6.64～163
	1～6 岁	9.11～279.4	9.11～279.4
	6～11 岁	10.47～256.6	10.47～256.6
硫酸脱氢表雄酮（dehydroepiandrosterone sulfate，DHEA-S）（μmol/L）	0～2 个月	28.9～40.7	28.9～40.7
	2～6 个月	0.65～15.60	0.65～15.60
	6 个月～1 岁	0.15～4.79	0.15～4.79
	1～6 岁	0.07～3.03	0.07～3.03
	6～9 岁	0.14～4.14	0.14～4.14

续表

检测项目	年龄组	参考值（男）	参考值（女）
硫酸脱氢表雄酮 （dehydroepiandro- sterone sulfate， DHEA-S） （μmol/L）	9 ~ 13 岁	0.90 ~ 7.30	0.90 ~ 7.30
	13 ~ 16 岁	1.50 ~ 12.50	1.50 ~ 12.50
	16 ~ 19 岁	3.36 ~ 18.20	3.96 ~ 15.50
维生素 A （vitamin A） （μmol/L）	0 ~ 1 岁	0.3 ~ 1.9	0.3 ~ 1.9
	1 ~ 11 岁	1.0 ~ 1.6	1.0 ~ 1.6
	11 ~ 16 岁	0.9 ~ 1.9	0.9 ~ 1.9
	16 ~ 19 岁	1.0 ~ 2.6	1.0 ~ 2.6
维生素 E （vitamin E） （μmol/L）	0 ~ 1 岁	5 ~ 50	5 ~ 50
	1 ~ 19 岁	14.5 ~ 33	14.5 ~ 33
抗链球菌溶血素 "O" （anti-streptolysin O，ASO）（IU/ml）	0 ~ 6 个月	0	0
	6 个月 ~ 1 岁	< 30	< 30
	1 ~ 6 岁	< 104	< 104
	6 ~ 19 岁	< 331	< 331
类风湿因子 （rheumatoid factor， RF）（IU/ml）	0 ~ 14 天	9.0 ~ 17.1	9.0 ~ 17.1
	15 天 ~ 19 岁	< 9.0	< 9.0

十、血脂、脂蛋白检测正常参考值

检测项目	年龄组	参考值（男）	参考值（女）
载脂蛋白 A1（apo A1） （mg/dl）	0 ~ 14 天	62 ~ 91	71 ~ 97
	15 天 ~ 1 岁	53 ~ 175	53 ~ 175
	1 ~ 14 岁	80 ~ 164	80 ~ 164
	14 ~ 19 岁	72 ~ 154	72 ~ 154
载脂蛋白 B （apo B）（mg/dl）	0 ~ 14 天	9 ~ 67	9 ~ 67
	15 天 ~ 1 岁	19 ~ 123	19 ~ 123
	1 ~ 6 岁	41 ~ 93	41 ~ 93
	6 ~ 19 岁	31 ~ 84	31 ~ 84

续表

检测项目	年龄组	参考值（男）	参考值（女）
总胆固醇 （cholesterol） （mg/dl）	0 ~ 14 天	42 ~ 109	46 ~ 125
	15 天 ~ 1 岁	64 ~ 237	64 ~ 237
	1 ~ 19 岁	112 ~ 208	112 ~ 208
三酰甘油 （triglycerides） （mg/dl）	0 ~ 14 天	82 ~ 259	82 ~ 259
	15 天 ~ 1 岁	53 ~ 258	53 ~ 258
	1 ~ 19 岁	44 ~ 197	44 ~ 197
高密度脂蛋白胆固醇 （HDL）（mg/dl）	0 ~ 14 天	15 ~ 42	15 ~ 42
	15 天 ~ 1 岁	12 ~ 71	12 ~ 71
	1 ~ 4 岁	32 ~ 63	32 ~ 63
高密度脂蛋白胆固醇 （HDL）（mg/dl）	4 ~ 13 岁	36 ~ 73	36 ~ 73
	13 ~ 19 岁	32 ~ 68	32 ~ 72

（与国际单位换算：总胆固醇 1 mg/dl = 0.0259 mmol/L；高密度脂蛋白胆固醇 1 mg/dl = 0.0259 mmol/L；三酰甘油 1 mg/dl = 0.0113 mmol/L）

十一、肿瘤标志物检测正常参考值

检测项目	年龄组	参考值（男）	参考值（女）
甲胎蛋白 （alpha-fetoprotein， AFP）（ng/ml 或 µg/l）	0 ~ 1 个月	> 2000	> 2000
	1 ~ 6 个月	9.8 ~ 1539	9.8 ~ 1539
	6 个月 ~ 1 岁	0.4 ~ 103.1	0.4 ~ 103.1
	1 ~ 19 岁	0.8 ~ 34.8	0.8 ~ 34.8
CA15-3 （U/ml 或 kU/L）	0 ~ 1 周	3.4 ~ 24	3.4 ~ 24
	1 周 ~ 1 岁	4.9 ~ 33	4.9 ~ 33
	1 ~ 19 岁	3.9 ~ 21	3.9 ~ 21
CA19-9 （U/ml 或 kU/L）	0 ~ 1 岁	2 ~ 64	2 ~ 64
	1 ~ 19 岁	2 ~ 41	2 ~ 41
CA125 （U/ml 或 kU/L）	0 ~ 4 个月	2.4 ~ 22	2.4 ~ 22

续表

检测项目	年龄组	参考值（男）	参考值（女）
CA125 （U/ml 或 kU/L）	4 个月～ 5 岁	7.7 ～ 33	7.7 ～ 33
	5 ～ 11 岁	4.7 ～ 30	4.7 ～ 30
	11 ～ 19 岁	5.4 ～ 28	5.9 ～ 39
癌胚抗原 （carcino-embryonic antigen，CEA）（ng/ml 或 μg/l）	0 ～ 1 周	8.1 ～ 62	8.1 ～ 62
	1 周～ 2 岁	0.5 ～ 4.7	0.5 ～ 4.7
	2 ～ 19 岁	0.5 ～ 2.6	0.5 ～ 2.6
游离前列腺特异性抗 原 （free PSA）（ng/ml 或 μg/l）	0 ～ 12 岁	＜ 0.008	＜ 0.008
	12 ～ 19 岁	0.008 ～ 0.279	0.008 ～ 0.097
人附睾蛋白 4 （human epididymis protein 4，HE$_4$） （pmol/L）	0 ～ 1 周	159 ～ 618	159 ～ 618
	1 周～ 6 个月	55.7 ～ 178	55.7 ～ 178
	6 个月～ 2 岁	30.9 ～ 98.6	30.9 ～ 98.6
	2 ～ 10 岁	27.3 ～ 69.7	27.3 ～ 69.7
	10 ～ 19 岁	22.5 ～ 61.8	22.5 ～ 61.8
胃泌素释放肽前体 （progastrin-releasing peptide，ProGRP） （pg/ml 或 ng/L）	0 ～ 1 周	535 ～ 1889	535 ～ 1889
	1 周～ 6 个月	57 ～ 817	57 ～ 817
	6 个月～ 1 岁	25 ～ 198	25 ～ 198
	1 ～ 12 岁	22 ～ 129	22 ～ 129
	12 ～ 19 岁	17 ～ 83	17 ～ 83
鳞状细胞癌抗原 （squamous cell carcinoma antigen， SCC）（ng/ml 或 μg/L）	0 ～ 1 周	＞ 70	＞ 70
	1 周～ 1 岁	0.6 ～ 17	0.6 ～ 17
	1 ～ 19 岁	0.4 ～ 1.6	0.4 ～ 1.6
总前列腺特异性抗原 （total PSA）（ng/ml）	0 ～ 1 周	0.008 ～ 0.047	
	1 周～ 6 个月	0.008 ～ 0.038	0.008 ～ 0.039
	6 个月～ 12 岁	0.008 ～ 0.353	0.008 ～ 0.010
	12 ～ 19 岁	0.008 ～ 0.566	0.008 ～ 0.015

十二、功能试验正常参考值

1．儿童口服葡萄糖耐量试验

时间	血糖正常参考范围	尿糖正常值
空腹	＜ 5.5	阴性
30 分钟	＜ 8.6	阴性
60 分钟	＜ 8.6	阴性
120 分钟	＜ 6.9	阴性
180 分钟	＜ 5.5	阴性

2．肌酐清除率试验

年龄组	参考值
5 ~ 7 天	＞ 38 ml/ (min · 1.73 m^2)
1 ~ 2 个月	＞ 54 ml/ (min · 1.73 m^2)
3 ~ 12 个月	＞ 64 ml/ (min · 1.73 m^2)
3 ~ 13 岁	＞ 120 ml/ (min · 1.73 m^2)

十三、性激素检测正常参考值

1．女童性激素检测正常参考值

检测项目	年龄组	参考值（女童）
雌二醇 （estradiol，pg/ml）	15 天 ~ 1 岁	＜ 25
	1 ~ 9 岁	＜ 10
	9 ~ 11 岁	＜ 48
	11 ~ 12 岁	＜ 94
	12 ~ 14 岁	11 ~ 172
	14 ~ 19 岁	＜ 255
孕酮 （progesterone，ng/dl）	4 天 ~ 1 岁	＜ 132
	1 ~ 10 岁	＜ 35

续表

检测项目	年龄组	参考值（女童）
孕酮 （progesterone，ng/dl）	10 ~ 15 岁	13 ~ 85
	15 ~ 19 岁	20 ~ 1026
卵泡刺激素 （follicle stimulating hormone， FSH（mIU/ml）	30 天~ 1 岁	0.38 ~ 10.35
	1 ~ 9 岁	0.42 ~ 5.45
	9 ~ 11 岁	0.44 ~ 4.22
	11 ~ 19 岁	0.26 ~ 7.77
黄体生成素 （luteinizing hormone，LH） （mIU/ml）	4 天~ 3 个月	< 2.41
	3 个月~ 1 岁	< 1.19
	1 ~ 10 岁	< 0.33
	10 ~ 13 岁	< 4.34
	13 ~ 15 岁	0.37 ~ 6.52
	15 ~ 17 岁	< 13.08
	17 ~ 19 岁	< 8.38
睾酮 （testosterone，ng/dl）	4 天~ 9 岁	1.15 ~ 61.96
	9 ~ 13 岁	< 28.24
	13 ~ 15 岁	10.37 ~ 44.38
	15 ~ 19 岁	14.12 ~ 48.99
性激素结合球蛋白 （sex hormone-binding globulin， SHBG）（nmol/L）	4 天~ 1 个月	14.4 ~ 120.2
	1 个月~ 1 岁	36.2 ~ 229.0
	1 ~ 8 岁	41.8 ~ 188.7
	8 ~ 11 岁	26.4 ~ 162.4
	11 ~ 13 岁	14.9 ~ 107.8
	13 ~ 15 岁	11.2 ~ 98.2
	15 ~ 17 岁	9.83 ~ 84.1
	17 ~ 19 岁	10.8 ~ 154.6

续表

检测项目	年龄组	参考值（女童）
催乳素 （prolactin，ng/ml）	4 天～30 天	12.57～212.77
	30 天～1 岁	6.26～113.73
	1～19 岁	4.20～23.04

2. 男童性激素检测正常参考值

检测项目	年龄组	参考值（男童）
雌二醇 （estradiol，pg/ml）	15 天～1 岁	＜25
	1～11 岁	＜13
	11～13 岁	＜26
	13～15 岁	＜28
	15～19 岁	＜38
孕酮 （progesterone，ng/dl）	30 天～1 岁	＜66
	1～10 岁	＜35
	10～15 岁	13～85
	15～19 岁	16～57
卵泡刺激素 （follicle stimulating hormone，FSH） （mIU/ml）	30 天～1 岁	0.09～2.41
	1～5 岁	＜0.91
	5～10 岁	＜1.62
	10～13 岁	0.35～3.91
	13～19 岁	0.78～5.10
黄体生成素 （luteinizing hormone，LH） （mIU/ml）	4 天～3 个月	0.19～3.81
	3 个月～1 岁	＜2.89
	1～10 岁	＜0.33
	10～13 岁	＜4.34
	13～15 岁	＜4.11
	15～17 岁	0.79～4.76
	17～19 岁	0.94～7.10

续表

检测项目	年龄组	参考值（男童）
睾酮 （testosterone，ng/dl）	4 天 ~ 6 个月	8.65 ~ 298.85
	6 个月 ~ 9 岁	< 35.73
	9 ~ 11 岁	< 23.34
	11 ~ 14 岁	<444.38
	14 ~ 16 岁	36.02 ~ 632.28
	16 ~ 19 岁	147.84 ~ 793.95
性激素结合球蛋白 （sex hormone-binding globulin, SHBG）（nmol/L）	4 天 ~ 1 个月	14.4 ~ 120.2
	1 个月 ~ 1 岁	36.2 ~ 229.0
	1 ~ 8 岁	41.8 ~ 188.7
	8 ~ 11 岁	26.4 ~ 162.4
	11 ~ 13 岁	14.9 ~ 107.8
	13 ~ 15 岁	11.2 ~ 98.2
	15 ~ 19 岁	9.7 ~ 49.6
催乳素 （prolactin，ng/ml）	4 天 ~ 30 天	12.57 ~ 212.77
	30 天 ~ 1 岁	6.26 ~ 113.73
	1 ~ 19 岁	4.20 ~ 23.04

（与国际单位换算：雌二醇 1 pg/ml × 3.67 = 1 pmol/L；孕酮 1 ng/dl × 0.0318 = 1 nmol/L；FSH 1 mIU/ml × 1.00 = 1 IU/L；LH 1 mIU/ml × 1.00 = 1 IU/L；睾酮 1 ng/dl × 0.0347 = 1 nmol/L；催乳素 1 ng/ml × 21 = 1 mIU/l）

十四、儿童常用药物浓度正常参考值

检测项目	参考值
地高辛（digoxin）	1.0 ~ 2.6 mmol/L
苯巴比妥 / 鲁米那（phenobarbital）	65 ~ 172 μmol/L
丙戊酸（valproic acid）	347 ~ 693 μmol/L
苯妥英钠（phenytoin）	24 ~ 56 μmol/L
卡马西平（carbamazepine）	17 ~ 43 μmol/L

续表

检测项目	参考值
茶碱（theophylline）	33 ~ 61 μmol/L
毛地黄毒苷（digitoxin）	17 ~ 33 nmol/L
西罗莫司（sirolimus）	8 ~ 15 ng/mL

十五、脑脊液常规及生化检查正常参考值

检测项目	年龄组	参考值
脑脊液细胞数（cells）	新生儿	白细胞 < 32×10⁶/L
	儿童	白细胞 4×10⁶/L
葡萄糖（glucose）	儿童 ≤ 16 岁	1.8 ~ 4.6 mmol/L
氯化物（chloride）		119 ~ 131 mmol/L
总蛋白质（total protein）	出生前 27 ~ 32 周	0.68 ~ 2.40 g/L
	出生前 33 ~ 36 周	0.67 ~ 2.30 g/L
	出生前 37 ~ 40 周	0.58 ~ 1.50 g/L
	1 天 ~ 1 个月	0.25 ~ 0.72 g/L
	2 ~ 3 个月	0.20 ~ 0.72 g/L
	4 ~ 6 个月	0.15 ~ 0.50 g/L
	7 ~ 12 个月	0.10 ~ 0.45 g/L
	2 岁	0.10 ~ 0.40 g/L
	3 ~ 4 岁	0.10 ~ 0.38 g/L
	5 ~ 8 岁	0.10 ~ 0.43g/L
钙（calcium）		1.02 ~ 1.34 mmol/L
无机磷（inorganic phosphorus）		0.29 ~ 0.64 mmol/L
镁（magnesium）		0.55 ~ 1.23 mmol/L
铜（copper）		0.13 ~ 0.37 mmol/L
乳酸（lactate）	儿童	1.1 ~ 1.8 mmol/L

$$\text{白细胞} < 32 \times 10^6/L$$

续表

检测项目	年龄组	参考值
脑脊液 / 血清白蛋白比值 （albumin CSF/serum ratio）	妊娠 30 周	50×10^{-3}
	出生时	25×10^{-3}
	1 个月	15×10^{-3}
	6 个月	5×10^{-3}
蛋白质电泳（protein electrophoresis）		
前白蛋白（pre-albumin）		5.4% ~ 9.0%
白蛋白（albumin）		55.3% ~ 65.9%
α_1- 球蛋白（α_1-globulin）		2.8% ~ 5.6%
α_2- 球蛋白（α_2-globulin）		2.8% ~ 4.8%
β- 球蛋白（β-globulin）		9.9% ~ 15.5%
γ- 球蛋白（γ-globulin）		8.2% ~ 14.6%

十六、血清氨基酸检验正常参考值

检测项目（μmol/L）	年龄组	参考值（男）	参考值（女）
1- 甲基组氨酸 （1-methylhistidine）	0 ~ 1 周	0 ~ 20	0 ~ 20
	1 ~ 2 周	0 ~ 19	0 ~ 19
	2 周 ~ 19 岁	1 ~ 30	1 ~ 30
3- 甲基组氨酸 （3-methylhistidine）	0 ~ 1 周	6 ~ 21	6 ~ 21
	1 周 ~ 1 岁	4 ~ 18	4 ~ 18
	1 ~ 4 岁	3 ~ 23	3 ~ 23
	4 ~ 19 岁	4 ~ 12	4 ~ 12
丙氨酸（alanine）	0 ~ 1 周	175 ~ 427	175 ~ 427
	1 周 ~ 19 岁	208 ~ 588	208 ~ 588
别异亮氨酸（alloisoleucine）	0 ~ 12 岁	0 ~ 2	0 ~ 2
	12 ~ 19 岁	2 ~ 3	< 2

检测项目（μmol/L）	年龄组	参考值（男）	参考值（女）
α- 氨基己二酸 （α-aminoadipic acid）	0 ～ 1 岁	2 ～ 3	2 ～ 3
	1 ～ 19 岁	< 2	< 2
α- 氨基正丁酸 （α-aminobutyric acid）	0 ～ 1 周	7 ～ 42	7 ～ 42
	1 ～ 2 周	8 ～ 42	8 ～ 42
	2 周 ～ 19 岁	8 ～ 30	8 ～ 30
鹅肌肽（anserine）	0 ～ 1 岁	2 ～ 5	2 ～ 5
	1 ～ 19 岁	< 2	< 2
精氨酸（arginine）	0 ～ 1 月	2 ～ 118	2 ～ 118
	1 月 ～ 1 岁	47 ～ 138	47 ～ 138
天门冬酰胺（asparagine）	1 ～ 19 岁	66 ～ 150	66 ～ 150
天冬氨酸（aspartic acid）	0 ～ 19 岁	38 ～ 91	38 ～ 91
	0 ～ 2 周	19 ～ 121	19 ～ 121
	2 周 ～ 19 岁	20 ～ 42	20 ～ 42
β- 氨基丙酸（β-alanine）	0 ～ 13 岁	3 ～ 27	3 ～ 27
	13 ～ 19 岁	5 ～ 20	1 ～ 8
β- 氨基正丁酸 （β-aminobutyric acid）	0 ～ 1 岁	2 ～ 19	2 ～ 19
	1 ～ 19 岁	< 2	< 2
肌肽（carnosine）	0 ～ 1 月	1 ～ 19	1 ～ 19
	1 月 ～ 19 岁	2 ～ 7	2 ～ 7
瓜氨酸（citrulline）	0 ～ 1 岁	9 ～ 44	9 ～ 44
	1 ～ 13 岁	16 ～ 41	16 ～ 41
	13 ～ 19 岁	15 ～ 36	15 ～ 36
胱硫醚（cystathionine）	0 ～ 1 岁	2 ～ 9	2 ～ 9
	1 ～ 19 岁	< 2	< 2
胱氨酸（cystine）	0 ～ 6 天	16 ～ 53	16 ～ 51

续表

检测项目（μmol/L）	年龄组	参考值（男）	参考值（女）
胱氨酸（cystine）	6 天 ～ 2 周	7 ～ 57	7 ～ 57
	2 周 ～ 8 岁	3 ～ 20	3 ～ 20
	8 ～ 19 岁	4 ～ 28	4 ～ 28
谷氨酸（glutamic acid）	0 ～ 2 周	91 ～ 401	91 ～ 401
	2 周 ～ 1 岁	74 ～ 266	74 ～ 266
	1 ～ 19 岁	52 ～ 137	52 ～ 137
谷氨酰胺（glutamine）	0 ～ 1 周	451 ～ 1113	451 ～ 1113
	1 周 ～ 1 岁	332 ～ 789	332 ～ 789
	1 ～ 9 岁	417 ～ 678	417 ～ 678
	9 ～ 19 岁	467 ～ 755	467 ～ 755
甘氨酸（glycine）	0 ～ 2 周	299 ～ 782	299 ～ 782
	2 周 ～ 13 岁	196 ～ 398	196 ～ 398
	13 ～ 19 岁	218 ～ 407	218 ～ 407
组氨酸（histidine）	0 ～ 2 周	45 ～ 168	45 ～ 168
	2 周 ～ 19 岁	65 ～ 113	65 ～ 113
异亮氨酸（isoleucine）	0 ～ 2 周	25 ～ 129	25 ～ 129
	2 周 ～ 1 岁	30 ～ 113	30 ～ 113
	1 ～ 12 岁	42 ～ 129	42 ～ 129
	12 ～ 19 岁	53 ～ 127	32 ～ 68
亮氨酸（leucine）	0 ～ 1 周	46 ～ 165	46 ～ 165
	1 周 ～ 1 岁	55 ～ 188	55 ～ 188
	1 ～ 11 岁	85 ～ 226	85 ～ 226
	11 ～ 19 岁	103 ～ 227	84 ～ 152
赖氨酸（lysine）	0 ～ 2 周	90 ～ 319	90 ～ 319
	2 周 ～ 19 岁	102 ～ 259	102 ～ 259
甲硫氨酸（methionine）	0 ～ 19 岁	13 ～ 44	13 ～ 44

续表

检测项目（μmol/L）	年龄组	参考值（男）	参考值（女）
鸟氨酸（ornithine）	0 ~ 2 周	82 ~ 365	82 ~ 365
	2 周 ~ 1 岁	40 ~ 132	40 ~ 132
	1 ~ 13 岁	34 ~ 94	34 ~ 94
	13 ~ 19 岁	46 ~ 114	30 ~ 108
苯丙氨酸（phenylalanine）	0 ~ 2 周	49 ~ 107	49 ~ 107
	2 周 ~ 1 岁	52 ~ 116	52 ~ 116
	1 ~ 19 岁	55 ~ 101	55 ~ 101
磷酸丝氨酸（phosphoserine）	0 ~ 19 岁	< 3	< 3
脯氨酸（proline）	0 ~ 1 岁	127 ~ 292	127 ~ 292
	1 ~ 13 岁	118 ~ 372	118 ~ 372
	13 ~ 19 岁	116 ~ 360	116 ~ 360
肌氨酸（sarcosine）	0 ~ 19 岁	< 4	< 4
丝氨酸（serine）	0 ~ 2 周	199 ~ 843	199 ~ 843
	2 周 ~ 19 岁	112 ~ 216	112 ~ 216
牛磺酸（taurine）	0 ~ 2 周	87 ~ 375	87 ~ 375
	2 周 ~ 19 岁	55 ~ 204	55 ~ 204
苏氨酸（threonine）	0 ~ 1 岁	81 ~ 313	81 ~ 313
	1 ~ 19 岁	72 ~ 185	72 ~ 185
酪氨酸（tyrosine）	0 ~ 2 周	27 ~ 187	27 ~ 187
	2 周 ~ 1 岁	34 ~ 151	34 ~ 151
	1 ~ 13 岁	45 ~ 126	45 ~ 126
	13 ~ 19 岁	34 ~ 88	34 ~ 88
缬氨酸（valine）	0 ~ 2 周	87 ~ 326	87 ~ 326
	2 周 ~ 13 岁	128 ~ 361	128 ~ 361
	13 ~ 19 岁	166 ~ 301	155 ~ 259

十七、穿刺液（胸、腹水）检验正常参考值

检测项目	参考值	
	漏出液	渗出液
蛋白质定性（protein，qual-）	阴性（−）	阳性（+）
蛋白质定量（protein，quant-）	< 3 g/L	> 3 g/L
蛋白质比（穿刺液/血清） （protein，punctate/serum ratio）	< 0.5	> 0.5
乳酸脱氢酶（LDH）	< 200 U/L	> 200 U/L
红细胞	未检出	
白细胞	未检出	
pH 值	> 7.4	< 7.2

附录四 小儿外科相关综合征

1. Aase-Smith 综合征（OMIM：# 147800）
   本征又称先天性贫血 - 拇指三指节骨畸形综合征。为先天性纯红细胞再生障碍合并双手拇指三节指骨畸形。

2. acrocephalosyndactyly syndrome [尖头并指（趾）综合征，OMIM：# 101200]
   为颅骨和颜面骨形成异常，伴有指（趾）并指征的一组综合病征。

3. Adair-Dighton syndrome（成骨不全综合征，OMIM：# 166200）
   本综合征又名 Lobstein 病、Vander Hoeve 综合征、骨脆弱病、先天性成骨不全病、Eddowes 病、Porax-Durante 综合征、青色巩膜症、蓝巩膜 - 脆骨 - 耳聋综合征等。有明显的遗传因素，是一种结缔组织病。

4. adrenogenital syndrome（肾上腺生殖器综合征）
   为女性先天性肾上腺过度增生引起生殖器官结构变化导致外阴男性化、阴道狭窄或闭锁等的综合征。

5. aglossia-adactylia syndrome [先天性无舌无指（趾）畸形综合征，OMIM：# 103300]
   系指原因不明的以舌及肢体受累严重的多发畸形。

6. alagille syndrome（先天性肝内胆管发育不良综合征，OMIM：# 118450）
   又称肝内胆管闭锁综合征，系指先天性肝内胆管发育异常伴有特殊面容、脊柱畸形、心脏畸形以及智力发育迟缓的综合征。

7. Aldrich-Dees syndrome（奥尔德里奇 - 地斯综合征，OMIM：# 301000）
   指中耳反复感染、腹泻、湿疹和出血等综合征。

8. Alport syndrome（遗传性肾炎综合征，OMIM：# 301050）

指家族性、连续性、进行性加重的血尿、肾炎和神经性听力丧失。

9. androgen resistance syndrome（抗雄激素综合征，OMIM：# 312300）

指具有双侧睾丸及染色体核型为 46，XY 的男性外生殖器女性化的综合征。

10. aniridia-Genital abnormality retardation syndrome（AGR 综合征，OMIM：# 194072）

指无虹膜、生殖器异常和发育延滞三联征的综合征。

11. anterior chamber cleavage syndrome（前房裂综合征，OMIM：# 261540）

本征又称 Reese-Ellsworth syndrome。母亲怀孕时患风疹所致。表现为智力低下、颅骨发育异常、牙齿异常。先天性角膜白斑与晶状体前囊粘连，角膜缺少后弹力层。前房浅，前极性白内障，眼压高。

12. Arnold-Chiari syndrome（阿诺德 - 基亚里综合征）

病变为先天性畸形，病理上 Chaff 将病变分为 4 类：Chiari Ⅰ型，小脑下部变形拉长，嵌入椎管内，并发脑积水，伴发畸形脊柱裂，脊膜（脊髓膨出），脊髓空洞症。Ⅱ型，多见于新生儿，小脑下部、脑干、第四脑室均拉长并下垂，嵌入椎管内，并发脑积水伴有畸形，脊椎裂（脊膜、脊髓膨出）。Ⅲ型，小脑全部膨出，高位颈椎的脊膜膨出多见于新生儿。Ⅳ型，脑积水合并小脑发育不全。

13. Baber syndrome（巴伯综合征，OMIM：# 276700）

又称肝肾性酪氨酸血症、先天性酪氨酸血症、先天性肝硬化并有范科尼综合征表现及酪氨酸尿。

14. Baller-Gerold syndrome（BGS；巴 - 杰综合征，OMIM：# 218600）

指患儿颅缝早闭和轴前上肢畸形，常合并消化系统、泌尿系统、生殖系统、循环系统、中枢神经系统异常和椎骨缺损等的综合征。

15. Bardet-Biedl syndrome（巴尔得 - 别德尔综合征，OMIM：# 209900）

指患儿有先天性肥胖、多指（趾）畸形、色素视网膜炎、性腺发育不全、智力低下、肛门闭锁和颅骨畸形的综合征。

16. Bartholin-Patan syndrome（先天性唇裂眼畸形综合征）

指由额外染色体所引起的先天性疾病，主要表现为脑、心、肾畸形所致的综合征。

17. basal cell naevus syndrome（基底细胞痣综合征，OMIM：# 109400）

本病又称下颌囊肿 - 基底细胞瘤 - 骨畸形综合征，是一种罕见的遗传病。

18. Beckwith-Wiedemann syndrome（脐疝 - 巨舌 - 巨大发育综合征，OMIM：# 130650）

指小儿有脐膨出或脐疝，出生时体重与身长超标，肢体肥大伴巨舌的综合征。

19. Berardinelli-Seip syndrome（贝拉尔迪内利 - 赛普综合征，OMIM：# 269700）

自家遗传性疾病。患儿手脚大，肢端肥大症及肝脾肿大，生长激素及血胆固醇水平上升，丘脑下部功能障碍，染色体劣性遗传。

20. Bland-White-Garland syndrome（左冠状动脉肺动脉起始异常综合征）

指左冠状动脉不是起始于主动脉，而是起始自肺动脉的综合征。亦称冠状动脉偷漏综合征。

21. blind-loop syndrome（盲袢综合征）

指小肠部分切除术后和吻合术后，因形成盲袢，细菌在盲袢内大量生长繁殖，过多消耗维生素 B_{12}。也称小肠淤积综合征、淤积肠袢综合征。

22. Bloch-Stauffer syndrome（布洛克 - 斯德弗尔综合征，OMIM：# 268400）

此综合征是指全身毛细血管扩张，色素沉着并伴有白内障。

23．Bloch-Sulzberger syndrome（色素失调征，OMIM：#308300）
与母亲孕期病毒感染有关。患儿皮肤有丘疹及色素斑、牙齿
异常、耳聋、秃发、智力不全。眼部表现多种多样：如先天
性白内障、脉络膜炎、视神经炎、视神经萎缩、眼球震颤、
斜视、视网膜色素缺乏、虹膜缺损、视网膜皱襞、近视、小
眼球、角膜混浊、先天性青光眼、小角膜。

24．Bloon syndrome（面部红斑侏儒综合征，OMIM：#210900）
又称类似红斑狼疮的先天性毛细血管扩张性红斑、先天性远
端血管扩张性红斑症、染色体脆弱综合征。

25．blue diaper syndrome（蓝色尿布综合征，OMIM：#211000）
系新生儿尿呈蓝色并有高血钙，发育迟钝，智力低下，脑、
肾钙化相应症状。

26．blue rubber bled-Nevus syndrome（蓝橡皮 - 疱疹痣综合征，
OMIM：#112200）
系指多发性皮肤和胃肠道血管瘤的综合征，肝、肾以及中枢
神经系统、眼、鼻均可以发现血管瘤。

27．Bogorad syndrome（先天性味 - 泪反射综合征）
本征又称鳄泪综合征，Paroxysmal lacrimation 综合征或
Crocodile tear 综合征。此病常发生在颜面麻痹之后。系唾液
腺神经纤维与泪腺神经之间有异常联系所致。

28．Bonnevie-Ullrich syndrome（淋巴管扩张综合征）
此病为先天遗传疾病，女性多于男性。与遗传因素有关。患
儿手脚均有淋巴管瘤，肌发育不全，多毛，耳畸形。眼部表
现为内眦赘皮，上睑下垂，眼肌麻痹，泪腺缺如，白内障，
无瞳孔等。

29．branchial arch syndrome（鳃弓综合征，OMIM：#154500）
指胚胎时期鳃弓发育障碍所致的口腔颌面部畸形。

30．branchio-oto-renal syndrome（腮 - 耳 - 肾发育异常综合征，
OMIM：#113650）
系指存在耳前陷凹、腮瘘、耳聋和肾异常的综合征。

31．breast-milk jaundice syndrome（哺乳黄疸综合征）

指母乳喂养的新生儿，无肝、胆系统及溶血性疾病而发生生理性黄疸持续时间延长或非结合胆红素增高性黄疸综合征。

32．Burer-Crutz syndrome（原发性高脂蛋白血症Ⅰ型，OMIM：#238600）

又称家族性高乳糜血症，属常染色体隐性遗传，多见于新生儿期或童年发病。

33．Bushke-Ollendorff syndrome（脆弱性骨硬化症／布施克-奥伦多夫综合征，OMIM：#166700）

本症又称播散性豆状皮肤纤维瘤病；全身性致密性骨炎；脆弱性骨皮质硬化症等。为结缔组织的先天性疾患，有不同程度的常染色体显性遗传。

34．Byler syndrome（拜勒综合征，OMIM：#211600）

又称致命性家族性肝内胆汁郁积症、进行性肝内胆汁郁积症。本征是由于先天性胆盐代谢异常，引起胆盐不能排泄所致的进行性胆汁郁积综合征。

35．Caffey-Silveman 综合征（OMIM：#114000）

本征又称婴儿骨皮质增生症、Caffey 病。指小婴儿局部软组织肿胀和骨皮质变厚的一种可自愈性疾病。

36．Carpenter syndrome（卡彭特综合征，OMIM：#201000）

又叫尖头、并指趾综合征，表现为塔头，趾蹼，生殖器发育不全，骨骼异常，肥胖。眼球突出，两眼距离远，斜视，晶体脱位，房角异常。

37．cat cry syndrome（猫叫综合征）

指哭声如猫叫，伴头面、骨骼发育异常与智力低下综合征。

38．cat eye syndrome（猫眼综合征，OMIM：#115470）

本征又称 Schachenman 综合征、Schmi-Fraccar 综合征、partial trisomy G 综合征、部分三体型综合征。患儿染色体异常。由 D 组或 G 组的染色体多了一条而引起，染色体数为 47。

39．caudal regression syndrome（尾侧退化综合征）

指先天性阴囊和下肢发育不全的综合征。

40．Cauhepe-Fieux syndrome（颅面畸形综合征）

眼、下颌、面部头颅畸形和毛发缺乏症。指头面畸形、先天性白内障和毛发稀少 3 类主要症状组成的临床综合征。

41. celiac syndrome（吸收不良综合征）

   是由多种原因引起的婴儿与儿童慢性营养不良性综合征，其基本缺陷为多糖与脂肪吸收不良，常见有家族性患病。

42. cerebro-oculo-facio-skeletal syndrome 或 COFS syndrome（大脑 - 眼 - 颜面 - 颅骨综合征，OMIM：#214150）

   先天性异常为自家隐性遗传。表现为小头、肌张力弱、鼻梁突出，大耳郭，骨盆疏松，髋关节发育异常，髋外翻。眼部表现为小眼球，睑裂小，白内障。

43. chromosome 21 partial defect syndrome（染色体 21 部分缺失综合征）

   本征又称 antimongolism 综合征；monosomy-21Partial 综合征；G-deletion I 综合征。肌张力过强，耳朵大，鼻梁突出，精神呆滞，先天性心脏病，生殖器小，幽门狭窄。眼部表现为小睑裂，斜睑裂，眼皮肤迟缓症，白内障。

44. cleft-palate-micrognathia and glossoptosis syndrome（腭裂、小领、舌下垂综合征，OMIM：#261800）

   以小颌、腭裂、舌下垂、吸气性呼吸困难及耳与身体多处畸形为特征的综合征。

45. congenital rubella syndrome（先天性风疹综合征）

   又称 Gregg 综合征、风疹后胎儿综合征。患儿表现的症状与受风疹病毒感染的时间有关：12 周前患风疹，影响胚胎心脏和眼球的形成，20 周则影响听力。

46. Conradi syndrome（康拉迪综合征）

   本征又称先天性钙化性软骨营养不良症，骨骺点状发育不良。指软骨骨化障碍所致的长骨干骺端软骨斑点状钙化，四肢短小，关节挛缩，还有白内障、马鞍鼻和鱼鳞状角化症等皮肤症状。

47. constriction band syndrome（狭窄环综合征，OMIM：#217100）

   又称 Stretter 畸形。指肢体某部呈环状紧缩局部发育缺欠。

48. cranio-metaphyeal dysplasia syndrome（颅骨 - 骨骺发育不良综合征，OMIM：#218400）

主要表现为颅骨变形，四肢长骨变形，骨性狮面症，两眼距离远，视神经萎缩，眼球震颤，闭合不全。

49. cri-du-chat syndrome（猫叫综合征）

主要是 B5（或 B 组中的一个）染色体短臂部分缺失。此病特点为出生后吸气时有喉鸣、哭声如猫叫，多发生于营养不良患儿。

50. Crigler-Najjar syndrome（克 - 纳综合征）

即先天性非溶血性黄疸伴发核黄疸。分两型：Ⅰ型为隐性遗传；Ⅱ型为显性遗传。主要因肝细胞对胆红素的结合功能异常。

51. Croubus syndrome（颅面发育不全综合征 / 克鲁宗综合征）

颅面骨缝愈合过早。颅骨结合处畸形，额前突，脑积水，上颌骨发育不良，下颌前突，上、下齿反咬合，鹦鹉鼻，高腭弓，听力弱，智力差，头痛，并指（趾），先天性心脏病双眼球外突，两眼距离远，斜视、弱视，视神经萎缩，斜睑裂，眼球震颤，先天性白内障，虹膜缺失，青光眼。

52. Crouzon syndrome（颅面骨形成不全综合征 / 克鲁宗综合征，OMIM：#123500）

特征为鸟喙状鼻，上颌形成不良，上颌前突，各种眼病的颅骨发育异常。患儿表现常染色体显性遗传的骨发育异常。颅盖、颜面骨缝早熟性愈合。

53. Cruveilber-Baumigarten syndrome（克 - 鲍综合征）

本征为先天性肝硬化。临床主要特点为环绕脐部有突隆的侧支循环，表现脐部腹壁有明显扭曲的静脉隆起，如海蛇头样；脐旁静脉偶可触及震颤，并可听到静脉哼鸣音，在收缩期音调加强；其他尚有门静脉高压，充血性脾肿大等。

54. cystic fibrosis syndrome，CFS（囊性纤维化综合征，OMIM：#219700）

主要特征为肺部阻塞性病变。胰腺功能不全与消化不良以及由此引起的临床表现的综合征。

55. Dandy-Walker syndrome（丹迪 - 沃克综合征或侧孔 - 正中孔闭锁综合征，OMIM：#220200）

又名 Dandy-Walker 畸形，Magendie 孔闭锁，Luschka-Magendie 孔闭锁综合征，后颅凹积水综合征，非交通性脑积水。系阻塞性脑积水的一种类型，病变在四脑室的侧孔及正中孔。

56. defected chromosome D syndrome（D 染色体缺失综合征）

本征是具外耳、中耳、内耳及身体他处畸形的综合征。耳蜗导水管发育不全致感音性聋。

57. defibrination syndrome（去纤维蛋白综合征）

又名弥散性血管内凝血（DIC），纤维蛋白溶解性紫癜、急性纤维蛋白溶解性出血、消耗性凝固病等。为一种病理过程，其特征是在微血管内发生广泛的微血栓，从而消耗大量的凝血因子和血小板，并导致严重的继发性纤维蛋白溶解，出现明显的凝血障碍。

58. de Lange syndrome（德朗热综合征，Cdls，OMIM：#122470）

本征又称浓眉、小头、短肢综合征。指具有浓眉并向中靠拢、薄唇等面容，合并有小头症、侏儒、短肢等罕见的多系统缺陷疾病。

59. Demarguay syndrome（德马凯综合征，即 van der Woude syndrome，OMIM：#119300）

本病又称下唇凹陷唇裂和（或）腭裂综合征。可见下唇瘘管在唇的朱红部有多个凹窝或凸起，常与中线等距（偶有不同程度的不对称）。

60. DiGeorge syndrome（迪格奥尔格综合征，OMIM：#18840）

本综合征又称先天性无胸腺症。主要症状为低钙性抽搐及反复感染等。

61. Down syndrome（唐氏综合征，OMIM：#190685）

指先天性与染色体有关的精神发育、肢体、内脏器官等异常的综合征。本征与染色体异常（Trisomy21，21 三体）

有关。

62. Drash syndrome（德拉什综合征，OMIM：#194080）

指存在男性假两性畸形、肾衰竭和 Wilms 瘤的综合征。

63. Dubin-Johnson syndrome Ⅰ（杜宾-约翰逊综合征 Ⅰ 型，OMIM：#237500）

又称先天性非溶血性黄疸结合胆红素增高综合征 Ⅰ 型。是一种隐性遗传疾病。主要原因为肝细胞对胆红素的运转及排泄功能异常。

64. Dubin-Johnson syndrome Ⅱ（杜宾-约翰逊综合征 Ⅱ 型）

又称先天性非溶血性黄疸结合胆红素增高综合征 Ⅱ 型。有人认为除肝细胞运转排泄结合胆红素有障碍外，肝细胞摄取未结合胆红素也有些障碍。

65. Duchenne syndrome（迪谢内综合征）

本征又名 Duchenne-Erb 麻痹、上臂丛麻痹、上颈神经根综合征、臂丛神经病等。

66. Duverney syndrome（肠积气性囊肿综合征）

指肠壁内有充满气体的囊肿而引起胃肠道功能紊乱的综合征。先天性肠壁内生长气性囊肿，婴儿可由于细菌感染肠道内积气。

67. ear-mandibular hypoplasia syndrome（耳-下颌骨发育不全综合征，OMIM：#164210）

因胚胎期发育障碍所致的单侧面部发育不全畸形，也称半面小体或半侧面部侏儒。

68. Edward syndrome（爱德华综合征）

又称 18 三体综合征。女孩多见，半数在生后 2 个月内死亡。智力迟钝。下颌小，并指（趾），先心病，单侧上睑下垂，眼球突出，小眼球，角膜混浊，晶体混浊，先天性青光眼，视神经萎缩，视网膜病变等。

69. Ehlers-Danlos syndrome（埃勒斯-当洛斯综合征，OMIM：#130000）

又称先天性结缔组织发育不良综合征。指先天性结缔组织缺陷病，本征为皮肤弹性过度、血管脆性增强的综合征。

70. Eisenmenger syndrome（艾森门格综合征）

又称肺动脉高压性右至左分流综合征。由于先天性心脏血管病有左与右心房之间、主动脉与肺动脉之间的分流者，都可因发生肺动脉显著高压而致分流逆转（转变为右至左），而引起本征。

71. elfin face syndrome（小精灵综合征，OMIM：#194050）

系以头面为主的不明原因的全身发育障碍畸形，也称主动脉瓣狭窄小精灵综合征或血钙过多性面容综合征。婴儿有特发性高血钙。

72. Ellis-van Creveld syndrome（埃利伟综合征，OMIM：#225500）

本征又称软骨外胚层发育不良。系指先天性软骨发育异常合并外胚层发育不良，同时伴有多指和先天性心脏病。

73. Evemark syndrome（埃维马克综合征，OMIM：#208530）

一组先天性无脾或先天性脾发育不全，并有心血管畸形的综合征。

74. external embryonal layer malformation syndrome（外胚层发育不良综合征）

是一种以皮肤及其附属器官发育不良为特征的综合征。

75. facio-digital-genital syndrome（面-指（趾）-生殖器综合征，OMIM：#100050）

指身体矮小，特征性面容，鞍形阴囊和手、足异常的综合征。

76. Fanconi syndrome，Debre-Fanconi syndrome（范科尼综合征，OMIM：#134600）

是一种先天性代谢病，由于肾近球小管功能多发性障碍，在正常人中应被近球小管回收的物质，如葡萄糖、氨基酸、磷酸盐、重碳酸盐（钠、钾及钙盐），在尿中大量排出，出现骨骼变化和生长缓慢。

77. femur-fibula-ulna syndrome（股骨-腓骨-尺骨综合征，OMIM：#228200）

本综合征又名先天性轴旁半肢畸形。该综合征系股骨短缩、腓骨系列缺损或发育不全伴尺骨系列缺损 3 大特异性组合的先天性畸形。

78. fetal varicella syndrome（胎儿水痘综合征）

又称先天性水痘综合征是指母亲妊娠期间感染水痘、带状疱疹，其所怀胎儿以及娩出的婴儿多种畸形。

79. fetus alcohol syndrome，FAS（胎儿酒精综合征）

指父母嗜酒，或母亲孕期未戒酒生下的小儿出现畸形的综合征。

80. Franceschetti-Klein syndrome（弗 - 克综合征，OMIM：# 154500）

又称第一鳃弓综合征。系胚胎期血肿影响第 1、2 鳃弓所致的一系列发育障碍。

81. Francois-Haustrate syndrome（耳 - 上颌骨发育障碍综合征，OMIM：#234100）

系第 1 鳃弓发育障碍所致的面部多发畸形。单侧上颌骨颧突发育不全；颞下颌关节及外耳畸形，偶为双侧。

82. Freeman-Sheldon syndrome（弗 - 谢综合征，OMIM：# 277720）

又称口哨脸综合征。系不明原因的颅腕跗骨发育异常，口小或吹口哨状畸形为特点的先天性疾病。

83. Fryns syndrome（弗拉恩综合征，OMIM：# 229850）

为一多发性先天性畸形综合征，以角膜浑浊、膈缺陷和远端肢体畸形为特点。

84. Gansslen syndrome（家族性溶血性黄疸综合征）

主要表现为塔头侏儒，短指（趾），畸形愈合，内翻足，脾大，溶血，外耳畸形，耳硬化，齿列畸形，先天性心脏病。

85. gastroesophageal reflux syndrome（胃食管反流综合征）

指因食管下端括约肌机能缺陷而引起胃液或胆汁从胃反流入食管。

86. G defection Ⅱ syndrome（G 染色体缺失Ⅱ型综合征）

主要表现为：扁平鼻背、悬雍垂分叉、睑下垂及指、趾肌张力减退有别于先天愚型综合征。

87. Gilbert syndrome Ⅰ（吉尔伯特综合征Ⅰ）

又称先天性非溶血性黄疸未结合胆红素增高综合征轻型。指肝细胞对胆红素摄取障碍，间歇性的轻度黄疸。

88. Gilbert syndrome Ⅱ（吉尔伯特综合征Ⅱ，先天性非溶血性黄疸未结合胆红素增高型，重型，OMIM：# 143500）

由于肝细胞摄取未结合胆红素有障碍，以及肝细胞微粒体缺乏转移酶而使结合亦有障碍，因而未结合胆红素进入血液循环中。

89. Goldenhar syndrome（戈尔登哈尔综合征，OMIM：# 164210）

指单侧颅面及椎体异常的综合征。也称眼耳椎体发育不全，第 1、2 鳃弓综合征。

90. Gorlin syndrome（戈林综合征，OMIM：# 109400）

又称局灶性真皮发育不全综合征。系指先天性局灶性真皮发育不全。

91. Greenfield syndrome（婴儿异色性白质营养不良，OMIM：# 250100）

常染色体显性遗传。表现为：运动失调，伸腱反射减退。上睑下垂，斜视。

92. Groenblad-Strandberg-Touraine syndrome（格 - 斯 - 妥综合征，OMIM：# 264800）

又称假性弹性黄色瘤病。系常染色体隐性遗传的全身性结缔组织病，以皮肤假性弹性黄色瘤，眼底有带色素性条纹，内脏广泛血管病变为主要表现的综合征。

93. Gross-Groh-Weippl 综合征（OMIM：# 274000）

本征又称桡骨缺损 - 血小板减少综合征。系指以骨的异常为主，合并心肾等多发性畸形的综合征。

94. Guerin-Stern 综合征（OMIM：# 108120）

本征又称先天性多发性关节挛缩（Arthrogryposis multiplex congenita），关节弯曲综合征。指出生时许多关节僵硬于不同位置的一种畸形。

95. hair-tooth-bone syndrome（毛 - 牙 - 骨综合征，OMIM：# 190320）

系原因不明的主要表现为毛发、牙齿及骨质异常改变的疾病。

96. Hallermann-Streiff syndrome（下颌 - 眼 - 面 - 颅骨发育不全综合征 / 哈勒曼 - 斯特雷夫综合征，OMIM：#234100）

系不明原因的并以颅骨发育不全、先天性白内障、下颌发育不全、面部畸形等为主要特点的先天性疾病。

97. Hallopeau Siemens syndrome（多发育异常大疱性表皮松解综合征）

指大疱性表皮松解症、牙与鼻畸形、体格与智力发育不全的综合征。

98. Hamman-Rich syndrome（阿曼 - 里奇综合征，OMIM：#178500）

又称肺急性间质性纤维化。系一种广泛性间质性肺纤维增生的慢性综合病征。

99. hartnup syndrome（糙皮病 - 小脑共济失调 - 氨基酸尿综合征，OMIM：#234500）

本征又称 H 病，主征为糙皮病、小脑共济失调和氨基酸尿。

100. hereditary familial urticaria syndrome（遗传性家族性荨麻疹综合征）

又称 Muckle-Wells 综合征或家族性血管炎，与遗传因素有关，表现为荨麻疹。常伴肢痛、不适、发热及白细胞增多，以后可发生耳聋、淀粉样变、肾病及弓形足等全身症状。

101. hereditary osteo-onychodysplasia syndrome（遗传性甲膝肘骨发育不全综合征，OMIM：#161200）

临床表现有以下 3 个特点：

①指（趾）甲改变：出生时或儿童期出现甲发育不全，轻者甲表面有纵嵴、甲小而薄，重者可无甲或甲脱落，严重程度以拇、中、无名和小指为序，趾甲亦可受累。

②骨骼改变：肘关节屈伸，旋转运动受限，肱骨内上髁凸出，桡骨侧脱位；膝关节髌骨发育极小或缺如，脱位；股骨外髁变小，内髁凸出。骨盆两侧髂窝中央可有骨刺，肩胛异常，腰脊椎后凸，手指弯曲畸形。

③眼与其他改变：眼虹膜色素异常，内缘较暗，周边较淡；皮肤松弛；可伴有蛋白尿及粘蛋白排出增加肾功能不全改变等。X 线片可见骨骼相应的病理改变。本病无特殊疗法，主要为对症处理，关节活动严重障碍影响生活工作者，可行矫形手术以改善功能。

102．Hippel-Lindau syndrome（希佩尔 - 林道综合征，OMIM：# 193300）

指存在视网膜、小脑等多发性血管瘤合并其他组织器官增生性疾病（如囊肿、肿瘤等）的综合征。

103．Holtmueller-Wiedemann syndrome（霍 - 维氏综合征，OMIM：# 148800）

指子宫内骨化异常引起冠状缝和人字缝融合伴脑积水。

104．hypertelorism-hypospadias syndrome（双眼间距过远 - 尿道下裂综合征，OMIM：# 145410）

指先天性多发性畸形并精神发育迟缓的综合征。

105．hypoplastic left heart syndrome（左心发育不全综合征，OMIM：# 614435）

指左心室腔变小，主动脉瓣口及（或）二尖瓣口狭小甚至闭锁，升主动脉也变小的先天性心脏畸形。

106．Ieri syndrome（烛泪样骨质增生症，OMIM：# 155950）

主要表现为：侏儒症、关节畸形、皮肤畸形、大拇指大脚趾畸形；小眼球或无眼球，角膜混浊，并发白内障，眼运动神经麻痹。

107．infantile tetany syndrome（婴儿僵硬综合征）

为一种轻微刺激致张力增高为特点的神经系统综合征。

108．inspissated bile syndrome of cystic fibrosis（囊性纤维变性的浓缩胆汁综合征）

新生儿由囊性纤维变性引起。这种患儿常合并有胎粪性肠梗阻、腹膜炎和空肠闭锁，继续发展为严重的肝外胆道梗阻。

109．inspissated bilethrombus syndrome（浓缩胆栓综合征）

主要为新生儿胆汁浓缩黏稠，胆汁栓滞于胆管系统，胆汁排出不畅，表现出阻塞性黄疸等症状即称为浓缩性胆栓综合征。

110. Ivemark syndrome（无脾综合征，OMIM：#208530）

指先天性脾缺失，伴有胸腹腔内脏位置异常和合并先天性心血管畸形的综合征。

111. Jadassohn-Lewendowsky syndrome（先天性爪甲肥厚综合征，OMIM：#167200）

表现为甲增厚，角化并呈棕色，脚底手掌角化，多汗，肘、膝、臂有针头大小丘疹，疹中有角化，毛发营养障碍，音哑，鼻黏膜增厚，鼓膜增厚，口腔黏膜白斑。角膜营养不良，不全角化，白内障。

112. Julier-Marie-See syndrome（维生素 A 过多性脑积水综合征）

良性颅内压增高综合征的一种类型。急性维生素 A 中毒，一般认为患儿的 1 次剂量超过 30 万国际单位可以发生急性中毒，其颅内压增高可能是脑脊液分泌过多所致。

113. Klinefelter syndrome（克兰费尔特综合征）

指染色体异常（47，XXY）引起的男性睾丸发育不全、乳房女性化等症状的综合征。可能为染色体异常（47，XXY）引起患儿睾丸曲细精管进行性纤维化和玻璃样变。

114. Klippel-Feil syndrome（OMIM：#118100）

本征又称颈椎融合畸形，短颈畸形。指 2 个或 2 个以上颈椎融合，并伴有颈椎以外其他脊椎融合或其他部位畸形。

115. lacrimo-auriculo-dento-digital syndrome（泪管 - 耳 - 齿 - 趾综合征，OMIM：#149730）

主要影响泪腺系统，骨骼和听觉。临床特征为低位杯状耳、四肢畸形、耳聋（神经性、传导性或者混合性），少泪或者无泪，口干等。治疗对症为主。

116. Ladd syndrome（十二指肠狭窄综合征）

指先天性的十二指肠狭窄或闭锁引起的婴幼儿持续性呕吐的综合征。

117. Larsen syndrome（腭裂、先天性脱位综合征，OMIM：# 150250）
主要表现为特殊面貌、腭裂及骨骼脱位。

118. Lubs syndrome（卢布斯综合征）
又名家族性阴唇内含睾丸及部分女性化的男性假两性畸形。指性染色体异常引起的男性假两性畸形的综合征。

119. Lucey-Driscoll syndrome（卢西-德里斯科尔综合征，OMIM：#237900）
又称新生儿暂时性家族性高胆红素血症。由于肝细胞对胆红素结合功能异常，酶受抑制引起的疾病。

120. Maffucci syndrome（软骨发育异常伴多发性海绵状血管瘤综合征，OMIM：# 614569）
本综合征又名 Kasi 综合征、血管瘤并发软骨发育不全、软骨营养不良血管瘤、软骨营养不良并血管错构瘤等。

121. Marfan syndrome（马方综合征，OMIM：# 154700）
又称先天性全身性结缔组织畸形征，又称蜘蛛指（趾）综合征，临床特点为眼、骨骼和心血管系统的异常。

122. Morquio syndrome（莫基奥综合征，OMIM：# 252300）
骨骼系统、舌、颜面变形，心、肝、脾也可出现异常变化。到 10 岁左右角膜出现混浊。

123. Matsoukas syndrome（眼-脑-关节-骨骼综合征）
自家显性遗传。多发关节脱位，体短，精神呆滞，小嘴，高腭。小眼球，睑裂小，泪道短，近视，瞳孔距离大，白内障，角膜硬化。

124. Mayer-Rokitansky-Kuster-Hauser syndrome（迈-罗-克-赫综合征 / 先天性子宫阴道缺如综合征，OMIM：# 277000）
指先天性阴道发育不良伴子宫缺如或子宫异常的综合征。

125. McFarland syndrome（多发性先天性脱位综合征）
本综合征又名 Larsen 综合征、腭裂-平脸-多发性先天性脱位综合征、平脸-短指甲-多关节脱位综合征、扁脸-关节脱位-足异常综合征、腭裂、先天性脱位综合征。

126. megacystis-microcolon-intestinal hypoperistalsis syndrome（巨膀胱、小结肠及小肠蠕动迟缓综合征，OMIM：# 155310）
指肠蠕动迟缓、肠旋转不良、小结肠、膀胱膨胀等表现的综合征。

127. megaureter-megacystis syndrome（巨输尿管 - 巨膀胱综合征）
指有巨大、壁薄而光滑的膀胱和严重膀胱输尿管反流的综合征。

128. Melnick-Needles syndrome（麦尔尼克 - 尼德莱斯综合征，OMIM：#309350）
指一种与结缔组织疾病有关的多发性骨和软组织异常的综合征。多数患儿伴有泌尿生殖异常。

129. Menkes syndrome（毛发扭结综合征，OMIM：#309400）
本综合征指毛发异常、发育障碍及脑部病变构成。

130. Meyer-Schwickerath syndrome（眼 - 牙 - 指发育障碍综合征，OMIM：#164200）
系病因不明的先天性多发性畸形病。主要特点有眼小、虹膜畸形；牙釉质发育不良；第 4、5 并指弯曲，第 5 指（趾）中段骨异常等。也称眼小畸形综合征。

131. Miller syndrome（肾胚胎瘤及双侧无虹膜综合征）
显性遗传。肾胚胎瘤，精神呆滞，小头，生殖器畸形，易发生变态反应，湿疹，血尿。青光眼，双眼无虹膜，先天性白内障。

132. Mobius syndrome（先天性双侧面瘫综合征，OMIM：# 157900）
系病因不明的以眼肌面肌麻痹为主要表现的先天性疾病，也称先天性眼、面神经麻痹综合征、先天性展神经和面神经麻痹综合征。

133. multiple lentiginosis syndrome（多发性黑子综合征，OMIM：#151100）
本病也称豹综合征、进行性心肌病性黑子病、心脏皮肤综合征。主要表现是黑子及其他皮肤异常、心脏异常、头面畸形、身材短小及泌尿生殖器异常等。

134. neonatal cholestasis syndrome（新生儿胆汁淤积综合征）

目前多认为新生儿胆汁淤积综合征是肝细胞损害的一种表现，引起新生儿胆汁浓缩黏稠，胆汁排出不畅（以排泄功能障碍为主），而并非引起胆红素反流的原发因素。

135. neonatal cold damage syndrome（新生儿寒冷损伤综合征）

简称"冷伤"，又称新生儿皮脂硬化症。是指由于单纯寒冷而引起的新生儿皮脂硬化、低体温、低血 DIC 等一组证据候群。

136. neonatal hepatitis syndrome（新生儿肝炎综合征）

系新生儿期以非溶血性黄疸、肝脾肿大、肝功能异常为特征的一组临床表现而原因未明确的统称，包括一系列不同病因的疾病。

137. neonatal multisystem organ failure syndrome，NMSOFS（新生儿多系统器官功能衰竭综合征）

指新生儿非原发病变产生的全身多系统器官功能连续序贯性衰竭的综合征。

138. neuro-cutaneous syndrome（神经 - 皮肤综合征，OMIM：#249400）

可能为某种基因缺陷或酶系统异常所致代谢紊乱，导致胚胎时外胚叶发育异常。

139. Niemann-Pick syndrome（神经磷脂网内细胞病，OMIM：#257220）

为类脂质及脂肪代谢紊乱。症状有肝脾肿大，智力低下，血脂高。视力低下，视神经萎缩，黄斑有樱桃红改变。

140. obesity-cerebral-ocular-skeletal anomalies syndrome（肥胖 - 脑 - 眼 - 骨骼畸形综合征）

表现为肥胖，肌张力弱，精神迟钝，颜面发育异常，小头，肘外翻，膝外翻，指蹼，小颌，腭弓高而狭窄。斜睑裂，小眼球，斜视，近视，侧盲，虹膜缺损，脉络膜缺损。

141. Ondine curse syndrome（原发性中枢性肺泡通气过低综合征）

又称 Ondine curse 综合征，指在睡眠时发生的因呼吸中枢对高二氧化碳血症感受性低下而致的中枢神经疾患。

142. oral-facial-digital syndrome Ⅰ [口 - 面 - 指（趾）综合征Ⅰ，OMIM：#311200]

系病因不明的、无心血管、内分泌与代谢障碍的伴智力低下的各种先天性畸形。

143. oral-facial-digital syndrome Ⅱ [口 - 面 - 指（趾）综合征Ⅱ，OMIM：#252100]

系常染色体隐性遗传的口、面、指（趾）为主要畸形的疾病。也称 Mohr 综合征。

144. Paget syndrome（畸形性骨炎）

主要表现为颅骨、颜面畸形，脊柱后突，肢体畸形，高血压，耳聋，头痛，角膜混浊，白内障，视网膜出血，色素性视网膜炎，视神经萎缩，视盘水肿，眼球突出，眼外肌麻痹。

145. Pallister-Hall syndrome，PHS，and Mckusick-Kaufman syndrome，MKS（波莱斯特 - 哈尔综合征和穆古塞克 - 柯夫曼综合征，OMIM：# 236700）

PHS 指特征性面部异常、轴后多指（趾）、无肛和脑异常包括间脑错构胚胎瘤等的综合征。MILS 指阴道闭锁、子宫积液、肾积水、轴后多指、无肛和先天性心脏疾病等。

146. Parkes Weber 综合征（OMIM：# 608355）

称为血管扩张性肥大综合征，是一种复杂的先天性血管畸形综合征，临床特点为：患肢肥大、浅静脉曲张、皮肤血管痣，并伴动静脉瘘，骨、软组织肥大、皮肤葡萄酒色斑、静脉曲张等症状，与先天性静脉畸形骨肥大综合征（Klippel-Trenaunay syndrome，KTS）相似。因此过去称该病为 Klippel-Trenaunay-Weber 综合征。

147. Passow syndrome（先天性神经管闭合不全综合征）

为先天性神经管未闭所致。三叉神经第 1 支麻痹，半侧颜面萎缩，面神经瘫痪，肌力减弱，漏斗胸，肢体畸形，驼背。眼球凹陷，上睑下垂，眼球震颤，展神经瘫痪，瞳孔缩小，虹膜异色，前部葡萄膜炎，麻痹性角膜炎。

148. Pelizaeus-Merzbacher syndrome（佩利措伊斯-梅茨巴赫综合征，OMIM：#312080）

主要表现为：小头畸形，运动震颤，共济失调，肌张力减退，侏儒，毛发稀少。眼球震颤，视网膜色素变性，白内障，瞳孔不等大，视神经萎缩。

149. persistent Müllerian duct syndrome（苗勒管综合征，OMIM：#261550）

指正常的男性（染色体核型为 46，XY）具有子宫、子宫颈和输卵管的综合征。

150. Peutz-Jeghers syndrome（色素沉着多发性胃肠道息肉综合征，OMIM：#175200）

指皮肤黏膜色素斑并发胃肠道多发散在息肉的综合征。

151. Pierre Robin syndrome（皮埃尔·罗班综合征，OMIM：#261800）

又称腭裂-小颌畸形-舌下垂综合征，吸气性气道阻塞综合征；小颌大舌畸形综合征。小颌、腭裂、舌下垂三病状。

152. polysplenia syndrome（多脾综合征，OMIM：# 208530）

指具有 2 个或 2 个以上的脾（其总重量相等），同时伴有各种类型的心血管、肺的畸形以及可能发生内脏转位等特征的综合征。

153. popliteal pterygium 综合征（OMIM：# 119500）

本征即腘窝翼状胬肉综合征，又称四重综合征。系指腘窝中央有翼状胬肉，其范围可自腰部直至足跟。此外，还可有唇裂、腭裂以及骨和外生殖器等畸形。

154. Potter's syndrome（波特综合征）

指胚胎期羊水过少，出生后有双肾、肺发育不全，面部和肢体异常的综合征。

155. Prader-Willi syndrome（普拉德-威利综合征，OMIM：# 176270）

指身材矮小、低肌张力、精神发育迟缓、性腺发育低下或功能减退（hypogonadism）和肥胖的综合征。

156. Proteus syndrome（普拉提综合征，OMIM：# 176920）
指巨指（趾）、半身肥大、表皮痣、软组织肿瘤和脚底增生的综合征。

157. prune belly syndrome（梅干腹综合征，OMIM：# 100100）
指腹壁肌肉发育缺陷合并严重泌尿生殖系统异常的综合征。

158. pterygium syndrome（翼状胬肉综合征，OMIM：#265000）
多表现为斜颈，有 3、4、6、7、12 脑神经障碍，颅骨异常，四肢畸形，指趾并合，侏儒，手背、脚背淋巴管扩张水肿，毛发过度生长，皮肤松弛，肌张力减弱，智力不全。睑裂小，上睑下垂，眼睑缺损，内眦赘皮，眼球突出，斜视，眼肌麻痹，泪腺发育不全，泪阜缺如，角膜混浊，先天性白内障，视网膜色素异常，小眼球，视神经萎缩。

159. renal short statue syndrome（肾性矮小综合征）
该综合征多发生于先天性肾发育不全、慢性肾炎或复发性肾病等所致的慢性肾功能减退的患儿。由于钙磷代谢异常可发生骨骼畸形，影响机体正常发育，形成侏儒状态。

160. Rieger syndrome（角膜、虹膜中胚层发育障碍征，OMIM：#180500）
本征又称 Axenfeld syndrome。表现为牙齿发育不全，上颌骨发育不全，颅骨、脊柱、四肢骨骼发育异常。眼部表现为虹膜周边与角膜粘连，虹膜瞳孔异常，角膜混浊，斜视，小眼球，白内障，视神经萎缩，房角先天异常，有胚环，青光眼。

161. Romberg syndrome（进行性颜面半侧萎缩症，OMIM：# 141300）
肌肉、皮下组织、骨骼均有萎缩，早期发育颜面萎缩，舌也有一半萎缩，皮肤变薄苍白无汗，面瘫，三叉神经痛并偏头痛。眼肌麻痹，眼球后退，眶睑部皮肤变薄，睫毛和眉毛脱落，眼睑闭合不全，上睑下垂，神经麻痹性角膜炎，虹膜炎，脉络膜炎，白内障。

162．Rothmund syndrome（先天性血管萎缩性皮肤异色病，OMIM：#268400）

此综合征多见于女婴。面部血管扩张，色素沉着，手指粗短，皮肤萎缩，生殖功能低下。眼部表现为青年性白内障，双侧角膜变性。

163．Rubinstein-Taybi syndrome（阔拇指巨趾综合征，OMIM：#180849）

本综合征又名 Rubinstein 综合征。可伴发先天性心脏病、缺肾。脑电图有异常改变。X 线检查有并趾、多指、骨变形、缺损、骨化异常、骨龄延迟枕骨大孔扩大等。

164．Schafer syndrome（手掌、脚底过度角化病）

表现为手掌、脚底角化。口腔黏膜白斑，秃发，小头畸形，智力低下，侏儒，生殖器发育不全。眼部表现为先天性白内障，角膜有树枝状病变。

165．Scheuthaurer-Marie-Sainton syndrome（锁骨颅骨发育不全综合征，OMIM：#119600）

先天遗传性疾病。主要表现为锁骨、颅骨发育不全，骨盆脊柱发育不全，头小，鼻梁宽，颧骨凹陷，前额枕部突出，上颌骨发育不全，高腭弓，牙齿发育迟，侏儒。眼眶高，两眼距离远，轻度眼球突出。

166．Schonenberg syndrome（侏儒 - 心脏病综合征）

可能与近亲结婚有关。侏儒，先天性心脏病。眼睑痉挛，内眦赘皮，假性上睑下垂。

167．seablue histiocyte syndrome（海蓝组织细胞综合征，OMIM：#269600）

为一种遗传性，以海蓝细胞出现于骨髓及其他组织为特征的脂质代谢病。主要特点有肝、脾肿大，血小板减少，紫癜；骨髓内出现大量充满海蓝色颗粒的组织细胞。

168．Seckel syndrome（鸟样头 - 侏儒综合征，OMIM：#210600）

表现为颅骨畸形，鸟样头，低位耳，短臂，牙及毛发稀少，侏儒，智力低下。视力下降、两眼远离，小眼球，斜视，眼球震颤。

169. scimitar syndrome（弯刀综合征）

　　指肺静脉畸形引流，异常肺静脉在 X 线上呈现一种特殊的血管影像，状似土耳其武士佩带的弯刀，因此而命名该综合征。

170. sex reversal syndrome（性逆转综合征）

　　1976 年 Wachfe 描述在 46，XX 性染色体中存在 H-Y 抗原，说明本症患者具有 Y 染色基因。患者外表多为男性体型，小睾丸，阴茎、阴囊均小，精液中无精子。无女性性腺，但可有乳腺发育。

171. short bowel syndrome（短肠综合征）

　　指广泛小肠切除后剩留小肠不足 75 cm 导致水电解质代谢失调，脂肪、蛋白质、各类维生素与重要微量元素等吸收不良综合征。

172. Shwachman-Diamond syndrome（施瓦赫曼 - 戴蒙德综合征，OMIM：# 260400）

　　又称先天性胰腺脂肪过多症。先天性胰腺外分泌功能不足与骨髓功能障碍的综合征。为常染色体隐性遗传病。临床表现除脂肪泻、生长发育和营养障碍外，尚有全血细胞减少，胎儿血红蛋白升高，有的干骺端骨发育不全。

173. Silver-Russel syndrome（西尔弗 - 拉赛综合征，OMIM：#180860）

　　指身材矮小，两侧不对称，生长激素治疗无效的综合征。常伴面部、肢体及泌尿系畸形。

174. Smith-Lemli-Opitz syndrome Ⅰ（史 - 莱 - 奥综合征 Ⅰ，OMIM：#270400）

　　指智力低下，小头畸形，生长迟缓，外生殖器模棱两可和异常皮纹的综合征。

175. Smith-Kemli-Opitz syndrome Ⅱ，SLOS Ⅱ（史 - 莱 - 奥综合征 Ⅱ）

指具有特征性面容，腭裂，轴后多指，先天性心脏病，肾异常和男性假两性畸形的综合征。

176. Sorsby syndrome（遗传性黄斑缺损综合征，OMIM：#120400）

为先天性遗传性疾病。手脚发育不全，腭裂，肾发育不全。远视，眼球震颤，双眼黄斑缺损。

177. Sprengel 综合征（OMIM：#184400）

本征又称先天性高肩胛症，Sprengel 畸形。系指肩部先天性发育畸形，多数病例累及一侧，对称性受累者极为罕见。

178. Steiner syndrome（半面肥大综合征，OMIM：#605130）

系病因不明的以单侧面部骨组织及软组织进行性增生肥大，引起面部不对称为主要特点的疾病。

179. Stickler syndrome（进行性遗传性关节 - 眼综合征 / 斯蒂克勒综合征，OMIM：#108300）

为常染色体显性遗传。关节、骨骼发育异常，关节增大，腭裂，颌小，耳聋。先天性高度近视，散光，视网膜脱离，葡萄膜炎，角膜病，白内障。

180. Sturge-Weber syndrome（神经皮肤血管瘤综合征，OMIM：#185300）

又称脑三叉神经血管瘤综合征。是由于皮肤、眼、脑膜血管畸形产生的一种先天性血管瘤，较为罕见。其特点为面部皮肤血管痣，同侧大脑皮质萎缩及脑膜钙化，对侧局限性抽搐、偏瘫、智力低下等。

181. syndrome of asplenia and polysplenis（无脾 - 多脾综合征）

为先天性疾病的一组畸形病综合征。主要为复杂先天性心脏病常合并无脾或多脾畸形。无脾者常合并大动脉转位、肺动脉狭窄或闭锁及全肺静脉异位引流等，男性多见，并有发绀，约半数患儿死于缺氧或心衰。

182. testiculus regression syndrome，vanishing testis syndrome（睾丸退化或消失综合征，OMIM：#273250）

指内外生殖器管道正常发育的情况下，单侧或双侧睾丸组织部分或完全缺如，伴或不伴已退化的附睾或精索残迹的综合征。

183. tethered cord syndrome（先天性脊髓、脊膜、椎管畸形终丝综合征）

病理变化为：①脊髓被牵拉，脊髓远端受压迫。②脊髓脊膜膨出的腰骶椎神经元数量减少，周围神经元的体积变小。③脊髓外翻胎儿脊髓结构的形态，发现病变处脊髓结构中仅有灰质不见白质，灰质中神经元的胞体和神经纤维很少，后角区域内无神经元胞体。

184. Townes-Brocks syndrome（汤斯 - 布罗克斯综合征，OMIM：#107480）

指先天性手足、肛门、肾、耳、心脏等多发性异常的综合征。

185. Treacher Collins syndrome（颌面发育不全综合征，OMIM：#248390）

主要表现为见颌骨发育不全、眼下平凹、睑裂下斜、下睑切迹、大口、大鼻、耳低位、小耳、外耳道狭窄或闭锁，鼓膜为骨板代之，中耳听骨、肌肉缺陷。

186. Turner syndrome（特纳综合征，OMIM：#163950）

指性腺先天性发育不全或延迟引起原发性闭经，缺乏第二性征等的综合征。约 2/3 患儿有肾异常。

187. Uhl syndrome（右心室心肌发育不全综合征）

指右心室壁极薄，严重者似纸样，故称"羊皮纸心"的综合病征。右心室明显扩大，右心室壁极薄，伴有心肌纤维、肌小梁和乳头肌缺如。

188. upper limb-cardiovascular syndrome（上肢 - 心血管综合征，OMIM：#142900）

指家族性发生的先天性心血管畸形（通常是心房间隔缺损）与上肢骨骼系统（通常是拇指）发育不全的综合征。

189. van der Hoeve syndrome（脆骨蓝巩膜综合征）

此综合征是家族遗传性疾病，多发于青少年。为磷钙代谢障碍。骨骼脆弱多发生长骨骨折，头大，牙小，多指（趾）

症，耳聋，毛发稀疏，肌无力，囟门闭合晚。眼部表现为
巩膜薄，仅有正常人 1/3 ～ 1/2 厚，色发蓝，角膜薄或呈
圆锥形，远视，内眦赘皮，上睑下垂，小眼球，眼球突出，
青光眼，白内障，大角膜，脉络膜缺损。内分泌障碍，中
胚叶发育系统障碍。

190. van Lohuizen syndrome（方 - 劳呼成综合征）

本病又叫先天性毛细血管扩张性大理石皮肤。女性较多，
出生时即表现为全身广泛性局限性网状斑点，网状斑点上
可发生小溃疡，常并发蜘蛛痣及血管角皮瘤，可自然消退
或持续不变。亦可合并动脉导管未闭、先天性青光眼及智
力低下等。

191. Vater syndrome（瓦特尔综合征）

指直肠肛门畸形，手、脚、耳异常，感觉神经性耳聋以及
合并食道闭锁和肾异常的综合征。

192. West syndrome（婴儿痉挛综合征）

婴儿痉挛综合征又名 West 综合征、点头样癫痫、肌阵挛大
发作、大摺力型惊厥、点头症、礼拜痉挛等。其特征是发
生于婴幼儿期强烈、频繁的头部前屈性抽搐的癫痫发作。

193. Wiedemann syndrome（维德曼综合征）

指小头畸形、精神运动性发育迟缓、身材矮小、手指短、
隐睾、腹股沟疝、小阴茎及阴囊发育不良的综合征。

194. Wiedemann I 综合征

本征又称反应停所致短肢畸形综合征。指药物所致畸形的
典型实例，由于服用反应停（Thalidomide）所致的胚胎病。

195. Williams syndrome（主动脉瓣上狭窄综合征）

亦称婴儿高血钙综合征，也称小精灵脸综合征和特发性高
血钙综合征。指有特殊面容、智力迟钝、生长障碍、心血
管畸形和高血钙的综合病征。

196. Zellweger syndrome（泽尔韦格综合征）

又称脑肝肾综合征。为常染色体隐性遗传。与肝及肾内过
氧化酶体的缺乏或功能异常有关。表现为头颅及面部异常，

智能低下、身材矮小、肝大、肝功能异常、肾皮质囊肿、髌骨不规则钙化、视神经萎缩、角膜混浊、白内障等。

197. Currarino syndrome（库拉里诺综合征）

　　指骶前肿块、肛门畸形（或肛门前移位）、脊髓栓系（或皮样囊肿）的三联征。